177 Anaesthesiologie und Intensivmedizin Anaesthesiology and Intensive Care Medicine

vormals „Anaesthesiologie und Wiederbelebung"
begründet von R. Frey, F. Kern und O. Mayrhofer

Anaesthesiologische Probleme in der Gefäßchirurgie

2. Rheingau-Workshop

Herausgegeben von
E. Martin, F. Jesch und K. Peter

Mit 48 Abbildungen und 28 Tabellen

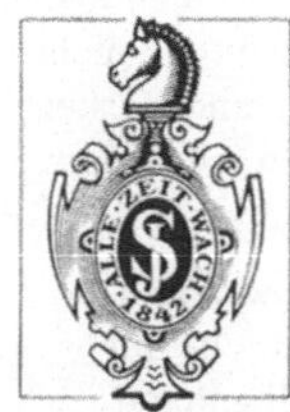

Springer-Verlag
Berlin Heidelberg New York Tokyo

Prof. Dr. Eike Martin Prof. Dr. Franz Jesch Prof. Dr. Klaus Peter
Institut für Anästhesiologie, Ludwig-Maximilians-Universität
Klinikum Großhadern, Marchioninistraße 15, 8000 München 70

ISBN-13: 978-3-540-15408-2 e-ISBN-13: 978-3-642-70475-8
DOI: 10.1007/978-3-642-70475-8

CIP-Kurztitelaufnahme der Deutschen Bibliothek
Anaesthesiologische Probleme in der Gefäßchirurgie: 2. Rheingau-Workshop / hrsg. von E. Martin, F. Jesch und K. Peter – Berlin; Heidelberg; New York; Tokyo; Springer, 1985
(Anaesthesiologie und Intensivmedizin; 177)

NE: Martin, Eike [Hrsg.], GT

Satz: Elsner & Behrens GmbH, Oftersheim
Druck und Bindearbeiten: Offsetdruckerei Julius Beltz, Hemsbach/Bergstraße
2119/3140-543210

Vorwort

Der Anteil älterer und alter Menschen nimmt in der operativen Medizin ständig zu. Dies geht einher mit der Veränderung der Altersstruktur in der Bevölkerung industrialisierter Länder. Nicht zuletzt deshalb stellen gefäßchirurgische Eingriffe einen quantitativ bedeutenden Anteil am chirurgischen Krankengut dar.

Gerade ältere und alte Menschen weisen eine Vielzahl von Vor- und Begleiterkrankungen auf, die für den perioperativen Verlauf von Bedeutung sind. Dementsprechend muß das gesamtoperative Risiko für gefäßchirurgische Eingriffe besonders hoch eingestuft werden. In einer am Institut für Anaesthesiologie der Ludwig-Maximilians-Universität München durchgeführten prospektiven Studie zur Einschätzung des Risikos in der operativen Medizin war die Inzidenz schwerer Komplikationen mit 20,0% in der Gefäßchirurgie am höchsten. Die geringste Inzidenz mit 0,4% wiesen – zum Vergleich – Patienten nach sogenannten kleinen Eingriffen in der Hals-Nasen-Ohren-Klinik bzw. Urologie auf.

Soll das Risiko in der Gefäßchirurgie weiter gesenkt werden, so kann dies nur durch weiter verbesserte prä-, intra- und postoperative Diagnostik und Therapie erreicht werden. Gerade für diese Patienten ist die interdisziplinäre Zusammenarbeit der Schlüssel zum Erfolg. Allerdings müssen auch die neuen Erkenntnisse z. B. der Physiologie und der Pathophysiologie des Herz-Kreislauf-Systems sowie der Pathobiochemie in die Klinik transformiert werden.

So besteht kein Zweifel, daß den Eikosanoiden z. B. den Prostaglandinen, Thromboxanen und Leukotrienen eine zunehmende Bedeutung als Mediatoren zukommt, die für Regulationsprozesse und zellulären Interaktionen im Bereich des kardio-vaskulären Systems von Bedeutung sind. Die Arachidonsäure steht als quantitativ wichtigste Ausgangssubstanz für die Eikosanoid-Synthese im Mittelpunkt der Betrachtungen (Neuhof).

Eine große und offensichtlich zunehmende Bedeutung in diesem Zusammenhang hat das Gefäßendothel. Es ist auch nicht auszuschließen, daß es eine wichtige physiologische Rolle bei der Regulation der Blutverteilung für die einzelnen Organe besitzt (Nees).

Die Zukunft wird zeigen, welche praktischen Konsequenzen sich aus den angeführten Forschungseinrichtungen ergeben werden. In dem vorliegenden Buch sollten jedoch nicht nur zukunftsweisende wissenschaftliche Forschungsrichtungen aufgezeigt werden. Es war auch das besondere Anliegen der Herausgeber, den aktuellen klinischen Stand der an der chirurgischen Behandlung von Gefäßpatienten beteiligten Fachdisziplinen zu erfassen und von anerkannten Klinikern (Internisten, Chirurgen, Anaesthesisten) diskutieren zu lassen. Darüber hinaus sollen auch ganz spezielle und überwiegend anaesthesiologische Probleme wie z. B. die Indikationsstellung für die allgemeine und regionale Anaesthesie, die Applikation vasoaktiver Medikamente und die intraoperative Anwendung der Autotransfusion dargestellt werden.

Die Herausgeber danken dem Springer-Verlag für die hervorragende verlegerische Bearbeitung des Bandes. Voraussetzung dafür war die stetige Unterstützung bei der Bearbeitung der Manuskripte durch Herrn Dr. Dieterich, Frau Kolber und Frl. Lindauer. Herrn Dr. Wiethoff (Fa. Abbott) gilt der besondere Dank für die Unterstützung des Rheingauer Workshops im Sinne eines echten Mäzenatentums.

Schließlich, aber nicht zuletzt, sei den Autoren Dank gesagt. Sie haben durch sorgfältige und kritisch verfaßte Beiträge die Voraussetzungen für einen hoffentlich erfolgreichen Buchband geschaffen.

München, im Mai 1985

Die Herausgeber
E. Martin, F. Jesch und K. Peter

Inhaltsverzeichnis

Referentenverzeichnis

Prof. Dr. K. van Ackern
Institut für Anästhesiologie der Ludwig-Maximilians-Universität
München, Klinikum Großhadern, Marchioninistraße 15
8000 München 70

Prof. Dr. H. van Aken
Klinik für Anästhesiologie und operative Intensivmedizin
der Westfälischen Wilhelms-Universität Münster
Albert-Schweitzer-Straße 33, 4400 Münster

Prof. Dr. J. O. Arndt
Experimentelle Anästhesiologie, Medizinische Einrichtungen
der Universität Düsseldorf, Moorenstraße 5, 4000 Düsseldorf 1

Prof. Dr. H. M. Becker
Chirurgische Klinik und Poliklinik der Ludwig-Maximilians-
Universität München, Klinikum Großhadern, Marchioninistraße 15
8000 München 70

Prof. Dr. E. Erdmann
Medizinische Klinik I der Ludwig-Maximilians-Universität München
Klinikum Großhadern, Marchioninistraße 15, 8000 München 70

Dr. H. Gerber
Department für Anästhesie, Kantonsspital Basel
CH-4031 Basel, Schweiz

Dr. E. Hansen
Institut für Anästhesiologie der Ludwig-Maximilians-Universität
München, Klinikum Großhadern, Marchioninistraße 15
8000 München 70

Priv.-Doz. Dr. S. Nees
Physiologisches Institut der Ludwig-Maximilians-Universität
München, Pettenkoferstraße 12, 8000 München 2

Prof. Dr. H. Neuhof
Medizinische Klinik der Universität Gießen, 6300 Gießen

Prof. Dr. H. Rieger
Aggertalklinik, 5250 Engelskirchen

Priv.-Doz. Dr. P. Schmiedek
Neurochirurgische Klinik der Ludwig-Maximilians-Universität
München, Klinikum Großhadern, Marchioninistraße 15
8000 München 70

Dr. E. Schmitz
Institut für Anästhesiologie der Ludwig-Maximilians-Universität
München, Klinikum Großhadern, Marchioninistraße 15
8000 München 70

Dr. M. H. Schoenberg
Klinik für Chirurgie, Medizinische Hochschule Lübeck
Ratzeburger Allee 160, 2400 Lübeck

Prof. Dr. W. J. Stelter
Chirurgische Klinik und Poliklinik der Ludwig-Maximilians-Universität München, Klinikum Großhadern, Marchioninistraße 15
8000 München 70

Prof. Dr. J. Tarnow
Institut für Anästhesiologie, Klinikum Charlottenburg
Spandauer Damm 130, 1000 Berlin 19

Priv.-Doz. Dr. M. Zimpfer
Universitätsklinik für Anästhesie und allgemeine Intensivmedizin
Experimentelle Abteilung, Spitalgasse 23, A-1090 Wien, Österreich

Pathophysiologische Aspekte des Kreislaufs bei Gefäßpatienten

H. Rieger

Einleitung

Die Beziehungen zwischen der arteriellen Verschlußkrankheit (AVK) einerseits und dem übergeordneten Systemkreislauf, der lokalen Organperfusion und der Mikrozirkulation andererseits sind sowohl qualitativ als auch quantitativ sehr unterschiedlich. Bevor ich auf einige Aspekte dieser Beziehungen eingehe, lassen Sie mich unter Verzicht auf Detailbeschreibungen kurz die wesentlichen funktionellen Zusammenhänge skizzieren.

Die Funktion der arteriellen *Makrozirkulation,* deren morphologisches Substrat die großen Leit- bzw. Transportarterien sind, besteht darin, das oxygenierte Blut bis „vor die Tore" der zu versorgenden Organbereiche zu bringen. Der hierzu notwendige Energieverlust ist gering. Vom linken Ventrikel bis in die Bereiche der kleinen Arterien kommt es zu einem nur sehr geringen und kaum meßbaren Mitteldruckverlust. Das Makrogefäßsystem kann demnach als Reservoir potentieller Energie gelten mit der Aufgabe, die nachgeschalteten und untereinander parallel liegenden *Mikrogefäße* der Organbereiche je nach Bedarf mit Blut zu versorgen. Die Bedarfskontrolle obliegt den zwischen Zubringer- und Kapillarsystem liegenden Widerstandsgefäßen (Arteriolen), die dank der Reagibilität ihrer glatten Gefäßmuskulatur in der Lage sind, ihren Gefäßradius aktiv und effizient zu verändern. Die *Informationen* über eine notwendige Bedarfsänderung der nachgeschalteten Organstrombahn erhalten die Arteriolen über metabolische, hormonale und nervale Mechanismen, die z. T. Komponenten eines biokybernetischen Feedbacksystems sind. Steigt der Durchblutungsbedarf (z. B. bei körperlicher Belastung, Thermoregulation usw.) an, kommt es zu einer Dilatation der arteriolären Schleusengefäße, so daß dank des unmittelbar verfügbaren Druckreservoirs das lokale Organzeitvolumen unverzüglich erhöht werden kann.

Die Verhältnisse sind vergleichbar mit einer hochgespannten Autobatterie, an die eine Anzahl zumeist parallel liegender Verbraucher angeschlossen ist. Unter Standardbedingungen (Talfahrt ohne Niederschlag) sind die meisten Verbraucher (Licht, Scheibenwischer, Heckscheibenheizung usw.) abgeschaltet (entsprechend: geschlossene Arteriolen der nichtperfundierten Organe oder Organteile während körperlicher Ruhe). Bei Nacht, Nebel und Regen müssen nahezu alle Verbraucher zugeschaltet werden (entsprechend: Vasodilatation der Arteriolen zur Perfusionssteigerung der Muskelgefäße während körperlicher Arbeit). Ein nennenswerter Spannungsabfall der Batterie ist trotzdem nicht zu befürchten, da durch den laufenden Motor die Batterie ständig aufgeladen bleibt (entsprechend: Steigerung des venösen Rückflusses mit konsekutiver Steigerung des Herzminutenvolumens).

Im Sinne des obigen Themas sollen 3 Fragen angesprochen werden:

1. Wie beeinflußt ein Arterienverschluß den Systemkreislauf?
2. Wie beeinflußt der Zustand des Systemkreislaufs die hämodynamischen Folgen eines Arterienverschlusses?
3. Wie beeinflußt ein Arterienverschluß die nachgeschaltete organeigene Mikrozirkulation?

Arterienverschluß und Makrozirkulation

Akuter Verschluß

Der mittlere Blutdruck in der zuführenden Arterie, also *proximal* des Verschlusses, steigt entgegen einer verbreiteten Annahme praktisch nicht an [5]. Dies erscheint zunächst überraschend, wird aber verständlich, wenn wir uns an das geschlossene Kreislaufsystem erinnern und daran, daß die Teil- und (Parallel-)kreisläufe aus einem konstanten Druck- und Volumenspeicher (Aorta und große Organarterien) gespeist werden. Das Ausschalten eines Teilkreislaufs (z. B. Beinstrombahn) hat keine nennenswerte Rückwirkung auf den systemischen Blutdruck, da der hieraus resultierende verminderte venöse Abstrom aus der Beinstrombahn auch einen verminderten venösen Zustrom zum Herzen und damit eine Abnahme des Herzzeitvolumens bedeutet.

Anders verhält es sich mit dem Druck *distal* eines Verschlusses. Durch das Passieren der inital verfügbaren kleinkalibrigen Kollateralgefäße geht ein erheblicher Teil der Flüssigkeitsenergie als für das System nicht mehr brauchbare Wärmeenergie (Reibung) verloren (Energiedissipation). Das Ausmaß des Energieverlustes wird durch den gesunkenen postokklusiven Druck repräsentiert und kann quantitativ mit einer von der Hagen-Poiseuille-Formel abgeleiteten Beziehung abgeschätzt werden. Die mittlere Blutstromgeschwindigkeit $\bar{v}$ hängt ab von der Stromstärke $\dot{Q}$ und dem Gefäßquerschnitt A:

$$\bar{v} = \frac{\dot{Q}}{A}.$$

Setzen wir für A die Kreisfläche $\pi \cdot r^2$ und für $\dot{Q}$ die Hagen-Poiseuillesche Gleichung ein[1], gilt:

$$\bar{v} = \frac{\Delta P \cdot r^2}{\eta \cdot l \cdot 8}.$$

Aufgelöst nach ΔP lautet die Gleichung:

$$\Delta P = \frac{\bar{v} \cdot \eta \cdot l \cdot 8}{r^2}.$$

1 $\dot{Q} = \frac{\Delta P}{l} \cdot r^4 \cdot \frac{1}{\eta} \cdot \frac{\pi}{8}$

$\Delta P/l$ = Druckgradient, r = Gefäßradius, η = Viskosität.

Nach Zusammenfassung der Größen η, l, 8 in einer Konstanten K gilt:

$$\Delta P = K \cdot \frac{\bar{V}}{r^2}.$$

Diese Beziehung läßt erkennen, daß bei Steigerung der mittleren Flußgeschwindigkeit bzw. bei Abnahme des effektiven Radius (beides passiert beim Auftreten eines Arterienverschlusses) die Druckdifferenz ΔP größer werden muß. Da sich der proximale Druck, wie oben ausgeführt, nicht nennenswert ändert, kann die Zunahme der Druckdifferenz ΔP nur eine Folge der distalen Drucksenkung sein. Beim akuten Verschluß kommt es gewöhnlich zu einer erheblichen Druckabnahme, gelegentlich bis auf nicht mehr meßbare Werte.

Pathophysiologisch wichtig ist hierbei die Frage, ob das sog. *kritische Druckniveau* erreicht oder gar unterschritten wird. Das kritische Druckniveau ist definiert als derjenige postokklusive Druck, der noch zur ungestörten Blutpassage durch die Kapillaren ausreichend ist. Die Größe des kritischen Druckniveaus ist weder konstant noch beim Menschen exakt anzugeben. Folgende Überlegungen und die Erläuterung einiger in diesem Zusammenhang charakteristischer Druckgrößen weisen darauf hin, daß das kritische Druckniveau zwischen 40 und 50 mmHg angesiedelt werden muß: Formal ist eine Kapillarperfusion spätestens dann nicht mehr möglich, wenn der postokklusive präkapilläre Druck den postkapillären Venendruck erreicht hat. De facto haben wir jedoch bereits bei höheren präkapillären Arteriendrücken mit einer Blutstagnation zu rechnen, wie folgende Tierexperimente zeigen [1]: Durchströmt man ein Gefäßbett von der zuführenden Arterie aus und senkt stufenweise den arteriellen Druck, erhält man keine durch den Nullpunkt des Koordinatensystems gehende lineare Beziehung zwischen den Druckstufen und den dazugehörigen Stromstärken, sondern gekrümmte Kurven (Potenzfunktionen), welche die Druckachse bei Druckwerten $P > 0$ schneiden. Mit anderen Worten: Obwohl noch ein positiver treibender Druck besteht, ist eine Strömung nicht mehr meßbar. Oder: Es muß in vivo erst ein bestimmter Druck aufgebracht werden, um überhaupt eine Strömung in Gang zu bringen. Den Druck, bei dem eine Strömung gerade nicht mehr nachweisbar ist, nennt man „kritischer Verschlußdruck“ oder „Stagnationsdruck“. Dieses Phänomen beruht zum einen auf dem extravasalen Gewebedruck (wahrscheinlich geringer Einfluß), zum anderen auf der tonusbestimmenden sympathischen Aktivität im Bereich der kleinsten Arterien und Arteriolen (wahrscheinlich sehr unterschiedlicher, aber erheblicher Einfluß). Darüber hinaus muß berücksichtigt werden, daß bei fallendem treibendem Druck das Blut durch Aggregatbildung roter Blutzellen seine gute Fließfähigkeit verliert und trotz noch meßbarer Druckdifferenzen ein Erythrozytentransport nicht mehr stattfindet. Aus dem Gesagten wird klar, daß ein einheitlicher und konstanter Stagnationsdruck beim Menschen nicht angegeben werden kann.

Im Falle eines akuten Verschlusses liegt der postokklusive Druck nicht selten unterhalb des kritischen Druckniveaus oder gar in der Nähe des Stagnationsdrucks, so daß selbst unter Ruhebedingungen mit einer den Tätigkeits- oder gar Strukturumsatz des Gewebes deckenden Durchblutung nicht mehr zu rechnen ist. Hieraus erklärt sich die klinische Dringlichkeit derartiger Krankheitsbilder (akutes Ischämiesyndrom).

Chronischer Verschluß

Der sog. chronische Verschluß v. a. der unteren Extremitäten ist das am weitaus häufigsten vorkommende angiologische Krankheitsbild. Es ist gegenüber dem akuten Verschluß durch eine langsam verlaufende Entwicklung charakterisiert, so daß sich ein ungleich leistungsfähiges Kollateralsystem ausbilden kann. Die Größe des kollateralen Widerstands hängt vorwiegend von der Weite der Kollateralarterien ab. Die Länge ist zwar nicht zu vernachlässigen, spielt aber eine zunächst untergeordnete Rolle. Weite und Länge der Kollateralen repräsentieren den *geometrischen* Anteil des Widerstands. Der *visköse Anteil* resultiert aus der Eigenviskosität des Blutes und aus der Anzahl der durchströmten Kollateralgefäße.

Die Größe des distalen arteriovenösen Organwiderstands hängt im wesentlichen ab von der aktiv regulierbaren Weite kleinster Arterien und Widerstandsgefäße sowie der passiven Kapillarweite. Die Fähigkeit, ihren Gefäßdurchmesser auf Druckänderung zu verändern, haben v. a. Organe mit ausgeprägter Autoregulation. Hierunter versteht man das Phänomen, daß bei Druckabfall eine Dilatation und bei Druckanstieg eine Vasokonstriktion der kleinsten Arterien und Widerstandsgefäße auftritt. Die klinisch bedeutsame Frage ist: Inwieweit können die Folgen eines chronischen Arterienverschlusses funktionell kompensiert werden? Dies hängt entscheidend ab von der Leitfähigkeit der Kollateralgefäße und der sich hieraus ergebenden jenseits des Verschlusses noch verbleibenden *Druckreserve.* Unter der Druckreserve verstehen wir die Differenz zwischen dem aktuellen postokklusiven Druck und dem kritischen Druckniveau (s. oben). Unter normalen Bedingungen ist die Druckreserve der Aorta kaum erschöpfbar. So ist unter Arbeitsbelastung – bedingt durch die metabolische Dilatation der Muskelgefäße – ein Vielfaches des Beinzeitvolumens zu erwarten, ohne das dank des geschlossenen Systems die Reservoirfunktion der Aorta gefährdet werden könnte. Ist jedoch eine Leitarterie verschlossen, so ist die Druck- und Volumenreserve der Aorta wegen des zwischen ihr und dem zu versorgenden Organkreislauf zusätzlich eingeschalteten Widerstands nicht mehr abrufbar. Der abhängige Organkreislauf ist nunmehr einem mehr oder weniger ausgeprägten Niederdruckbecken angeschlossen: Ein durch Vasodilatation der Widerstandsgefäße signalisierter Mehrbedarf kann nicht mehr geliefert werden, was v. a. unter Arbeitsbedingungen der betroffenen Muskelgruppen klinisch in Form der Claudicatio intermittens manifest wird.

Die Pathogenese des Claudicatioschmerzes ist auch heute noch nicht vollständig geklärt. Die interstitielle Anhäufung schmerzverursachender Metaboliten sowie eine interstitielle Kaliumakkumulation sind wahrscheinlich die wesentlichen Faktoren.

Arterielle Verschlußkrankheit und Mikrozirkulation

Die Zubringerfunktion der großen Leitarterien steht im Dienst der Mikrozirkulation. *Ihre* Aufgabe wiederum ist es, sowohl die Organdurchblutung als Ganzes als auch die *Blutverteilung* innerhalb eines Organs dem jeweils aktuellen Bedarf anzupassen.

Folgende Voraussetzungen müssen erfüllt sein:

- intakte Makrozirkulation,
- erhaltene Dilatations- und Konstriktionsfähigkeit der präkapillären Widerstandsgefäße und postkapillären Venolen,

- strukturelle Integrität der Mikrogefäße,
- regelrechtes Verhalten der zellulären und plasmatischen Elemente des Blutes.

Auf dieser Basis können verschiedene pathophysiologische Konstellationen einer beeinträchtigten mikrovaskulären Perfusion unterschieden werden:

- Erniedrigung des treibenden Drucks durch stromaufwärts gelegene Arterienverschlüsse (klinisch: arterielle Verschlußkrankheit),
- gestörte Abstimmung der arteriolären und venolären vasomotorischen Aktivität (klinisch: Angioneuropathien),
- Störung der mikrovaskulären Leitfähigkeit durch Strukturschäden oder/und Blockade des Kapillarlumens (klinisch: Kollagenosen, Immunvaskulitiden, Diabetes mellitus u. a. m.),
- Veränderungen der Blutrheologie.

Im folgenden soll auf die mögliche Beeinflussung der Blutrheologie durch vorgeschaltete Arterienverschlüsse eingegangen werden. Blut ist eine Suspension aus zellulären Elementen und Plasma. Der für normale Flüssigkeiten (Synonyma: homogene, reine, echte Flüssigkeiten) zutreffende Viskositätsbegriff als Beschreibung einer Materialkonstanten ist für Suspensionen nicht anwendbar, da der visköse Strömungswiderstand nicht ausschließlich durch Kriterien der inneren Reibung, sondern darüber hinaus durch eine Anzahl weiterer Faktoren bedingt wird (Reibung der Erythrozyten aneinander, Eryhtrozytenzahl, Aggregatbildung etc.). Aus diesem Grunde spricht man in Verbindung mit Blut von einer sog. *scheinbaren* Blutviskosität.

Im Gegensatz zur definierten Viskosität echter Flüssigkeiten ist die scheinbare Vollblutviskosität von folgenden primären Determinanten abhängig:

- Strömungsgeschwindigkeit ($\hat{=}$ Schubspannung),
- Hämatokritwert,
- Plasmaviskosität,
- Erythrozytenverformbarkeit.

Je höher die mittlere Strömungsgeschwindigkeit ist, desto größer sind die an den Erythrozyten angreifenden tangentialen Kräfte, also die Schubspannungen. Durch den kernlosen Hämoglobininhalt der Erythrozyten besteht eine große Verformbarkeit, so daß sie unter dem Einfluß tangential angreifender Strömungskräfte ellipsoide Formen annehmen. Mit zunehmender Verformung bieten sie der Strömung einen entsprechend geringeren Widerstand. Bei fehlenden oder zu geringen Schubspannungen dagegen nehmen die Erythrozyten ihre bikonkave Ruheform an und bilden darüber hinaus Aggregate, die einen entsprechend erhöhten viskösen Strömungswiderstand zur Folge haben.

Neben der Strömungsgeschwindigkeit spielt der Hämatokritwert eine überragende Rolle für die scheinbare Vollblutviskosität, v. a. in niedrigen Schubspannungsbereichen. Eine strömungsgerechte Verformung der Erythrozyten findet nicht mehr statt. Die dann auftretende Erythrozytenaggregation hat eine exponentielle Steigerung der scheinbaren Blutviskosität zur Folge.

Die Plasmaviskosität hängt im wesentlichen von der Fibrinogenkonzentration oder der Anwesenheit pathologischer Eiweißkörper (Paraproteine) ab. Sie spielt wahrscheinlich dort eine Rolle, wo das Verhältnis Plasma zu Erythrozytenzahl zugunsten des Plasmas verschoben ist: in den Kapillaren. Die Bedeutung der Erythrozytenverformbarkeit für die Größe der scheinbaren Vollblutviskosität ist oben bereits betont worden. Darüber hinaus wird sie augenfällig, wenn wir uns klarmachen, daß die Erythrozyten durch Kapillaren hindurch müssen, deren Weite zumeist kleiner ist als ihr eigener Durchmesser. Physikochemische Faktoren der Erythrozytenmembran und des Hämoglobins sind für die normale Verformbarkeit verantwortlich. Die Anpassungsfähigkeit der Erythrozyten an die Strömung wird noch dadurch erhöht, daß die Erythrozytenmembran um den flüssigen Hämoglobininhalt rotiert und so die Schubspannungen von außen nach innen weitergegeben werden.

Im Falle des *gesunden* peripheren Kreislaufs sind die Schubspannungen, die letztlich vom Herzen erzeugt werden, groß genug, um den viskösen Strömungswiderstand klein zu halten. Ist im Falle eines Leitarterienverschlusses der postokklusive Druck jedoch so niedrig, daß trotz kompensatorischer Dilatation der peripheren Widerstandsgefäße die Abnahme der arteriovenösen Druckdifferenz nicht aufgefangen werden kann, nehmen die Schubspannungen ab. Die Folge können Abrundung und Aggregation der Erythrozyten in den arteriellen Endgefäßen und Arteriolen sowie eine verlängerte Passage durch Kapillaren sein.

Der grundsätzliche pathophysiologische Unterschied zwischen der skizzierten rheologischen Situation bei einem Leitarterienverschluß und einer normalen arteriellen Durchblutung mit normaler Druckreserve besteht darin, daß im letzteren Falle ausschließlich die Widerstandsgefäße über ihre bedarfsorientierte Weitenverstellung die Organdurchblutung regeln können (s. oben). Ist jedoch im Falle eines Arterienverschlusses die vasodilatatorische Reserve erschöpft, kann die betroffene Gefäßprovinz funktionell mit einem mehr oder weniger starren Rohrsystem verglichen werden. In diesem Fall haben nur noch die Viskosität und der treibende Druck Einfluß auf die Stromstärke, so daß das Hagen-Poiseuille-Gesetz auf folgende Formel reduziert werden kann:

$$\dot{Q} = K \cdot \Delta P .$$

Da der für die Perfusion der Mikrogefäße wirksame treibende Druck aber durch das vorgeschaltete Strombahnhindernis niedrig ist, bleibt im Falle fehlender Möglichkeiten einer lumeneröffnenden Therapie nur der Versuch, über die Beeinflussung der rheologischen Faktoren die Stromstärke zu erhöhen. Genau dies wird in der Klinik versucht. Prinzipiell stehen die kalkulierte Reduktion des Hämatokritwerts, der Fibrinogenkonzentration und die Beeinflussung der erythrozytären Verformbarkeit zur Verfügung (Übersichten bei [3, 4]). Die hier beschriebenen rheologischen Zusammenhänge auf mikrozirkulatorischer Ebene haben noch z. T. hypothetischen Charakter. Zwar spricht eine große Zahl der sowohl in vitro als auch in vivo erhobenen Einzelbefunde für die prinzipielle Existenz rheologischer Einflüsse auf die Mikrozirkulation, v. a. bei pathologisch erniedrigten Schubspannungen. Inwieweit jedoch durch das im Mikrogefäßbereich veränderte rheologische Verhalten des Blutes das klinische Bild vorgeschalteter Arterienverschlüsse wirklich mitbestimmt wird und inwieweit somit eine rheologisch orientierte Therapiebedürftigkeit besteht, kann derzeit noch nicht festgestellt werden.

Literatur

1. Burton AC (1969) Physical principles of circulatory phenomena: The physical equilibria of the heart and blood vessels. Circulation 1:85–106
2. Lassen NA, Larsen OA, Strensen AWS, Hallböök T, Dahn J, Nielsen R, Westling H (1968) Conservative streatment of gangrene using mineralocorticoid – induced moderate hypertension. Lancet I:606
3. Rieger H (1982) Induzierte Blutverdünnung als neues Konzept in der Therapie peripherer Durchblutungsstörungen. Internist (Berlin) 23:375
4. Rieger H (1984) Influence of rheological interventions in peripheral arterial diseases. Clin Hemorheol 4:75
5. Schoop W (1974) Pathophysiologie der Arterien und der arteriellen Durchblutung. In: Heberer, Rau, Schoop (Hrsg) Angiologie, Grundlagen, Klinik und Praxis. Thieme, Stuttgart

Das vaskuläre Endothel und seine Bedeutung im Rahmen pathobiologischer Prozesse

S. Nees

Einleitung

Seit der allgemeineren Anwendung der Transmissionselektronenmikroskopie – etwa ab dem Jahre 1950 – hat die Ergründung des Feinbaus der Endothelzellen einen raschen Fortschritt genommen. Bis dahin hatte das Endothel – seit seiner Identifizierung als Gewebe [4, 103, 105, 120] waren immerhin mehr als 100 Jahre vergangen – im wesentlichen nur als porenlose „Haut, homogen und kontinuierlich wie Collodium" [209], gegolten. Neben Palade, der 1953 als erster ultrastrukturelle Details verschiedener Endothelzelltypen systematisch darstellte [157], ist es v. a. Bennett [16] zu verdanken, daß die bald offenkundig gewordene Formenvielfalt der im Körper vorhandenen Endothelzelltypen in ein bis heute zweckmäßiges Ordnungsschema gebracht worden ist [16]. Es bahnten sich über rein strukturelle Untersuchungen hinausgehende experimentelle Möglichkeiten an, als Jaffe 1973 ein Verfahren zur Isolierung, Identifizierung und Züchtung von Endothelzellen aus menschlicher V. umbilicalis beschrieb [115]. Rasch wurden ähnliche Methoden auch für die Präparation und Kultivation anderer Endothelzellarten berichtet (zur Übersicht: [77, 78, 135, 150, 181]). Die an den gezüchteten Zellen auf relativ einfache Weise in vitro durchführbaren zellbiologischen, biochemischen, physiologischen und pharmakologischen Studien weisen heute immer mehr darauf hin, daß die einzelnen Endothelarten verschiedener vaskulärer Herkunft nicht nur morphologisch, sondern auch durch sehr große funktionelle Unterschiede geprägt sind [73]. Gleichzeitig besitzen sie aber auch eine ganze Reihe gemeinsamer struktureller und biochemischer Eigenschaften, die v. a. im Dienste des Endothels stehen, in seiner Gesamtheit Hüll- und Verteilungsorgan für das zirkulierende Blut zu sein, dieses gegen die interstitiellen Räume und die Parenchymgewebe in differenzierter Weise abzugrenzen und eine antithrombogene Gefäßinnenfläche aufzubauen bzw. ständig zu gewährleisten.

Im folgenden wird zunächst ein Überblick über diese Gemeinsamkeiten aller vaskulären Endothelien gegeben. Anschließend wird anhand einiger Beispiele dargelegt, wie es durch Störung einzelner Strukturen und Funktionen des vaskulären Endothels in den verschiedensten Gefäßprovinzen zu folgenschweren pathobiologischen Prozessen kommen kann.

Allgemeine Eigenschaften des Endothels

Strukturelle Merkmale und Funktionen

Größe, Form und Orientierung

Die „typische" Endothelzelle ist in der Umgebung des Kerns etwa 3–4 μm dick, wird aber zur Peripherie hin rasch dünner, so daß ihre Dicke dann z. B. in der Aorta nur noch 1 μm, in Kapillaren und Venen im Extremfall sogar nur noch 0,1 μm betragen kann [74, 196]. Die Zellen weisen eine Länge von 25–50 μm und eine Breite von 10–15 μm auf. Allerdings ist die Form der Endothelzelle in manchen Gefäßstrecken z. T. sehr unterschiedlich und wird v. a. durch die Strömung des Blutes geprägt [33, 47, 94, 152, 163, 193].

Insgesamt ergibt sich aus diesen Angaben, daß vaskuläre Endothelzellen – bei einem relativ geringen Zytoplasmavolumen – durch eine extrem große Plasmalemmoberfläche gekennzeichnet sind. Ein Überblick über die Ausbreitung des Endothels in den verschiedenen arteriellen, kapillären und venösen Kreislaufabschnitten ist aus Tabelle 1 ersichtlich. Wie aus dieser Darstellung hervorgeht, bedeckt die Gesamtheit des vaskulären Endothels eines 70 kg schweren Menschen eine zusammenhängende luminale Fläche von ca. 700 m^2 [216]. Überschlägige Berechnungen haben ergeben, daß diese Fläche einer Endothelmenge von 1–2 kg [73, 75] entspricht. Somit handelt es sich beim Gefäßendothel um den anatomischen Spezialfall eines in alle Bereiche des Körpers ausgebreiteten Organs, das ein der Leber vergleichbares Gewicht besitzt.

Ultrastruktureller Aufbau der Endothelzelle

Der Kern aller Endothelzellen ist meist rund bis oval, je nach den Strömungsbedingungen im Gefäßbett.

Im Zytoplasma finden sich die üblichen Organellen, wie gebundene und freie Ribosomen, wenige Mitochondrien, Golgi-Apparate, Lysosomen, Zentrosphären mit 2 Zentriolen, multivesikuläre Körperchen, Granula und glattes und rauhes endoplasmatisches Retikulum [25,

Tabelle 1. Ausbreitung des vaskulären Endothels in den verschiedenen Kreislaufabschnitten eines 70 kg schweren Menschen. (Nach Wolinski [216])

Blutgefäße	Endotheloberfläche [m^2]
Aorta	0,016
V. cava	0,018
Große Arterien	0,33
Große Venen	0,70
Kleine Arterien	1,40
Kleine Venen	3,20
Arteriolen	26
Venolen	88
Kapillaren	
in Ruhe	150
bei mittlerer Arbeit	300
Gesamtmenge	600

101, 130, 166, 169]. „Weibel-Palade-Körperchen“ gelten – mit seltenen Ausnahmen – als typische Zellorganellen des vaskulären Endothels [208, 212]. Es handelt sich dabei um stabförmige, von einer Membran umgebene Korpuskeln (Länge ca. 3 μm, Durchmesser 0,1 μm), die – eingebettet in eine feingranuläre Matrix – dichtgepackte parallelisierte Mikrotubuli enthalten. Ihre Häufigkeit hängt vom Gefäßtypus, aber offensichtlich auch von der relativen Lage eines Gefäßes zum Herzen ab [201]. So nehmen z. B. die Weibel-Palade-Körperchen im Aortenendothel des Frosches 8% des Zytoplasmavolumens ein, während der entsprechende Wert im Herzkapillarendothel nu. 0,3% beträgt [201]. Interessanterweise wurde vor kurzem nachgewiesen, daß diese Strukturen, wie schon lange vermutet worden ist [17, 32], durch Speicherung und wahrscheinlich auch Synthese von „v. Willebrand-Protein“ (F VIII R : Ag) tatsächlich in funktionellem Zusammenhang mit der Blutgerinnung und Thrombozytenadhäsion stehen [210].

Endothelzellen besitzen ein auffallend reich strukturiertes Zytoskeleton, das aus Mikrotubuli, Hohlzylindern von etwa 24–25 nm Durchmesser und 3 Arten intrazellulärer Filamente [123, 130] besteht: dünne Filamente (Durchmesser 4–7 nm) aus Aktin [22], intermediäre Filamente (Durchmesser 10 nm), die weder Aktin noch Myosin enthalten [124], und dicke Filamente (Durchmesser 15 nm), die wahrscheinlich aus Myosin [140] aufgebaut sind. Die dünnen Filamente herrschen in Arteriolen und Venen vor und sind selten in Kapillaren anzutreffen [13, 14, 115]. Die Gegenwart von Aktomyosin und Tropomyosin im Zelleib [43–45] legt den Schluß nahe, daß die vaskuläre Endothelzelle zur aktiven Kontraktion befähigt ist. Tatsächlich gibt es auch direkte experimentelle Hinweise, daß sich zumindest bestimmte Endothelzellarten kontrahieren und somit die Permeabilität der Gefäßwände aktiv beeinflussen bzw. regulieren können [57, 131]. Die Meinungen über die funktionelle Bedeutung dieser Beobachtungen sind jedoch noch kontrovers [98, 191].

Rasch nach Anwendung der Elektronenmikroskopie offenbarte sich den ersten Betrachtern endothelialer Ultrastrukturen ein reich entfaltetes plasmalemmales Vesikelsystem [157], das im Kapillarendothel des Herzens mit etwa 1000 Vesikeln/μm^3 am dichtesten, in den Kapillaren der Lunge mit 100 Vesikeln/μm^3 und im Endothel der Hirngefäße nur mit etwa 10 Vesikeln/μm^3 vertreten ist [195]. Meist imponieren die Vesikel in transmissionselektronenmikroskopischen Bildern als rund geschlossene, bläschenartige Gebilde – hin und wieder lassen sich aber auch zu regelrechten transzellulären Kanälen verschmolzene Vesikelreihen beobachten. Aus derartigen Beobachtungen wurde schon frühzeitig der Schluß abgeleitet, daß dem Vesikelsystem eine wichtige Rolle im transkapillären Stoffaustausch zukommt [25, 100, 199]. Überraschenderweise gelang es aber vor kurzem [26–28, 79], durch aufwendige und extrem dünne Serienschnitte (Schnittdicke 15 nm) an Mesenterialkapillaren nachzuweisen, daß die weitaus überwiegende Zahl der in einem Querschnittsbild als isolierte Membranbläschen erscheinenden „Vesikel“ nur Anschnitte eines reich verzweigten Systems plasmalemmaler Invaginationen darstellen. Dabei wurde auch deutlich, daß diese Invaginationen sowohl von der apikalen als auch der basalen Oberfläche des Endothels ausgehen. Mit diesen Beobachtungen ist eine bereits gut eingeführte Lehrmeinung wieder ins Wanken gekommen, die Vesikel und Diaphragma des vaskulären Endothels (Abb. 1) als die wichtigsten transendothelialen Transportwege für hochmolekulare wasserlösliche Substanzen ansieht (Übersicht: [130, 158, 164, 165, 194, 211]). So gesehen verdienen andere Routen des Transports über die Endothelbarriere – der Weg durch die interzellulären Spalträume [117] oder die direkte, transzelluläre Passage [147] – gesteigerte Beachtung.

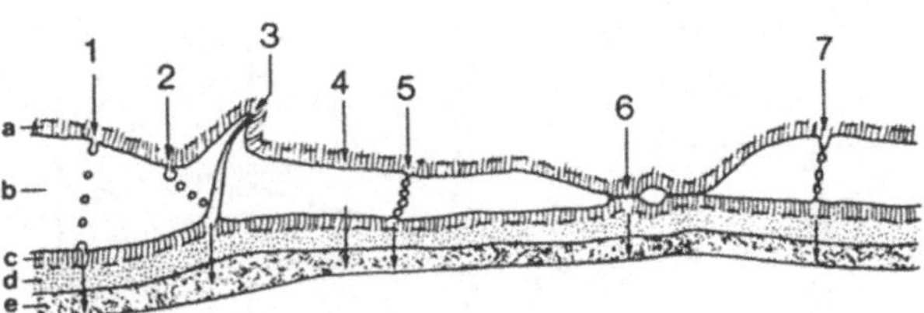

Abb. 1. Transportwege über das Endothel der Blutgefäße. *1* Vesikulärer Transport quer durch eine Zelle, *2* vesikulärer Transport unter teilweiser Umgehung des Interzellularspalts, *3* Transport durch eine wenig organisierte, durchlässige Interzellularspalte („tight junctions" sind dagegen undurchlässig), *4* transzelluläre Passage nach Diffusion bzw. aktivem oder erleichtertem Transport über die Plasmamembran, *5* Transport durch eine Pore, die durch Verschmelzen von Vesikeln entstehen kann (?), *6* Transport über das Diaphragma eines Endothelfensters, *7* Transport durch eine „gap junction", die nicht nur dem interzellulären, sondern auch dem transzellulären Transport dient. a bzw. c Luminale bzw. basale Glykokalyx, b Endothelzelle, d Lamina densa, e Lamina reticularis

Apikale und basale Oberfläche des Endothels

Die rasterelektronenmikroskopisch weitgehend glatte, hin und wieder mit Mikrovilli [33, 200] noch unbekannter Funktion ausgestattete apikale Oberfläche des vaskulären Endothels kleidet das Lumen der Blutgefäße aus und vermittelt den antithrombogenen Kontakt zum strömenden Blut. Mit dem äußeren Blatt der Plasmamembran untrennbar eng verschmolzen ist eine gut ausgebildete Glykokalyx, die die gesamte Zelle umhüllt.

Die basale Seite der Zelle ist fest mit einer auf komplizierte Weise aufgebauten, 100–150 nm dicken Basalmembran verbunden. Diese besteht, wie in Abb. 2 schematisch dargestellt ist, aus 3 Schichten, die wiederum aus einer Vielfalt von Proteinen (90% des Trockengewichts), Zuckern (ca. 10% des Trockengewichts) und möglicherweise auch Spuren von Fetten aufgebaut sind [118]. Immer mehr stellt sich heraus, daß die Basalmembranen von Endothelien unterschiedlicher vaskulärer Provinzen z. T. sich durch sehr große Verschiedenheit auszeichnen, was v. a. die Qualität ihrer Protein- und Proteoglykankomponenten betrifft.

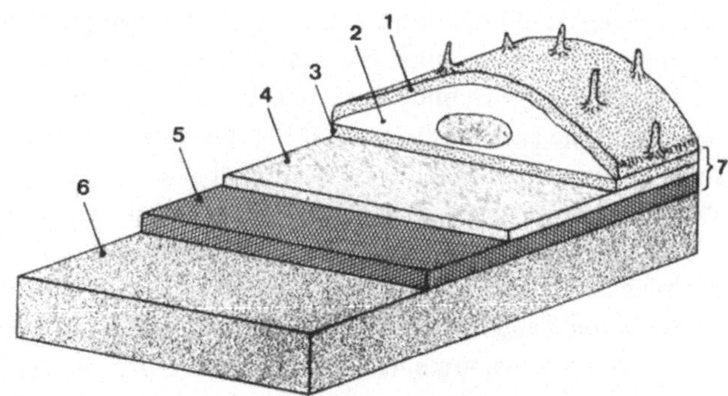

Abb. 2. Schematischer Aufbau der Intima. *1* Luminale Glykokalyx einer Endothelzelle mit fingerartig ausgestülpten Mikrovilli, *2* Endothelzelle, angeschnitten, *3* basale Glykokalyx, auch „Lamina rara" genannt, *4* Lamina densa, enthält die typischen Kollagene IV und V der Basalmembran, *5* Lamina reticularis, *6* extrazelluläre Matrix. Diese Schicht leitet im Kapillargebiet zu den Parenchymzellen über, in größeren Blutgefäßen zur glatten Muskulatur der Gefäßwände. Es finden sich gehäuft fibrilläre Kollagene I und III. *7* Die Gesamtheit der Schichten *3–5* bildet die dreischichtige Basalmembran

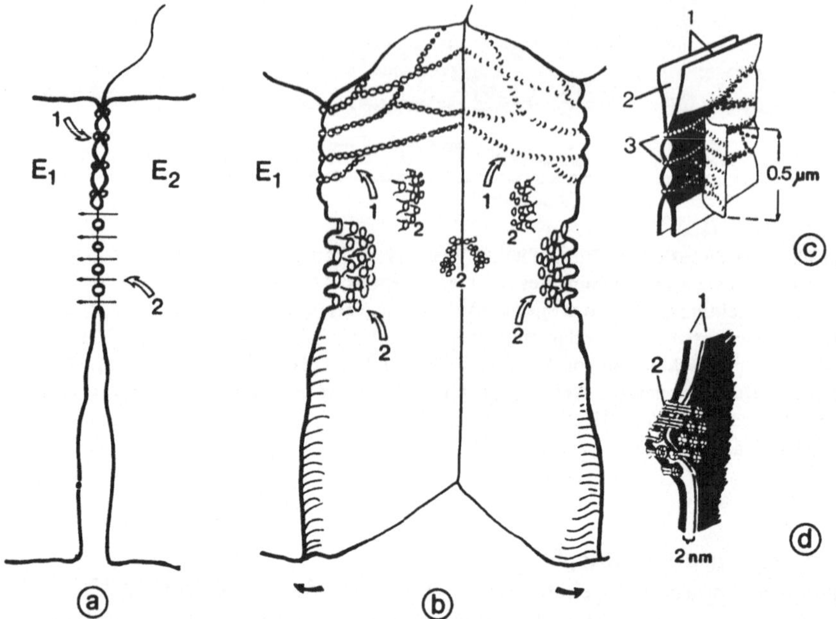

Abb. 3a–d. Schematischer Aufbau des Interzellularraums von 2 Endothelzellen E_1 und E_2. **a** Querschnitt durch den Interzellularspalt. Die „tight junctions" (*1*) am oberen Pol der Zellen verhindern den Stofftransport vertikal durch die Zellspalte. Über die darunter dargestellten „gap junctions" (*2*) ist ein interzellulärer, transjunktionaler Transport möglich – in der Abbildung durch Pfeile von E_2 nach E_1 angedeutet. **b** Einblick in den geöffneten Spalt. **c** Detailzeichnung einer „tight junction": *1* die beiden Plasmamembranen, *2* interzellulärer Spaltraum, *3* Kette spezieller Proteinmoleküle, die beide Plasmamembranen dicht miteinander verschmelzen. **d** Detailzeichnung einer „gap junction": *1* die beiden Plasmamembranen, *2* transjunktionale Kanalstrukturen, die einen interzellulären Spaltraum von ca. 2 nm wie Rohrleitungen überbrücken

Interzelluläre Strukturbeziehungen

Im Prinzip kommen im Endothelgewebe 2 grundsätzlich unterschiedlich gestaltete Interzellularspalten vor (Abb. 3): dichte Spalten („tight junctions", Zonulae occludentes, 5schichtige Membranen) und kommunizierende Spalten („gap junctions", Nexus). Die „tight junctions", die erstmalig von Farquhar u. Palade beschrieben wurden [70], erscheinen in dünnen Schnitten als gürtelartige Gebilde, die die Zellen im gesamten Umfang umfassen. Dabei verschmelzen jeweils die äußeren Blätter der Plasmalemmata von 2 benachbarten Zellen und dichten so den dazwischenliegenden Spaltraum ab. Der Einsatz von Gefrierbruchtechniken hat viele Modifikationsmöglichkeiten beim Aufbau dieser Zellverbindungen enthüllt [23, 162].

Die „gap junctions" wurden erstmalig von Revel u. Karnovsky [117] nachgewiesen. Sie zeichnen sich durch nur 2–4 nm breite Lücken zwischen den äußeren Plasmalemmbereichen benachbarter Zellen aus, in deren Bereich periodische, röhrenartige Direktverbindungen der beiden Zytoplasmaräume nachweisbar sind (Durchmesser 8–9 nm). In Mikrophotographien gefriergebrochener „gap junctions" erscheinen die Zytoplasmakommunikationsbereiche als aggregierte oder polygonal angeordnete Membranpartikel auf der nach innen gerichteten Membranbruchfläche (Frakturfläche A), während kongruente Vertiefungen in der nach außen gerichteten Membranoberfläche (Frakturfläche B) zu erkennen sind. Es gibt gute experimentelle Hinweise, daß dieser Typ einer interzellulären Verbindung der direkten Kommunikation von 2 benachbarten Zellen dient.

In ausgedehnten Studien [197, 198] wurden die interzellulären Beziehungen in arteriellen, kapillären und venösen Endothelprovinzen untersucht. Dabei stellte es sich heraus, daß v. a. auf der arteriellen Seite des Gefäßendothels eine sehr enge Kommunikation zwischen den einzelnen Zellindividuen über „tight junctions“ und „gap junctions“ besteht. Dieses Kommunikationssystem ist am ausgeprägtesten in den Arteriolen. In Kapillargebieten fehlen dagegen „gap junctions“. Besonders arm an interzellulären Strukturbeziehungen ist aber das venöse Endothelgewebe, in dem sich kaum direkte Verbindungen zwischen den Einzelzellen nachweisen lassen. Die durchgehenden Interzellularspalten könnten dafür verantwortlich sein, daß sich das venöse Endothel generell durch eine relativ hohe Permeabilität auszeichnet.

Neben diesen „interendothelialen“ Strukturbeziehungen lassen sich v. a. im Arteriolengebiet häufig myoendotheliale, die Basalmembran durchbrechende Verbindungen in Form von „tight junctions“ [166, 167, 196] und im Kapillargebiet ähnliche Perizyten-Endothel-Verschaltungen nachweisen [136, 205]. Möglicherweise stellen diese Strukturbeziehungen wichtige morphologische Substrate einer Beteiligung des vaskulären Endothels an der Blutflußregulation dar, die durch neuere physiologische und pharmakologische Studien immer wahrscheinlicher wird (s. nächster Abschnitt).

Morphologische Einteilung der Kapillarendothelien

Während alle arteriellen und venösen Endothelien sich morphologischerweise – von Einzeldetails im Aufbau ihres Zytoplasmas abgesehen – nur durch ihre mehr oder weniger enge interzelluläre Kommunikation unterscheiden, gibt es bei den Kapillarendothelien einen großen Formenreichtum. Dieser wird am besten in der schematischen Einteilung nach Bennett [16] erfaßt, die in ihren Grundzügen in Abb. 4 erläutert wird.

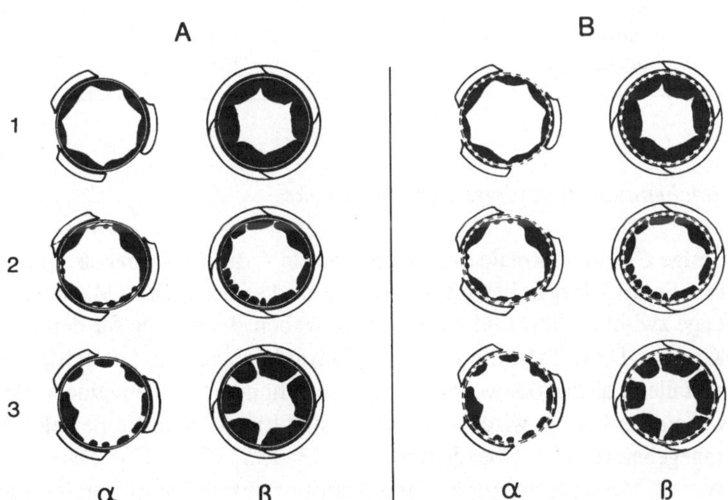

Abb. 4. Das Klassifizierungsschema der verschiedenen Kapillarendothelien nach Bennett et al. [16] in graphischer Darstellung. Die einzelnen Abbildungen zeigen schematisierte Querschnitte durch einzelne Kapillaren. Alle Kapillaren der Klasse *A* besitzen eine durchgehende Basalmembran (*konzentrischer Doppelkreis* unter dem jeweils *schwarz* dargestellten Endothelgewebe), die Kapillaren der Klasse *B* eine durchbrochene, diskontinuierliche Basalmembran. Die Typisierung „α“ bzw. „β“ innerhalb jeder dieser Klassen bezieht sich auf das Vorliegen einer lückenhaften bzw. lückenlosen Schicht perivaskulärer Zellen (*weiß* dargestelltes Gewebe). Bei den Endothelien der Querspalte *1* handelt es sich jeweils um kontinuierliche, dichtgeschlossene Gewebe. Die Endothelien der Gruppe *2* weisen Fenster bzw. Poren auf. Große Interzellularräume finden sich in den diskontinuierlichen Endothelien der Querspalte *3*

Tabelle 2. Metabolische Merkmale des vaskulären Endothels

Merkmal	Literatur
Stoffwechselwege	
Proteinsynthese	[9]
Proteoglykansynthese	[217]
DNS-Replikation	[90]
Purin-De-novo-Synthese	(Des Rosiers et al. 1984, unveröffentlichte Ergebnisse)
Purinsalvage	[148, 160]
Arachidonsäurestoffwechsel	[104]
Lipoproteinkatabolismus	[51]
Glykolyse	[46, 92]
Oxidative Phosphorylierung	[24]
Pentosephosphatzyklus	[63]
Ektoenzyme	
5'-Nukleotidase	[64, 148, 159]
ADPase	[126, 148, 159]
ATPase	[148, 159]
ADP-Kinase	[159]
Angiotensin-converting-Enzym	[177, 179]
Carboanhydrase	[48, 180]
Rezeptoren und Transportsysteme für	
Noradrenalin	[110]
Prostaglandine	[104, 110]
Serotonin	[202]
Adenosin	[149]
Thrombin	[214]
Lipoproteinlipase	[51]

Biochemische und physiologische Aspekte

Einige Grundmerkmale des Stoffwechsels – das Endothel als metabolische Barriere

Das Endothelorgan besitzt schon aufgrund seiner großen Masse (1–2 kg) und strategischen Lage zwischen Blut und Parenchymgeweben Bedeutung für den Gesamtstoffwechsel des Körpers. Diese Tatsache wird auch besonders dadurch unterstrichen, daß es sich hier um ein auffallend aktives Gewebekompartiment handelt, in dem eine Vielzahl von Stoffwechselwegen beschritten wird. In Tabelle 2 sind hierzu mehrere Beispiele und Literaturhinweise angegeben (s. auch Übersichten: [50, 73, 135, 176, 192]). Die extreme Dichte von Ektoenzymen, Membranrezeptoren und Transportsystemen im Verein mit ihrer enormen Flächenausdehnung (ca. 700 m^2 bei einem 70 kg schweren Mann) macht die luminale Endotheloberfläche zu einem Grenzflächenkatalysator, dessen Aktivität in vielen Fällen ausschlaggebend ist, ob eine Substanz vom Blut kommend in bestimmte Gewebekompartimente eintreten kann [151, 202]. Interessanterweise kann die hohe Stoffwechselaktivität des Endothels im Prinzip auch bei Bedingungen einer stark reduzierten Sauerstoffversorgung (Ischämie, Hypoxie) eine Zeitlang erhalten bleiben, da die Endothelzellen über 80% ihrer Energie durch glykolytischen Stoffumsatz gewinnen (Olgemüller et al., unveröffentlichte Befunde).

Bildung und Aufrechterhaltung intimaler Strukturen

Zahlreiche Forschungsresultate der letzten Jahre haben gezeigt, daß das Endothel nicht nur in der Lage ist, im Bedarfsfall sich selbst rasch zu regenerieren, sondern auch ganz wesentlichen Anteil am Aufbau des subendothelialen Bindegewebes der Intima hat. Einige dieser speziellen biochemischen Leistungen sollen im folgenden kurz besprochen werden.

Synthese subendothelialer Glykoproteine. Auf S. 11 wurde bereits beschrieben, daß die Intima aus mehreren morphologisch erkennbaren Schichten aufgebaut ist (Abb. 2). Dieser Schichtung entsprechen auf molekularer Ebene komplexe Geflechte zahlreicher Glykoproteine und Proteoglykane, die zunächst im endoplasmatischen Retikulum der Endothelzellen synthetisiert und dann zum größten Teil basal sezerniert werden. So wird bereits hier erkennbar, daß die Endothelzelle nicht nur morphologisch, sondern auch biochemisch-funktionell polarisiert ist.

Die basale Glykokalyx der Endothelzelle besteht v. a. aus den Proteoglykanen Heparan, Dermatansulfat, Chondroitinsulfat und Hyaluronsäure sowie neuraminsäurehaltigen Glykoproteinen [5, 6, 30, 215, 217]. Alle diese polymeren Verbindungen sind als Bestandteile der basalen Glykokalyx kovalent mit dem äußeren Blatt der Plasmamembran verknüpft und finden sich darüber hinaus aber auch als Sekretionsprodukte in den tieferen Teilen des subendothelialen Bindegewebes.

Die eigentliche Basalmembran weist als besonders typische Glykoproteine die Kollagene IV und V auf [108, 124]. Im Gegensatz zu den interstitiellen Kollagenarten I und III, die in der Gewebekultur ebenfalls von Endothelzellen produziert [10, 183] werden und besonders in der alternden Intima und im arteriosklerotischen Plaquebereich auch in den tieferen Schichten des subendothelialen Gewebes nachgewiesen werden können [9], liegen die Kollagene IV und V normalerweise nicht in der typischen fibrillären Quartärstruktur vor [9, 11, 206]. Diesem Befund kommt wahrscheinlich im Hinblick auf die Wechselwirkung von Thrombozyten mit subendothelialen Strukturen eine differenzierte physiologische Bedeutung zu: geraten Thrombozyten nämlich in Kontakt mit Kollagenfibrillen (vom Typ I bzw. III), so beginnen sie augenblicklich zu aggregieren [7, 9, 186]. Ein solcher Prozeß leitet bei einer durchgehenden Gefäßwandläsion den ersten Schritt zur physiologischen Stillung der Blutung ein (primäre Hämostase durch reversiblen, weißen Thrombus).

Greift die Läsion aber nicht in die tieferen Wandschichten ein, sondern führt z. B. nur zu einer Abhebung der Endothellage, so geraten die Thrombozyten nur in Kontakt mit den Kollagenen vom Typ IV und V. Diese Verbindungen sind in der Basalmembran durch Vermittlung des Fibronektins, das gleichsam einen molekularen Kleber darstellt, eng mit Laminin, v. Willebrand-Faktor, Entaktin und den verschiedenen Proteoglykanen assoziiert [5, 6, 9, 30, 215]. Eine solche Oberfläche stellt offenbar keinen Aggregations-, sondern vielmehr einen spezifischen Adhäsionsreiz für die Plättchen dar, die nun rasch mit einer einschichtigen Lage den endotheldenudierten, luminalen Intimabereich abdecken. Im Endresultat – und dieser Vorgang wird heute als wichtige physiologische Funktion der Thrombozyten angesehen – ergibt sich dabei zunächst eine antithrombogene Behelfsabdeckung des lädierten Intimabereichs. Nach einem Tag läßt sich beobachten, daß die adhärenten Thrombozyten zunehmend weggespült werden. Die jetzt frei im Kontakt mit dem vorbeiströmenden Blut stehende, denudierte Wandfläche hat erstaunlicherweise keinen Kontakt mehr mit neuen Thrombozyten. Möglicherweise kann diese Beobachtung dadurch erklärt werden, daß spezifische Kollagenasen und Elastasen der zuvor angelagerten Thrombozyten die Oberfläche des Subendothels entsprechend modifiziert haben. In jedem Fall stellt die so präparierte Innenfläche des Gefäßes wohl einen idealen Haftgrund für die nun amöboid im Rahmen der Reendothelialisierungsvorgänge einwandernden Zellen dar.

Reendothelialisierung. Normalerweise besitzt jedes Zellindividuum im strikt einschichtigen endothelialen Gewebeverband einen engen Kontakt zu seinen Nachbarzellen (vgl. S. 12). Biologisch ist die Zelle in dieser Umgebung v. a. dadurch charakterisiert, daß sie ihre DNS-Replikation vollkommen einschränkt, sich also in der G_0-Phase des Wachstums befindet [90]. Sobald aber Nachbarzellen zugrunde gehen oder durch eine Läsion mechanisch entfernt werden, wird die Kontaktinhibition der DNS-Synthese [189] bei den die geschädigte Endothelfläche umgebenden Nachbarzellen aufgehoben. Es gehört mit zur biochemischen Potenz des Endothels, daß solche Zellen eine rasche Reduplikation ihrer DNS und schließlich wiederholte Zellteilungen einleiten können [88]. Auf der „Führungsfläche" der subendothelialen Strukturen breiten sich die Tochterzellen ungeachtet der vom strömenden Blut ausgeübten Scherkräfte amöboid auf dem denudierten Bereich der Intima aus und führen schließlich die Restitutio ad integrum dieser Wandschicht herbei.

Kontrolle der Blutgerinnung und Thrombozytenaggregation

In Abb. 5 wird ein vereinfachtes Schema der Blutgerinnung, Thrombozytenaggregation und Fibrinolyse gezeigt.

Die Aktivierung von geringsten Mengen spezifischer Proteasen im Plasma (z. B. Zymogenkonzentrationen von Faktor XII und Faktor XI im Plasma: 30 μg/ml bzw. 6 μg/ml) bewirkt in kürzester Zeit die Umwandlung großer Mengen von Fibrinogen (2–4 mg/ml) zu unlöslichen Fibrinklumpen. Bei Durchtrennung von Gefäßen mit anschließender Blutung nach außen führt dieser Prozeß zusammen mit der gleichzeitig stimulierten Aggregation der Thrombozyten zur kompletten Hämostase und erfüllt so eine lebenserhaltende Funktion. Laufen derartige Vorgänge dagegen innerhalb des Gefäßsystems ab, können sich die bekannten pathophysiologischen Folgen bis hin zu letalen Konsequenzen ergeben, die physiologischerweise deshalb durch vielschichtige biochemische Eigenschaften des Blutes und der Gefäßwand ständig verhindert werden müssen. Ohne auf Einzelheiten eingehen zu können – aktuelle Übersichten finden sich in der Literatur [20, 45, 143] – werden im folgenden die wichtigsten Mechanismen kurz zusammengefaßt, mit denen speziell das vaskuläre Endothel in diese beiden Grenzsituationen eingreifen kann.

Mitwirkung des Endothels im Rahmen der Hämostase. Wird infolge einer Intimaläsion Endothelgewebe zerstört, so kommt es neben einer Freilegung fibrillärer Kollagene (I, III) auch zur Freisetzung von Phospholipiden, dem sog. „tissue factor" [137] und von Adeninnukleotiden (ATP, ADP), die im Endothel in besonders hohen Konzentrationen vorliegen [148, 149]. Der „tissue factor" trägt bekanntlich rasch zur Aktivierung des extrinsischen Gerinnungssystems bei, während das ADP – neben dem in den Blutplättchen während der Aggregation gebildeten Thromboxan TXA_2 – einen der wirksamsten Stimulatoren der Thrombozytenaggregation darstellt [144]. Gleichzeitig fördern spezielle Komponenten des subendothelialen Bindegewebes, v. a. Fibronektin und v. Willebrand-Faktor (F VIII R : Ag), die Fibrinbildung im Bereich der Endothelläsion: Fibronektin, indem es Faktor XIII in hoher Konzentration bindet und so die Quervernetzung des Fibrins lokal stark fördert [38, 142], und Faktor VIII R : Ag, indem er durch Anlagerung von antihämophilem Faktor (F VIII C′) den durch Thrombin aktivierbaren, dimeren Plasmafaktor VIII bildet [111], der dann eine wichtige Rolle im Gerinnungsablauf spielt (Tabelle 3). In diesem Zusammenhang ist auch von In-

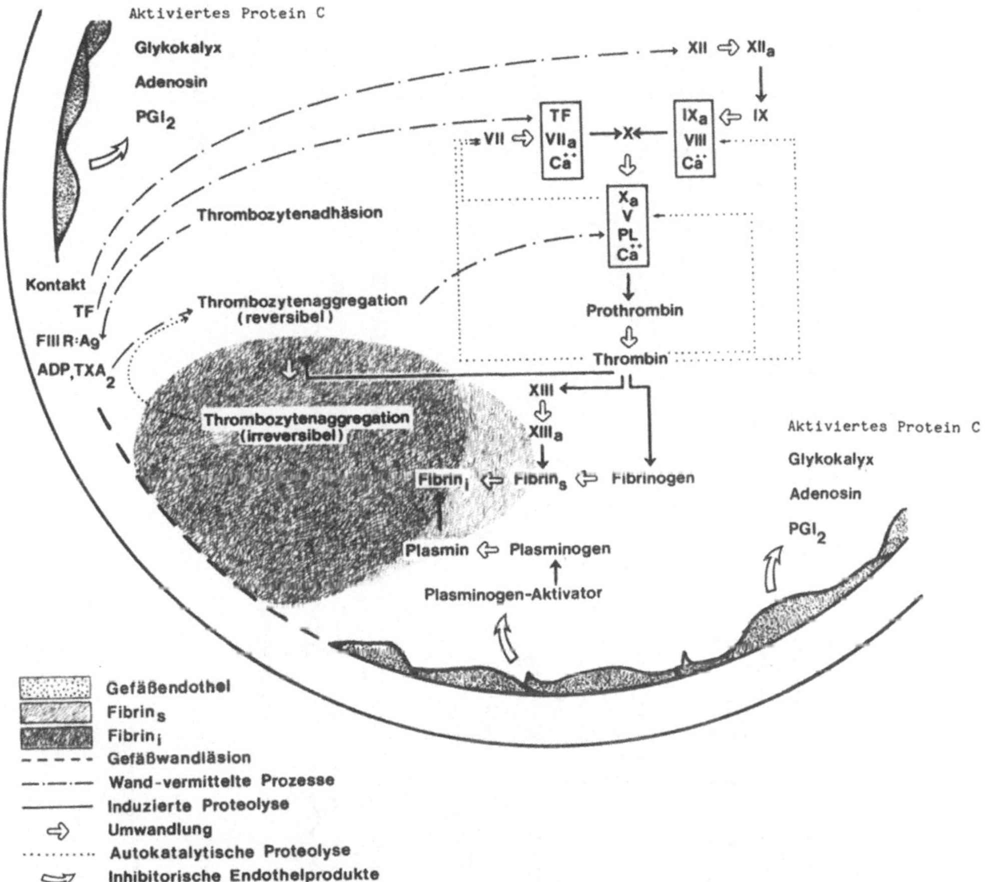

Abb. 5. Schema der Thrombozytenaggregation, Blutgerinnung und Fibrinolyse. *TF* „tissue factor", *PL* „Plättchenlipide". Wirkung der im Schema durch einen *offenen, gebogenen Pfeil* hervorgehobenen „inhibitorischen Endothelprodukte": Die fest auf der intakten, luminalen Endotheloberfläche verankerte Glykokalyx inhibiert verschiedene Proteasen der Gerinnungskaskade und den Kontakt der Thrombozyten mit dem Endothel; die in das Plasma freigesetzten Produkte Adenosin und PGI_2 sind wirksame Inhibitoren der Thrombozytenaggregation; der ebenfalls freigesetzte Plasminogenaktivator katalysiert die Entstehung von Plasmin und führt so zur Beseitigung von Fibringerinnseln

Tabelle 3. Gegenüberstellung verschiedener Eigenschaften des v. Willebrand-Proteins und des antihämophilen Faktors

	v. Willebrand-Protein (F VIII R: Ag)	Antihämophiler Faktor (F VIII C)
Molekulargewicht	Groß, hoher Aggregationszustand (Untereinheit ca. 250000 Dalton, Aggregate bis 20000000 Dalton)	Relativ gering
Vererbung	Autosomal	Geschlechtsgebunden (X-Chromosom)
Syntheseort	Vaskuläres Endothel, Megakaryozyten	Unbekannt
Physiologische Funktion	Beteiligt an Thrombozytenadhäsion, Strukturkomponente des Subendothels	Bestimmend für koagulative Potenz des Gerinnungsfaktors VIII

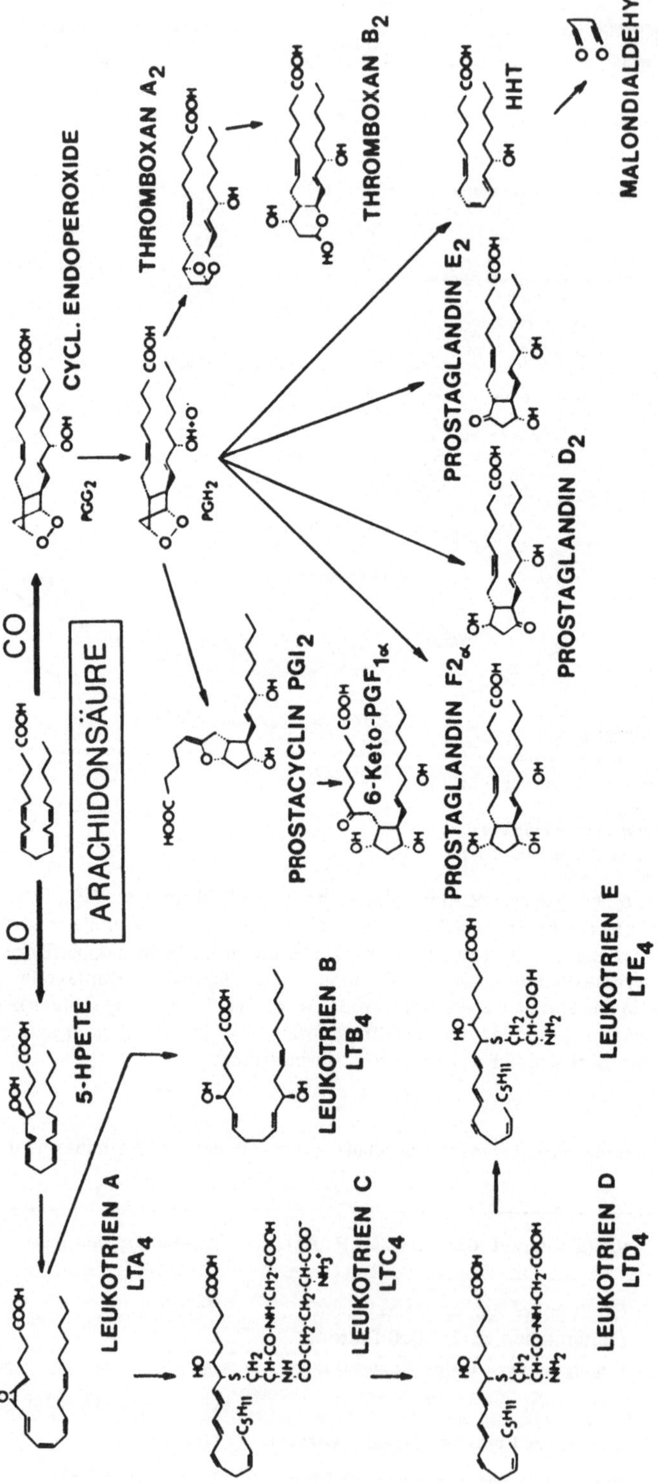

Abb. 6. Stoffwechsel der Arachidonsäure. *LO* Lipoxygenase, *CO* Cyclooxygenase

teresse, daß der v. Willebrand-Faktor (F VIII R : Ag) bei schweren Blutungen unter der Wirkung der systemisch anfallenden Katecholamine [87, 113] und des Vasopressins [132] vermehrt luminal aus dem vaskulären Endothel in die Blutbahn sezerniert wird.

Hemmung des Gerinnungsablaufs und der Thrombozytenaggregation im intakten Gefäßbett. Die intakte, funktionell aktive Glykokalyx der luminalen Endotheloberfläche enthält eine ganze Reihe von Proteoglykanen und Glykoproteinen, die alle kovalent mit der Plasmamembran verknüpft sind und daher lokal hochkonzentriert vorliegen: Heparan, Dermatansulfat, α_2-Makroglobulin, Antithrombin III, Antithrombin-III-Kofaktor und Protein C [5, 6, 12, 30, 36, 127, 134]. Bei allen diesen Verbindungen handelt es sich um stark wirksame antikoagulative Proteaseinhibitoren, so daß die Gerinnungsaktivität des Plasmas auf das zur Abdichtung des Gefäßsystems notwendige und physiologische Minimum beschränkt wird.

Der Kontakt von Thrombozyten mit der gesunden Intimaoberfläche wird wahrscheinlich schon aufgrund des stark negativen Ladungsschilds der endothelialen Glykokalyx erschwert [56]. Zusätzlich verfügt das Endothel im Rahmen seines Adeninnukleotid- und Arachidonsäurestoffwechsels noch über die Fähigkeit, 2 lösliche, besonders antithrombogene Stoffwechselprodukte in das Plasma abzugeben: Adenosin, das dephosphorylierte Abbauprodukt der Adeninnukleotide, wird zumindest von Koronarendothelzellen schon unter physiologischen Bedingungen ständig abgegeben [148]. Die freigesetzten Mengen (3 pmol/min · mg Endothelgewebe) könnten in unmittelbarer Umgebung der Endotheloberfläche zu einer wirksamen Herabsetzung der Thrombozytenaggregationstendenz führen. Prostacyclin PGI_2 entstammt dem Arachidonsäurestoffwechsel des Endothels (Abb. 6), der in letzter Zeit v. a. auch im Zusammenhang mit pathobiologischen Prozessen besonderes Interesse gefunden hat (s. S. 21). Im Gegensatz zu den Thrombozyten, die unter bestimmten Bedingungen v. a. das stark aggregationsfördernde Thromboxan TXA_2 synthetisieren [97], läuft in der Endothelzelle nach heutiger Erkenntnis bevorzugt die Prostacyclinsynthese ab [91, 129, 213]. Ob es allerdings schon unter physiologischen Bedingungen zu einer kontinuierlichen Freisetzung dieser Verbindung kommt, ist noch stark umstritten [104, 138, 139]. In diesem Zusammenhang ist interessant, daß Endothelzellen PGI_2 nur langsam aus Arachidonsäure synthetisieren, sehr rasch aber aus Prostaglandinendoperoxiden [29], die v. a. aus aktivierten Thrombozyten in größerer Menge freigesetzt werden. Solche Beobachtungen, wie auch die Erfahrung, daß Thrombin die PGI_2-Synthese stark stimuliert [214], legen den Schluß nahe, daß es in vivo v. a. dann zu einem starken Anstieg der PGI_2-Synthese kommen könnte, wenn unter bereits pathophysiologischen Bedingungen eine enge räumliche Kooperation zwischen Plättchen und Endothelzellen besteht [133] – etwa nach einer vorangegangenen Plättchenadhäsion an Teile der Intima [104] mit eingehender, lokaler Aktivierung des Gerinnungssystems.

Aktivierung der Fibrinolyse. Auch das Fibrinolysesystem wird durch Aktivitäten des vaskulären Endothels beeinflußt. So ist die durch kontinuierliche Freisetzung von Plasminogenaktivatoren aus dem Endothel [3, 125] stimulierte Fibrinolyse gewissermaßen der Gegenspieler zur basalen Gerinnungsaktivität des Plasmas, die schon unter physiologischen Bedingungen nachweisbar ist. Funktionell durchaus sinnvoll, kommt es bei vermehrter Katecholamin- und Vasopressinausschüttung in den Blutkreislauf neben der bereits erwähnten Erhöhung von F VIII R : Ag auch zu einer Erhöhung der Plasminogenaktivatorkonzentration im Plasma [87, 113], so daß die unter diesen Bedingungen insgesamt erhöhte Plättchenaggregationstendenz und das gesteigerte Gerinnungspotential ausgeglichen wird.

Beteiligung an der Blutfluß- und Blutdruckregulation

Schon seit einigen Jahren ist bekannt, daß sich das vaskuläre Endothel in vielen seiner Provinzen, v. a. aber in der Lunge, durch große Ektoaktivitäten des Angiotensin-converting-Enzyms auszeichnet [177, 179]. Bekanntlich handelt es sich bei dem Produkt dieses Enzyms, Angiotensin II, um ein besonders stark blutdrucksteigerndes Peptid [176]. Gleichzeitig wurde durch Untersuchungen an Endothelzellen aus unterschiedlichen vaskulären Provinzen deutlich, daß zahlreiche vasodilatierende Substanzen wie Adenosin [148, 160], Noradrenalin [110], Prostaglandine [1, 104] und Serotonin [202] rasch und vollständig in die Zelle aufgenommen und metabolisiert werden bzw. wie Bradykinin, ATP, ADP und AMP bereits an der Außenfläche der Zellen durch Ektoenzyme abgebaut werden [64, 126, 148, 59]. So könnte der Eindruck entstehen, daß das Endothel durch Abschirmung exogen anfallender vasodilatierender Substanzen und durch die Produktion von Angiotensin II auf eine Erhöhung des Tonus der glatten Gefäßmuskulatur hinwirkt.

Neuere Untersuchungen an großen Blutgefäßen, von Furchgott begonnen [80], haben aber gezeigt, daß die vasodilatierende Wirkung einer ganzen Reihe von Substanzen wie Acetylcholin, ATP, Substanz P, Bradykinin, Histamin, Thrombin und Kalziumionophor A 23187 nicht durch direkte Einwirkung dieser Substanzen auf die Myozyten zustande kommt, sondern offenbar sekundär durch eine endotheliale, vermutlich basal wirkende Mediatorsubstanz vermittelt wird [39, 40, 60, 61, 81, 84, 85, 86, 122, 207, 219]. So gesehen kann eine Vasodilatation also durchaus in Gang kommen, auch wenn die induzierende Substanz nach kurzzeitigem Kontakt mit ihrem Rezeptor rasch metabolisiert wird. Da durch weitgehend spezifische Hemmstoffe der Lipoxygenasereaktion, nicht aber durch Inhibitoren der Prostaglandinsynthese die beobachtete Vasodilatation jeweils rückgängig gemacht werden konnte, könnte es sich bei der Mediatorsubstanz um ein lipoxygenaseabhängiges Prostanoid handeln [83] (Leukotriene selbst scheiden vermutlich aus, da alle bisher bekannten Vertreter dieser Stoffklasse eine ausschließlich vasokonstriktorische Wirkung entfalten).

Aufgrund solcher Erkenntnisse erscheint es verlockend, das in Abb. 7 gezeigte, noch hypothetische Reaktionsschema vorzuschlagen. Eine Fülle von luminal zunächst über spezifische Rezeptoren gebundenen vasoaktiven Substanzen („Agonisten") führt in der Zelle über eine gemeinsame Signalendstrecke zur basalen Freisetzung ein- und derselben Mediatorsubstanz „EDRF" („endothelium derived relaxing factor") [83]. Nach Ablösung der Agonisten kommt es durch den intra- bzw. extrazellulären Metabolismus der Endothelzelle zur Inaktivierung dieser Substanzen – in Abb. 7 ist die Inaktivierung durch ein spezielles Ektoenzym dargestellt. So wird im Endeffekt erreicht, daß das Endothel immer wieder luminal auf den Kontakt mit neuen Molekülen der vasoaktiven Substanzen reagieren kann, synchron ein eindeutiges basales Relaxationssignal an die Gefäßmuskulatur übermittelt und seine „Transmitterfunktion" einstellt, wenn die luminal angebotene gefäßwirksame Substanz verschwindet.

Katabolismus der Lipoproteine

Alle Fette sind hydrophober Natur und werden deshalb im Plasma nur durch Bindung an Proteine transportiert, die die Lösungsvermittlung zur umgebenden wäßrigen Phase herstellen. Die Freisetzung der einzelnen Fettmoleküle aus ihrer Transportform erfolgt unter Einwirkung des Enzyms Lipoproteinlipase, das von vielen Parenchymgeweben [196, 199, 200], wahrscheinlich aber nicht vom vaskulären Endothel [202], gebildet werden kann. Trotzdem findet sich das Enzym im Körper fast ausschließlich auf der luminalen Oberfläche des vasku-

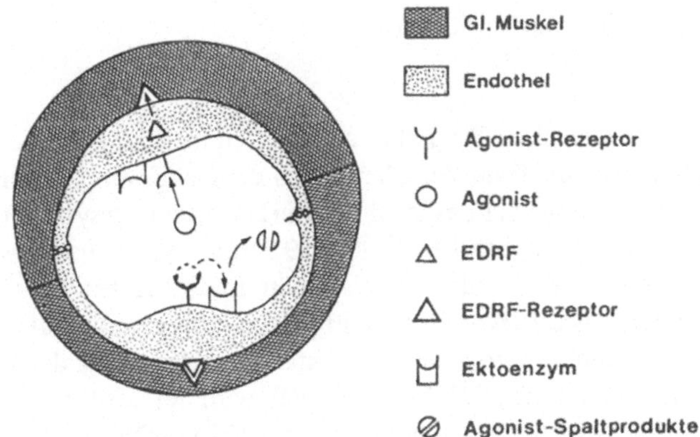

Abb. 7. Hypothetische Wirkungsweise verschiedener vasoaktiver Verbindungen (Agonisten). Kontakt eines Agonisten mit einem entsprechenden, luminalen Endothelrezeptor führt zur basalen Freisetzung von EDRF, einer sehr instabilen Verbindung (dargestellt im *oberen Teil* des Gefäßquerschnitts). EDRF entfaltet seine gefäßrelaxierende Wirkung über einen entsprechenden Rezeptor der glatten Muskulatur. Ablösung des Agonisten vom luminalen Endothelrezeptor (dargestellt im *unteren Teil* des Gefäßquerschnitts) führt zu seiner Inaktivierung durch ein Ektoenzym (bzw., in der Abbildung nicht dargestellt, nach Aufnahme in die Zelle zur intrazellulären Inaktivierung). Das basale Relaxationssignal wird durch spontanen Zerfall des EDRF wieder aufgehoben

lären Endothels bzw. in dessen Basalmembran [202, 203]. Wie es vom Interstitium dorthin transportiert wird, ist noch weitgehend ungeklärt.

Die aus diesen Beobachtungen abgeleitete Vermutung, daß das Endothel nach enger Assoziation mit der Lipoproteinlipase zu einem Grenzflächenkatalysator für die Versorgung der Parenchymgewebe mit Fetten wird, läßt sich heute durch mehrere Untersuchungen stützen:

a) Die Neutralfette der Chylomikronen verschwinden aus dem Plasma viel rascher als die Proteinreststrukturen [53, 187].
b) Die Aktivität der endothelgebundenen Lipase und die Konzentration der Neutralfette im Plasma sind eng korreliert [216].
c) Histochemische Untersuchungen haben eindeutig die Bindung von Chylomikronen an das Endothel nachgewiesen [19, 190].
d) Mit Hilfe spezifischer Antikörper gegen das hochgereinigte Enzym läßt sich die Lipoproteinlipase sowohl in vivo als auch in isolierten Organen hemmen [121] – und die Antikörper sind anschließend v. a. auf der luminalen Oberfläche der Endothelzellen [35] nachweisbar.

Pathobiologie der Endothelzelle im Rahmen verschiedener Krankheitsprozesse

Auf der Grundlage der vorausgehend geschilderten Erkenntnisse kann versucht werden, bestimmte pathobiologische Prozesse auf Änderungen typischer Endotheleigenschaften zurückzuführen. Dabei ist allerdings zu beachten, daß viele unserer augenblicklichen Vorstellungen über Funktionen des Endothels auf Untersuchungen an Zellkulturen basieren. Die Übertragbarkeit der dabei erhaltenen Resultate auf die physiologische bzw. pathophysiologische Situation des Endothels in vivo ist in vieler Hinsicht noch nicht experimentell abgesichert.

Hämostatische Dysfunktionen

Thrombose

Die Bildung eines Thrombus setzt in den meisten Fällen zunächst voraus, daß aggregierende Plättchen eine feste Verankerung an der Gefäßwand finden – ein Prozeß, der rasch durch Fibrinbildung über das lokal aktivierte Gerinnungssystem unterstützt werden kann. Moncada u. Vane haben postuliert [138, 139], daß physiologischerweise die ständige Bildung und Sekretion von PGI_2 durch das vaskuläre Endothel den Wandkontakt der Thrombozyten verhindert. Dieser Hypothese steht jedoch entgegen, daß die Antithrombogenität des Endothels in vivo und in vitro auch bei vollständiger Hemmung der PGI_2-Synthese mit Indometacin erhalten bleibt [53, 59]. Offensichtlich wird der antithrombogene Charakter des Endothels also ganz entscheidend schon durch andere Eigenschaften geprägt, zu denen v. a. die thrombozytenabweisende luminale Glykokalyx und die – wie eigene Versuche zeigten – stetige Freisetzung von thrombozytenhemmendem Adenosin gehören [148]. Jeder Versuch, eine stabile Thrombusbildung an der Gefäßwand zu erklären, muß daher entweder von einer funktionellen Schädigung oder kompletten Ablösung des Endothels ausgehen.

Auslösende Noxen für Endothelschäden können vielfältiger Natur sein, z. B. ausgedehnte Anoxie [141], immunologische Einflüsse [119, 178, 183], Inhaltsstoffe von Thrombozyten [116, 145], Hypercholesterinämie [172, 203], Homozystein [99], Gallensäuren [96], Bakterienendotoxine [68], Viren [31], Strahleneinwirkung [58], Schadstoffe aus Zigarettenrauch [2]. In der Folge von Endothelschädigungen ergibt sich dann eine Freisetzung von Thromboplastin [137] und Faktor XII aktivierenden proteolytischen Enzymen (Kininogen), so daß es zur Aktivierung beider Gerinnungssysteme kommt. Da Endothelzellen über hohe zelluläre Spiegel von ADP verfügen [148, 149], wird gleichzeitig auch die Thrombozytenaggregation stimuliert, in deren Verlauf ADP und TXA_2 aus den Thrombozyten selbst immer weitere Plättchen zur Aggregation anregen [97].

Wie bereits im vorangegangenen Kapitel erläutert wurde (s. S. 15), führt auch eine totale Ablösung von Endothel mit Freilegung speziell der tieferen Schichten des Subendothels zu einer raschen, kollageninduzierten Thrombozytenaggregation. Ebenso wird der Faktor XII an der neu entstandenen Grenzfläche und mit ihm das intrinsische Gerinnungssystem aktiviert. Die Folge ist, daß es auch in diesem Fall letztlich zur Bildung eines sich fest verankernden Thrombus kommt.

Das stromabwärts gerichtete Wachstum des Thrombus hängt – neben den herrschenden Strömungsbedingungen – v. a. davon ab, in welchem Ausmaß protektive Mechanismen der Gefäßwand diesem Prozeß entgegenwirken können. Hierzu gehört sicherlich die drastisch durch Thrombin induzierbare Steigerung der PGI_2-Synthese im stromabwärts gelegenen Endothel [214]. Unabhängig davon wird ADP durch ein äußerst wirksames Ektonukleotidasesystem der luminalen Endotheloberfläche schnell abgebaut [126, 148, 159].

v. Willebrand-Krankheit

Diese autosomal vererbliche Krankheit des Endothelgewebes zeichnet sich dadurch aus, daß neben einer starken Beeinträchtigung des Blutgerinnungssystems („Intrinsicsystem") zusätzlich noch eine verlängerte Blutungszeit beobachtet wird. Diese Befunde lassen sich heute aufgrund der Quartärstruktur des aus 2 Untereinheiten bestehenden Gerinnungsfaktors VIII [89] genauer erklären. In Tabelle 3 sind einige wesentliche Eigenschaften der beiden Untereinheiten einander gegenübergestellt. Die kleinere Untereinheit – der „hämophile Faktor" oder „Faktor VIII C" – prägt den Charakter des Gesamtmoleküls als eine der Proteasen des intrinsischen Systems, ist aber für sich allein nicht wirksam. Der Faktor VIII C wird unter Kontrolle des X-Chromosoms synthetisiert und fehlt oder ist funktionell nicht aktiv bei der klassischen Hämophilie A. Sein Bildungsort ist noch unbekannt.

Im Gegensatz dazu weiß man heute, daß die zweite, hochaggregiert vorliegende Untereinheit – „Faktor VIII R : Ag“ – im vaskulären Endothel [21, 106, 109, 115, 210, 217] synthetisiert wird und auch in Megakaryozyten [146] und Thrombozyten vorhanden ist. Dieser Anteil des Faktor-VIII-Gesamtmoleküls spielt per se schon eine wichtige Rolle bei der Adhäsion der Thrombozyten an Wandstrukturen (s. S. 16) und fehlt oder ist funktionell nicht aktiv bei der v. Willebrand-Krankheit. So erklärt sich die bei dieser Krankheit verlängerte *Blutungszeit*.

Da erst die Zusammenlagerung von jeweils funktionsfähigem F VIII C und F VIII R : Ag im Plasma die Aktivierung des Gerinnungsfaktors VIII durch Thrombin erlaubt [111], wird verständlich, daß bei der v. Willebrand-Krankheit auch die *Blutgerinnungszeit* drastisch verlängert ist.

Sutton-Rendu-Osler-Weber-Syndrom

Zum Symptomenkomplex dieser Krankheit gehört, daß sowohl Kapillaren und Arteriolen [154] als auch größere Arterien und Venen [18] oft extrem dilatiert sind und häufig Aneurysmen aufweisen. Diese Erscheinungen sind durch eine Schwäche des Wandbaus, speziell des subendothelialen Gewebes, bedingt, die auf eine gestörte basale Glykoproteinsynthesekapazität des Endothels zurückgeführt werden muß (vgl. S. 15).

Arteriosklerose

Eine Schädigung der Endothelbarriere wird schon seit Virchow [5] als primäre Ursache für arteriosklerotische Prozesse angesehen. Die morphologischen Symptome dieser polyätiologischen Erkrankung – primäre Intimaödeme, fortschreitende glasige Plaques, Wucherungen der glatten Muskulatur der Media, lipoide Dystrophien und schließlich Nekrosen von Teilen der Arterienwand – sollen dann sekundär induziert werden durch Bestandteile des Plasmas, die die normalerweise sehr dichte Endothelabdeckung der Arterienwand unter diesen Bedingungen immer leichter überschreiten können. Eine besonders schädliche Rolle wird hier seit einiger Zeit schon den VLDL-Lipoproteinen bzw. dem Cholesterin zugeschrieben, weil diese Verbindungen zu einer starken Proliferation glatter Muskelzellen in Kultur führten [168].

Drei wichtige Entdeckungen im vergangenen Jahrzehnt haben diese Anschauungen wesentlich erweitert und zu einem konkreten molekularen Modell der Arterioskleroseentstehung geführt: Im Jahre 1974 entdeckten Ross et al. den Thrombozytenwachstumsfaktor [170, 171, 173], der ein starkes Mitogen für die glatte Gefäßmuskulatur darstellt; 1976 folgerten Gryglewski et al. auf Grund ausgedehnter Studien, daß Peroxidationsprodukte und Radikale aus dem Fettsäurestoffwechsel fettig degenerierter Zonen die PGI_2-Synthese der Gefäßwand unterdrücken können [95]; 1978 gelang schließlich durch D'Angelo et al. der Nachweis, daß arteriosklerotische Plaques tatsächlich nicht mehr PGI_2 bilden können [55]. So rücken die im Bereich einer arteriosklerotischen Läsion stets nachweisbaren Thrombozytenaggregate immer mehr in das Zentrum des pathobiochemischen Interesses. Da die thrombozytäre Synthese von TXA_2 im Gegensatz zur endothelialen PGI_2-Bildung durch Fettsäureoxidationsprodukte nicht beeinflußt wird [104], findet eine ständige Anlagerung neuer Plättchen im Bereich der arteriosklerotischen Läsion statt, die dann mit ihrem Wachstumsfaktor immer weiter die Wucherung der Muskulatur anregen.

Daß die Größenzunahme der Plaques tatsächlich v. a. auf der Grundlage einer gestörten Balance zwischen TXA_2 und PGI_2 vonstatten geht, wird neuerdings auch durch epidemiologische Studien an Eskimos wahrscheinlich. Diese Bevölkerungsgruppe weist eine sehr geringe Rate koronarer Verschlußkrankheiten auf, die nicht durch genetische, sondern Ernährungsfaktoren bedingt ist [8, 66]. Eine genauere Untersuchung des Arachidonsäurestoffwechsels [65, 67] hat ergeben, daß sich die fischreiche Nahrung der Eskimos v. a. auch durch hohe Konzentrationen von Eikosapentaensäure (EPA) auszeichnet, die sich von der Arachidonsäure nur durch eine weitere Doppelbindung unterscheidet. Diese Verbindung wird durch Blutplättchen zu Thromboxan TXA_3 und vom Endothel zu Prostacyclin PGI_3 umgebaut. Weil letzteres ähnlich wie PGI_2 die Thrombozytenaggregation hemmt, TXA_3 dagegen keinen Stimulus für die Thrombozytenaggregation mehr darstellt, begründet sich für diese Bevölkerungsgruppe wahrscheinlich die beobachtete geringe Inzidenz arteriosklerotischer Krankheitsformen. In Übereinstimmung mit solchen Befunden steht auch die Beobachtung, daß sich die Eskimos durch eine auffallend lange Blutungszeit auszeichnen.

Es soll noch erwähnt werden, daß sich neben diesen Vorstellungen, die arteriosklerotische Veränderungen der Gefäßwand initial auf eine Verletzung der Endothelbarriere zurückführen, nach wie vor auch die Hypothese hält, daß die atheromatöse Veränderung der Gefäße durch Wucherung von glatten Muskelzellen monoklonalen Ursprungs bedingt sei und somit in die Nähe von Neoplasmen gerückt werden müßte. Diese Auffassung stützt sich v. a. auf Beobachtungen von Beneditt u. Pearson [15, 161], die durch Untersuchungen der Verteilung von G6PD-Isoenzymen in der arteriosklerotischen Aortenwand nachweisen konnten, daß die Plaquebereiche nur einen Genotypus dieses Enzyms aufweisen, während in den gesunden Wandanteilen immer das Gemisch aller Isoenzyme vorliegt. Falls eine zelluläre Mutation tatsächlich den einleitenden Schritt zur Arteriosklerose darstellt, könnten allerdings erst die Prozesse nach einer Endothelverletzung dazu beitragen, daß die alterierte Zelle ihre Proliferationstendenz tatsächlich realisieren kann. Insofern wären beide pathomechanistischen Konzepte im Endeffekt durchaus miteinander vereinbar [204].

Entzündliche vaskuläre Prozesse

Zu den wichtigsten Mediatoren akuter Entzündungsprozesse [155] gehören die anaphylaktischen Peptide C3a, C4a und C5a aus dem Komplementsystem, Histamin und Serotonin, Bradykinin sowie die erst seit kurzer Zeit strukturell und funktionell aufgeklärten Leukotriene (Abb. 6). Eine durch verschiedene Leukozytenarten oder die Blutplättchen bedingte Freisetzung dieser verschiedenen Stoffe führt zu den bereits seit Celsus (30–50 nach Christus) bekannten klinischen Zeichen einer akuten Entzündung: Calor, Rubor, Tumor, Dolor. Alle 4 Symptome werden nach heutiger Kenntnis wesentlich durch das vaskuläre Endothel des Mikrozirkulationssystems mitgeprägt.

Calor und Rubor ergeben sich durch die stark gesteigerte Durchblutung in der Umgebung eines Entzündungsherds. Hierbei spielt die massive Freisetzung von Histamin aus Mastzellen eine ursächliche Rolle. Wie erst seit den Untersuchungen von Cherry und Chand [37, 39, 40] bekannt ist, kommt es außerdem auch unter dem Einfluß von Bradykinin zur Freisetzung einer endothelialen Mediatorsubstanz, die stark gefäßdilatierend und damit durchblutungsfördernd wirkt. Diese Zusammenhänge wurden bereits ausführlicher besprochen (s. S. 20).

Die „Tumor“-Bildung ist in diesem Zusammenhang Ausdruck einer Ödementstehung. Wie bei der Beschreibung allgemeiner Eigenschaften des Endothels (s. S. 13) erläutert worden ist, besteht speziell im venösen Teil des Kreislaufs nur ein loser Kontakt zwischen den einzelnen Endothelzellen. In-vivo-Beobachtungen am Mikrozirkulationssystem der Hamsterbackentasche [54] machen deutlich, daß das Endothel der postkapillären Venolen die durchlässigste Stelle des Kreislaufs ist. Insbesondere unter dem Einfluß geringster Konzentrationen (0,5–3 nmol) der Leukotriene LTC_4, LTD_4 und LTE_4 (zur Bildung dieser Stoffe aus Arachidonsäure s. Abb. 6) kommt es im Venolenbereich zu einer massiven Plasmaexsudation, bei der auch hochmolekulare Proteine in das Interstitium geschwemmt werden [185].

Andere Leukotriene – vom Typ LTB_4 – führen im Tierexperiment unmittelbar nach Applikation in ein Mikrozirkulationssystem zur Randomisierung von Leukozyten, die dann speziell wieder im Venolengebiet Wandhaftung am Endothel bekommen und anschließend durch die weit geöffneten Interzellularspalten in das Interstitium emigrieren [185].

Dolor schließlich wird hervorgerufen durch die meisten der genannten Entzündungsmediatoren, die aufgrund der erhöhten Gefäßpermeabilität rasch auch an sensible Nervenendigungen im umgebenden Gewebe gelangen können.

Diese in aller Kürze umrissenen pathobiochemischen Reaktionsmechanismen liegen ganz allgemein den meisten entzündlichen Gefäßkrankheiten zugrunde, die sich im einzelnen dann dadurch unterscheiden, welcher Stimulus jeweils die auslösende Ursache für die Bildung der Entzündungsmediatoren ist, in welchem Organbereich sich die Entzündung abspielt und welche Zellarten am entzündlichen Geschehen beteiligt sind. Als Beispiele seien hier akute bakterielle Entzündungen und zahlreiche immunologische Prozesse genannt; bei ersteren handelt es sich in erster Linie um verschiedene Endotoxine und Peptide, bei letzteren meist um Leukotriene und Komplementfaktoren.

Spezifisch gegen das Endothelgewebe gerichtete Antikörper sind die primäre Ursache von Entzündungserscheinungen, die unter dem Krankheitsbild des Morbus Schönlein-Henoch [154] zusammengefaßt werden. Vaskuläre entzündliche Reaktionen wurden auch seit den ersten Organtransplantationen am Menschen als wichtigste Ursache einer späteren Transplantatabstoßung erkannt [112, 175].

Vaskuläre Neoplasien und Metastasen

Das Endothelgewebe kann der Ausgang für gutartige und bösartige Tumoren sein. Diese Krankheiten lassen sich auf eine gestörte Kontaktinhibition bestimmter Endothelklone zurückführen, die im Gegensatz zur normalen vaskulären Endothelzelle dann ein mehrschichtiges Wachstum beginnen.

Das gutartige Hämangioendotheliom kommt meist in der Haut und dem subkutanen Gewebe von Kindern vor, findet sich aber auch bei Erwachsenen und kann prinzipiell in jedem Organbereich vorkommen [49].

Das bösartige Hämangiosarkom ist ein relativ seltener Tumor großer Variabilität und kommt meist im Knochen, in Muskeln, Leber, subkutanen Geweben und im Retroperitoneum vor [49]. Kürzlich wurden einige dieser Sarkome in der Leber von Industriearbeitern nachgewiesen, die Dämpfen von Vinylchlorid ausgesetzt waren [69].

Neben der Bildung eigener Tumorknoten spielt das Endothel aber wesentlich häufiger eine wichtige Rolle bei der metastatischen Ausbreitung von Tumoren anderer Gewebeherkunft.

Die intensive Forschung auf diesem Gebiet unterscheidet dabei 3 Teilprozesse:

1. Durchbruch von Tumorzellen in Blut- oder Lymphgefäße,
2. Verschleppung von Tumorzellemboli durch das Blut und ihr Abfangen durch kleinere Gefäße,
3. Invasion der Tumorzellen in die Gefäßwand mit späterem Durchbruch in die Umgebung des betroffenen Gefäßes [71, 220].

Trotz intensiver Bemühungen ist die Aufklärung der beteiligten pathobiochemischen Mechanismen, v. a. auch hinsichtlich der kausalen Rolle des Endothels, noch nicht sehr weit vorangeschritten. Die Forschung konzentriert sich z. Z. auf die Beteiligung des fibrinolytischen Systems [42, 44], auf Mechanismen der Verankerung von Tumorzellen an die Endotheloberfläche und die Empfänglichkeit des Endothels für tumorabgeleitete Angiogenesefaktoren, durch die fortlaufend eine Neukapillarisierung des wachsenden Tumorgewebes erzwungen wird [76]. Speziell im Zusammenhang mit der Leukotrienforschung [185] erhebt sich natürlich die noch offene Frage, ob LTB-Leukotriene nicht nur die Leukozyten-, sondern auch die Krebszelladhäsion an die vaskuläre Endothelzelle fördern und ob die Endothelzelle unter bestimmten Umständen möglicherweise selbst derartige Leukotriene synthetisiert.

Zirkulatorische Störungen

Es ist noch zu früh, die physiologische Bedeutung der bisher nur an großen Arterien und Venen untersuchten, endothelbedingten und prostaglandinunabhängigen Gefäßdilatation (s. S. 20) zu bewerten. Bevor ein solcher Versuch unternommen werden kann, muß erst noch nachgewiesen werden, ob auch das Endothel der Arteriolen zur Synthese einer die glatte Gefäßmuskulatur relaxierenden Substanz befähigt ist. Falls sich dies nachweisen ließe, käme diesem Endothelterritorium allerdings eine wichtige physiologische Rolle bei der Regulation der Blutverteilung für die einzelnen Organe zu. Schon lassen sich hierzu einige pathophysiologische Betrachtungen in der Literatur finden, die naturgemäß noch spekulativ sind. So wurde vermutet, daß bei einer Schädigung des Lungenendothels die durch kleine Acetylcholin- und Bradykininmengen ständig induzierte physiologische Freisetzung des vasodilatierenden Endothelmediators ausbleiben könnte und daß der unter solchen Bedingungen dann erhöhte Gefäßwiderstand der Lungenstrombahn einen gefährlichen Lungenhochdruck und Lungenödeme bedingen würde [37]. In eine ähnliche Richtung weisen auch Überlegungen, die eine veränderte Reagibilität endothelgeschädigter Koronargefäße gegenüber Thrombin für die Entwicklung von Koronarspasmen verantwortlich machen [122].

Literatur

1. Armstrong JM, Dusting GJ, Moncada S, Vane JR (1978) Cardiovascular actions of prostacyclin (PGI_2), a metabolite of arachidonic acid which is synthesized by blood vessels, part II. Circ Res 1:112–119
2. Asmussen I, Kjeldsen K (1975) Intimal ultrastructure of human umbilical arteries. Observations on arteries from newborn children of smoking and nonsmoking mothers. Circ Res 36:579–589
3. Astrup T (1978) Fibrinolysis: An overview. In: Davidson JF, Rowan RM, Samama MM, Desnoyers PC (eds) Progress in chemical fibrinolysis and thrombolysis. Raven, New York, p 1
4. Auerbach L (1864) Über Lymph- und Blutgefäße. Virchows Arch Pathol Anat 33:340–394

5. Ausprunk DH, Bondreau CL, Nelson BA (1981) Proteoglycans in the microvasculature I: Histochemical localisation in microvessels of the rabbit eye. Am J Pathol 103:353–366
6. Ausprunk DH, Bondreau CL, Nelson BA (1981) Proteoglycans in the microvasculature II: Histochemical localisation in proliferating capillaries of the rabbit cornea. Am J Pathol 103:367–375
7. Balleisen L, Gay S, Marx R, Kuhn K (1975) Comparative investigations of the influence of human and bovine collagen types I, II and III on the aggregation of human platelets. Klin Wochenschr 53:903–905
8. Bang HO, Dyerberg J, Hørne N (1976) The composition of food consumed by Greenland Eskimos. Acta Med Scand 192:85–94
9. Barnes MJ, Scott DM (1983) Glycoproteins secreted by the endothelium and their involvement in specific interactions at the subendothelium. In: Cryer A (ed) Biochemical interactions at the endothelium. Elsevier, New York Oxford, p 111
10. Barnes MJ, Morton LF, Levene CI (1978) Synthesis of interstitial collagens by pig aortic endothelial cells in culture. Biochem Biophys Res Commun 84:646–653
11. Barnes MJ, Bailey AJ, Gordon JL, MacIntyre (1980) Platelet aggregation by basement membrane-associated collagens. Thromb Res 18:375–388
12. Becker CG, Harpel PC (1976) α_2-macroglobulin on human vascular endothelium. J Exp Med 114:1–9
13. Becker CG, Murphy GE (1969) Demonstration of contractile protein in endothelium and cells of the heart valves, endothelium, intima, arteriosclerotic plaques, and Aschoff bodies of rheumatic heart disease. Am J Pathol 55:1–37
14. Becker GG, Hardy AM, Dubin T (1974) Contractile and relaxing proteins of smooth muscle, endothelial cells and platelets. In: Didsheim P, Shimamoio T, Yamaski II (eds) Platelets, thrombosis and inhibition. Schattauer, Stuttgart, p 25
15. Benditt EP, Benditt JM (1973) Evidence for a monoclonal origin of human atherosclerotic plaques. Proc Natl Acad Sci USA 70:1753–1756
16. Bennett AS, Luft JH, Hampton JC (1959) Morphological classification of vertebrate blood capillaries. Am J Physiol 196:381–390
17. Bertini F, Santolaya R (1970) A novel type of granules observed in blood endothelial cells and their relationship with blood pressure active factors. Experentia 26:522–523
18. Bird RM, Jaques WE (1959) Vascular lesions of hereditary hemorrhagic telangiectasia. N Engl J Med 260:597–599
19. Blanchette-Mackie EJ, Scour RO (1971) Sites of lipoprotein lipase activity in adipose tissue perfused with chylomicrons. Electron microscope cytochemical study. J Cell Biol 51:1–25
20. Bloom AL, Thomas DP (1981) Haemostasis and thrombosis. Livingstone, Edinburgh London Melbourne New York
21. Bloom AL, Giddings JC, Wilks CJ (1973) Factor VIII on the vascular intima: Possible importance in haemostasis and thrombosis. Natl N Biol 241:217–219
22. Blose SH, Meltzer DI (1981) Visualization of the 10-nm filament vimentin rings in vascular endothelial cells in situ. Close resemblance to vimentin cytoskeletons found in monolayers in vitro. Exp Cell Res 135:299–309
23. Branton D (1966) Fracture faces of frozen membranes. Proc Natl Acad Sci USA 55:1048–1056
24. Brendel K, Meezan E (1974) Isolated brain microvessels: A purified, metabolically active preparation from bovine cerebral cortex. Science 185:953–955
25. Bruns RR, Palade GE (1968) Studies on blood capillaries in muscle. J Cell Biol 37:244–276
26. Bundgaard M, Crone C, Frøkjaer-Jensen J (1979) Extreme rarity of transendothelial channels in frog mesenteric capillary (Abstract). J Physiol (Paris) 297:38
27. Bundgaard M, Frøkjaer-Jensen J, Crone C (1979) Endothelial plasmalemmal vesicles as elements in a system of branching invaginations from the cell surface. Proc Natl Acad Sci USA 76:6439–6442
28. Bundgaard M, Hagman P, Crone C (1983) The three-dimensional organization of plasmalemmal vesicular profiles in the endothelium of rat heart capillaries. Microvasc Res 25:358–368
29. Bunting S, Gryglewski R, Moncaca S, Vane JR (1976) Arterial walls generate from prostaglandin endoperoxides a substance (prostaglandin X) which relaxes strips of mesenteric and coeliac arteries and inhibits platelet aggregation. Prostaglandins 12:897–913
30. Buonassisi V, Colburn P (1982) Biological significance of heparan sulfate proteoglycans. In: Fishman AP (ed) Endothelium. New York Academy of Sciences, New York, p 76

31. Burch GE (1974) Viruses and arteriosclerosis. Am Heart J 87:407–412
32. Burri PH, Weibel ER (1968) Beeinflussung einer spezifischen cytoplasmatischen Organelle von Endothelzellen durch Adrenalin. Z Zellforsch Mikrosk Anat 88:426–440
33. Buss H, Schneider J, Hollweg HJ (1979) The endothelial surface of large beins of rabbit: Scanning electron microscopic observations. Pathol Res Pract 165:392–410
34. Caplan BA, Schwartz CJ (1973) Increased endothelial cell turnover in areas in vivo Evans Blue uptake in the pig aorta. Atherosclerosis 17:401–417
35. Chajek T, Stein O, Stein Y (1976) Interaction of concanavalin A with membrane-bound and soluble lipoprotein lipase of rat heart. Biochim Biophys Acta 431:507–518
36. Chan V, Chan TK (1979) Antithrombin III in fresh and cultured human endothelial cells: A natural anticoagulant from the vascular endothelium. Thromb Res 15:209–213
37. Chand N, Altura BM (1981) Acetylcholine and bradykinin relax intrapulmonary arteries by acting on endothelial cells: Role in lung vascular disease. Science 213:1376–1379
38. Chen AB, Amrani DL, Mosesson MN (1977) Heterogeneity of the cold-insoluble globulin (CO_g), a circulating cell surface protein. Biochim Biophys Acta 493:310–322
39. Cherry PD, Furchgott RF, Zawadzki JV (1981) The indirect nature of bradykinin relaxation of isolated arteries: Endothelial dependent and independent components (Abstract). Fed Proc 40:689
40. Cherry PD, Furchgott RF, Zawadzki JV, Jothianandan D (1982) The role of endothelial cells in the relaxation of isolated arteries by bradykinin. Proc Natl Acad Sci USA 79:2106–2110
41. Chesney CM, Harper E, Colman RW (1974) Human platelet collagenase. J Clin Invest 53:1647–1654
42. Chew EC, Wallace AC (1976) Demonstration of fibrin in early stages of experimental metastases. Cancer Res 36:1904–1909
43. Chohan P, Cryer A (1980) Lipoprotein lipase activity of rat cardiac muscle. Changes in the enzyme activity during incubations of isolated cardiac muscle cells in vitro. Biochem J 186:873–879
44. Cliffton EE, Grossi CE (1974) The rationale of anticoagulants in the treatment of cancer. J Med 5:107–113
45. Colman RW, Wong PY (1977) Participation of Hageman factor dependent pathways in human disease states. Thromb Haemost 38:751–775
46. Corkey RF, Corkey BE, Gimbrone MA (1981) Hexose transport in normal and SV 40-transformed human endothelial cells in culture J Cell Physiol 106:425–434
47. Cornhill JF, Levesque MJ, Herderick EE, Nerem RM, Kilman JM, Vasco JS (1980) Quantitative study of the rabbit aortic endothelium using vascular casts. Atherosclerosis 35:321–337
48. Crandall ED, O'Brasky JE (1978) Direct evidence of participation of rat lung carbonic anhydrase in CO_2 reactions. J Clin Invest 62:618–622
49. Crawford T (1977) Blood and lymphatic vessels. In: Anderson WAD, Kissane JM (eds) Pathology. Mosby, St. Louis, p 879
50. Cryer A (1983) Biochemical interactions at the endothelium. Elsevier, Amsterdam New York Oxford
51. Cryer A (1983) Lipoprotein lipase – endothelial interactions. In: Cryer A (ed) Biochemical interactions at the endothelium. Elsevier, New York Oxford, p 245
52. Cryer A, Chohan P, Smith JJ (1981) Effectors of lipoprotein lipase secretion from isolated cardiac muscle cells incubated in vitro. Life Sci 29:923–929
53. Czervionke RL, Hoak JC, Fry GL (1978) Effect of aspirin on thrombin-induced adherence of platelets to cultured cells from the blood vessel wall. J Clin Invest 62:847–856
54. Dahlen SE, Hedquist P, Hammarström S, Samuelsson B (1980) Leukotrienes are potent constrictors of human bronchi. Nature 288:484–486
55. D'Angelo V, Villa S, Mysliewies M (1978) Defective fibrinolytic and prostacyclin-like activity in human atheromatous plaques. Thromb Haemost 39:535–536
56. Danon D, Skutelsky E (1976) Endothelial surface charge and its possible relationship to thrombogenesis. Ann NY Acad Sci 275:47–63
57. DeClerck F, DeBrabander M, Weals H, Van de Velde V (1981) Direct evidence for contractile capacity of endothelial cells. Thromb Res 23:505–520
58. DeGowin RL, Lewis LJ, Hoak JC, Mueller AL, Gibson DP (1974) Radiosensitivity of human endothelial cells in culture. J Lab Clin Med 84:42–48

59. Dejana E, Cazenave JP, Groves HM, Kinlough-Rathborne RL, Richardson M, Packham MA, Mustard JF (1980) The effect of aspirin inhibition of PGO_2 production on platelet adherence to normal and damaged rabbit aortae. Thromb Res 17:453–464
60. DeMey JG, Vanhoutte PM (1981) Role of the intima in cholinergic and purinergic relaxation of isolated canine femoral arteries. J Physiol (Lond) 316:437–455
61. DeMey JG, Vanhoutte PM (1982) Heterogeneous behavior of canine arterial and venous wall. Circ Res 51:439–447
62. „gestrichen"
63. Dobrina A, Rossi F (1983) Metabolic properties of freshly isolated bovine endothelial cells. Biochim Biophys Acta 762:295–301
64. Dosne AM, Legrand C, Bauvois B, Bodevin E, Caen JP (1978) Comparative degradation of adenylnucleotides by cultured endothelial cells and fibroblasts. Biochem Biophys Res Commun 85:183–189
65. Dyerberg J, Bang HO (1979) Haemostatic function and platelet polyansaturated fatty acids in Eskimos. Lancet II:433–435
66. Dyerberg J, Bang HO, Hjørne N (1975) Fatty acid composition of the plasma lipids in Greenland Eskimos. Am J Clin Nutr 28:958–966
67. Dyerberg J, Bang HO, Stoffersen E, Moncada S, Vane JR (1978) Eicosapentaenoic acid and prevention of thrombosis and atherosclerosis. Lancet II:117–119
68. Evensen SA, Shepro D (1974) DNA synthesis in rat aortic endothelium: Effect of bacterial endotoxin and trauma. Microvasc Res 8:90–96
69. Falk H, Creech JL, Heath CW, Johnson MN, Key MM (1974) Hepatic disease among workers at a vinyl chloride polymerization plant. JAMA 230:59–63
70. Farquhar MG, Palade GE (1963) Junctional complexes in various epithelia. J Cell Biol 17:375–412
71. Fidler IJ (1975) Mechanisms of cancer invasion and metastatis. In: Becker FF (ed) Cancer: A comprehensive treatise, vol 4. Plenum, New York, p 101
72. Fielding CJ, Havel RJ (1977) Lipoprotein lipase. Arch Pathol Lab Med 101:225–229
73. Fishman AP (1982) Endothelium, a distributed organ of diverse capabilities. In: Fishman AP (ed) Endothelium. New York Academy of Sciences, New York, p 1
74. Florey L (1966) The endothelial cell. Br Med J II:487–490
75. Folkman J (1974) Tumor angiogenesis. Adv Cancer Res 19:331–358
76. Folkman J (1982) Angiogenesis: Initiation and control. In: Fishman AP (ed) Endothelium. New York Academy of Sciences, New York, p 212
77. Folkman J, Haudenschild C (1982) Angiogenesis in vitro: Implications for tumor biology. In: Nossel HL, Vogel HJ (eds) Pathobiology of the endothelial cell. Academic Press, New York, p 79
78. Folkman J, Haudenschild CC, Zetter BR (1979) Longterm culture of capillary endothelial cells. Proc Natl Acad Sci USA 76:5217–5221
79. Frøkjaer-Jensen J (1980) Three-dimensional organization of plasmalemmal vesicles in endothelial cells. An analysis by serial sectioning of frog mesenteric capillaries. J Ultrastruct Res 73:9–20
80. Furchgott RF (1981) The requirement for endothelial cells in the relaxation of arteries by acetylcholine and some other vasodilators. Trends Pharmacol Sci 2:173–176
81. Furchgott RF (1982) Acetylcholine and blood vessel relaxation: Complications and clarifications. In: Kalsner S (ed) Trends in autonomic pharmacology, vol 2. Urban & Schwarzenberg, München, p 497
82. Furchgott RF (1982) Endothelium-dependent inhibitory effects of acetylcholine, adenosine triphosphate, thrombin and arachidonic acid in the canine femoral artery. J Pharmacol Exp Ther 222:166–173
83. Furchgott RF (1983) Role of endothelium in response of vascular smooth muscle. Circ Res 53 53:557–573
84. Furchgott RF, Zawadzki JV (1980) Acetylcholine relaxes arterial smooth muscle by releasing a relaxing substance from endothelial cells (Abstract). Fed Proc 39:581
85. Furchgott RF, Zawadzki JV (1980) The obligatory role of endothelial cells in the relaxation of arterial smooth muscle by acetylcholine. Nature 288:373–376
86. Furchgott RF, Cherry PD, Zawadzki JV (1983) Endothelium-dependent relaxation of arteries by acetylcholine, bradykinin and other agents. In: Bevan JA, Fujiwara M, Maxwell RA, Mohri K, Shibata S, Toda N (eds) Vascular neuroeffector mechanisms: 4th International Symposium. Raven, New York, p 37

87. Gader AMA, Clarkson AR, Cash JD (1973) The plasminogen activator and coagulation factor VIII response to adrenaline, noradrenaline, isoprenaline and salbutamol in man. Thromb Res 2:9–15
88. Gaynor E (1971) Increased mitotic activity in rabbit endothelium after endotoxin: An autoradiographic study. Lab Invest 24:318–320
89. Giddings JC (1983) The control of intravascular blood coagulation and haemostasis at endothelial surfaces. In: Cryer A (ed) Biochemical interactions at the endothelium. Elsevier, Amsterdam New York Oxford, p 167
90. Gimbrone MA, Cotran RS, Folkman J (1974) Human vascular endothelial cells in culture. Growtz and DNA synthesis. J Cell Biol 60:673–684
91. Goehlert UG, Ng Ying Kin NMK, Wolfe LS (1981) Biosynthesis of prostacyclin in rat cerebral microvessels and the choroid plexus. J Neurochem 36:1192–1201
92. Goldstein GW, Wolinsky JS, Csejtey J, Diamond J (1975) Isolation of metabolically active capillaries from rat brain. J Neurochem 25:715–717
93. Gospodarowicz D, Greenburg G, Foidart J-M, Savion N (1981) The production and localisation of laminin in cultured vascular and corneal endothelial cells. J Cell Physiol 107:171–183
94. Greenhill NS, Stebhens WE (1981) Scanning electron-microscopic study of the anastomosed vein of arteriovenous fistulae. Arteriosclerosis 39:383–393
95. Gryglewski R, Bunting S, Moncada S, Flower RJ, Vane JR (1976) Arterial walls are protected against deposition of platelet thrombi by a substance (prostaglandin X) which then makes from prostaglandin encoperoxides. Prostaglandins 12:658–713
96. Gutstein WH, Parl F (1973) Ultrastructural changes of coronary artery endothelium associated with biliary obstruction in the rat. Am J Pathol 71:49–60
97. Hamberg M, Svensson J, Samuelson B (1975) Thromboxanes: A new group of biologically active compounds derived from prostaglandin endoperoxides. Proc Natl Acad Sci USA 72:2994–2998
98. Hammersen F (1980) Endothelial contractility – does it exist: Adv Microcirc 9:95–134
99. Harker LA, Ross R, Slichter SJ, Scott CR (1976) Homocysteine-induced arteriosclerosis. The role of endothelial cell injury and platelet response in its genesis. J Clin Invest 58:731–741
100. Hashimoto PH (1972) Intracellular channels as a route for protein passage in the capillary endothelium of shark brain. Am J Anat 134:41–58
101. Haudenschild CC, Cotran RS, Gimbrone MA Jr, Folkman J (1976) Fine structure of vascular endothelium in culture. J Ultrastruct Res 50:22–32
102. Heifetz A, Allen D (1982) Biosynthesis of cell surface sulphated glycoproteins by cultured vascular endothelial cells. Biochemistry 21:171–177
103. Henle J (1841) Allgemeine Anatomie. Lehre von den Mischungs- und Formbestandteilen des menschlichen Körpers. Voss, Leipzig
104. Higgs EA, Moncada S (1983) Platelet-endothelium interactions, thromboxanes and prostaglandin derivatives. In: Cryer A (ed) Biochemical interactions and the endothelium. Elsevier, New York Oxford, p 207
105. His W (1865) Die Häute und Höhlen des Körpers. Schweighauserische Universitätsbuchdruckerei, Basel
106. Holmberg L, Mannucci PM, Turesson I, Ruggeri ZM, Nilsson IM (1974) Factor VIII antigen in the vessel walls in von Willebrand's disease and haemophilia. Scand J Haematol 13:33–38
107. Howard BV (1977) Uptake of very low density lipoprotein triglyceride by bovine aortic endothelial cells in culture. J Lipid Res 18:561–571
108. Howard BV, Macarak EJ, Gunson D, Kefalides NA (1976) Characterization of the collagens synthesised by endothelial cells in culture. Proc Natl Acad Sci USA 73:2361–2364
109. Hoyer LN, Santos RP, Hoyer JR (1973) Antihemophilic factor antigen: Localisation in endothelial cells by immunofluorescent microscopy. J Clin Invest 52:2737–2744
110. Hughes J, Gillis CN, Bloom FN (1969) The uptake and disposition of DL-norepinephrine in perfused rat lung. J Pharmacol Exp Ther 169:237–248
111. Hultin MB, Nemerson Y (1978) Activation of factor X by factors IXa and VIII. A specific assay for factor IXa in the presence of thrombin-activated factor VIII. Blood 52:928–940
112. Hume DM, Merrill JP, Miller BF, Thorn GW (1955) Experiences with renal homotransplantation in the human: Report of nine cases. J Clin Invest 34:327–382

113. Ingram GIC, Jones RV, Hershgold EJ, Denson KWE, Perkins JR (1977) Factor VIII activity and antigen, platelet count and biochemical changes after adrenoreceptor stimulation. Br J Haematol 35:81–100
114. Jaffe EA, Mosher DF (1978) Synthesis of fibronectin by cultured human endothelial cells. J Exp Med 147:177–179
115. Jaffe EA, Nachman RL, Becker CG (1973) Culture of human endothelial cells derived from umbilical veins. Identification by morphologic and immunologic criteria. J Clin Invest 52:2745–2756
116. Jørgensen L, Hovig T, Rowsell HC, Mustard JF (1970) Adenosine diphosphate-induced platelet aggregation and vascular injury in swine and rabbits. Am J Pathol 61:161–176
117. Karnovsky MJ (1967) The ultrastructural basis of capillary permeability studied with peroxidase as a tracer. J Cell Biol 35:213–236
118. Kefalides NA (1973) Structure and biosynthesis of basement membranes. Int Rev Connect Tissue Res 6:63–104
119. Kniker WT, Cochrane CG (1968) The localization of circulating immune complexes in experimental serum sickness. The role of vasoactive amines and hydrodynamic forces. J Exp Med 127:119–135
120. Kölliker A (1855) Handbuch der Gewebelehre des Menschen. Engelmann, Leipzig
121. Kompiang IP, Bensadoun A, Young MWN (1976) Effect of an antilipoprotein lipase serum on plasma triglyceride removal. J Lipid Res 17:498–505
122. Ku D (1982) Coronary vascular reactivity after acute myocardial ischemia. Science 218:576–578
123. Lauwerynes JM, Baert J, DeLoecker W (1976) Fine filaments in lymphatic endothelial cells. J Cell Biol 68:163–167
124. Lazarides E (1980) Intermediate filaments as mechanical integrators of cellular space. Nature 283:249–256
125. Levin EG, Loskutoff DJ (1979) Comparative studies of the fibrinolytic activity of cultured vascular cells. Thromb Res 15:869–878
126. Lieberman GE, Lewis GP, Peters TJ (1977) A membrane-bound enzyme in rabbit aorta cysable of inhibiting adenosine-diphosphate-induced platelet aggregation. Lancet II:330–332
127. Lollar P, Owen WG (1980) Clearance of thrombin from circulation in rabbits by high-affinity binding sites on endothelium. Possible role in the inactivation of thrombin by antithrombin III. J Clin Invest 66:1222–1230
128. Loskutoff DJ, Gerna M (1982) An inhibitor in rabbit endothelial cells that recognizes urokinase-like but not tissue-type plasminogen activators. Haemostasis [Suppl 1] 11:48
129. MacIntyre DE, Pearson JD, Gordon JD (1978) Localisation and stimulation of prostacyclin production in vascular cells. Nature 271:549–551
130. Majno G, Joris I (1978) Endothelium 1977: A review. In: Chandler AB (ed) Advances in experimental medicine and biology. The thrombocytic process in artherogenesis. Plenum, New York, p 169
131. Majno G, Palade GE, Schoefl GI (1961) Studies on inflammation. II. The site of action of histamine and serotonin along the vascular tree: A topographic study. J Biophys Biochem Cytol 11:607–626
132. Mannucci PM, Ruggeri ZM, Pareti FI, Capitanio A (1977) 1-Deamino-8D-arginine-vasopressin: A new pharmacological approach to the management of haemophilia and von Willebrand's disease. Lancet I:869–872
133. Marcus AJ, Broekman MJ, Weksler BB, Jaffe EA, Safier LB, Ullman HL, Tack-Goldman K (1981) Interactions between stimulated platelets and endothelial cells in vitro. Philos Trans R Soc Lond Biol 294:343–353
134. Marlar RA, Griffin JH (1980) Deficiency of protein C inhibitor in combined factor V/VIII deficiency disease. J Clin Invest 66:1186–1189
135. Martin GM, Ogburn CE (1977) Cell, tissue, and organoid cultures of blood vessels. In: Rothblat GM, Cristofolo VJ (eds) Growth, nutrition, and metabolism of cells in culture, vol III. Academic Press, New York, p 1
136. Matsusaka T (1975) Tridimensional views of the relationship of pericytes to endothelial cells of capillaries in the human choroid and retina. J Electron Microsc (Tokyo) 24:13–18
137. Maynard JR, Dreyer BE, Stemerman MB, Pitlick FA (1977) Tissue-factor coagulant activity of cultured human endothelial and smooth muscle cells and fibroblasts. Blood 50:387–395
138. Moncada S, Vane JR (1978) Pharmacology and endogeneous roles of prostaglandin endoperoxides, thromboxane A_2, and prostacyclin. Pharmacol Rev 30:293–331

139. Moncada S, Gryglewski R, Bunting S, Vane JR (1976) An enzyme isolated from arteries transforms prostaglandin endoperoxides to an unstable substance that inhibits platelet aggregation. Nature 263:663–665
140. Moore A, Jaffe EA, Becker CC, Nachman RL (1977) Myosin in cultured human endothelial cells. Br J Haematol 35:71–79
141. Morrison AD, Orci L, Berwick L, Perrelet A, Winegrad AI (1977) The effects of anoxia on the morphology and composite metabolism of the intact aortic intima-media preparation. J Clin Invest 59:1027–1037
142. Mosher DF (1975) Cross linking of cold-insoluble globulin by fibrin stabilising factor. J Biol Chem 250:6614–6621
143. Murano G (1978) The Hageman connection. Interrelationships of blood coagulation fibrino(geno)-lysis, kinin generation and complement activation. Am J Haematol 4:409–417
144. Mustard JF, Perry DW, Kinlough-Rathborne RL, Packham MA (1975) Factors responsible for ADP-induced release reaction of human platelets. Am J Physiol 228:1757–1765
145. Nachman RL, Weksler B, Ferris B (1972) Characterization of human platelet vascular permeability-enhancing activity. J Clin Invest 51:549–556
146. Nachman RL, Levine R, Jaffe EA (1977) Synthesis of factor VIII antigen by cultured guinea pig megakaryocytes. J Clin Invest 60:914–921
147. Nees S (1983) Studien über den Stoffwechsel von Adeninnukleotiden und Adenosin in gezüchteten Endothelzellen aus Koronargefäßen. Habilitationsschrift, Ludwig Maximilians-Universität, München
148. Nees S, Gerlach E (1983) Adenine nucleotide and adenosine metabolism in cultured coronary endothelial cells: Formation and release of adenine compounds and possible functional implications. In: Berne RM, Rall TN, Rubio R (eds) Regulatory function of adenosine. Nijhoff, Boston The Hague Lancaster, p 347
149. Nees S, Willershausen-Zönnchen B, Gerbes AL, Gerlach E (1980) Studies on cultured coronary endothelial cells. Folia Angiol 28:64–68
150. Nees S, Gerbes AL, Gerlach E (1981) Isolation, identification and continuous culture of coronary endothelial cells from guinea pig hearts. Eur J Cell Biol 24:287–297
151. Nees S, Herzog V, Böck M, Gerlach E (1984) Vasoactive adenosine perfused through isolated hearts is selectively trapped within the coronary endothelium (Abstract). Fed Proc 43:900
152. Nerem RM, Levesque MJ, Cornhill JF (1981) Vascular endothelial morphology as an indicator of the pattern of blood flow. J Biomech Eng 103:172–176
153. Nestel PJ, Havel RJ, Bezman A (1963) Metabolism of constituent lipids of dog chylomicrons J Clin Invest 42:1313–1321
154. Nossel HL (1977) Bleeding disorders due to vessel wall abnormalities. In: Thorn GW, Adams RD, Braunwald E, Isselbacher KJ, Petersdorf RG (eds) Harrison's principles of internal medicine, 8th ed. McGraw-Hill, New York, p 1719
155. O'Flaherty JT (1982) Biology of disease. Lipid mediators of inflammation and allergy. Lab Invest 47:314–329
156. Gestrichen
157. Palade GE (1953) Fine structure of blood capillaries. J Appl Physiol 24:1424–1433
158. Palade GE, Simionescu M, Simionescu N (1979) Structural aspects of the permeability of the microvascular endothelium. Acta Physiol Scand [Suppl] 463:11–32
159. Pearson JD, Carleton JS, Gordon JD (1980) Metabolism of adenine nucleotides by ectoenzymes of vascular endothelial and smooth-muscle cells in culture. Biochem J 190:421–429
160. Pearson JD, Hellewell PG, Gordon JL (1983) Adenosine uptake and adenine nucleotide metabolism by vascular endothelium. In: Berne RM, Rall TN, Rubio R (eds) Regulatory function of adenosine Nijhoff, Boston The Hague Lancaster, p 333
161. Pearson TA, Wang A, Solez K, Heptinstall RH (1975) Clonal characteristics of fibrons plaques and fatty streaks from human aortas. Am J Pathol 81:379–388
162. Pinto da Silva P, Branton D (1979) Membrane splitting in freeze-etching. Covalently bound ferritin as a membrane marker. J Cell Biol 45:598–605
163. Reidy MA, Langille BL (1980) The effect of local blood flow patterns on endothelial cell morphology. Exp Mol Pathol 32:276–289
164. Renkin EM (1977) Multiple pathways of capillary permeability. Circ Res 41:735–743

165. Renkin EM (1979) Relation of capillary morphology to transport of fluid and large molecules. A review. Acta Physiol Scand [Suppl] 463:81–91
166. Rhodin JAG (1967) The ultrastructure of mammalian arterioles and precapillary sphincters. J Ultrastruct Res 18:181–223
167. Rhodin JAG (1968) Ultrastructure of mammalian venous capillaries, venules, and small collecting veins. J Ultrastruct Res 25:452–500
168. Robertson AL (1978) The spectrum of arterial disease. In: Gotto AM, DeBakey M (eds) Atherosclerosis reviews, vol 3. Raven, New York, p 57
169. Röhlich P, Olah I (1967) Cross-striated fibrils in endothelium of the rat myometral arterioles. J Ultrastruct Res 18:667–676
170. Ross R (1980) Platelets, smooth muscle proliferation and atherosclerosis. In: Manninen V (ed) 5th Paavo Nurmi Symposium: Thrombosis and blood vessel wall interactions in coronary heart disease. Amqvist & Wiksell, Stockholm, p 82
171. Ross R, Glomset J (1976) The pathogenesis of atherosclerosis, part I. N Engl J Med 295:369–377
172. Ross R, Harker L (1976) Hyperlipidemia and artherosclerosis. Chronic hyperlipidemia initiates and maintains lesions by endothelial cell desquamation and lipid accumulation. Science 193:1094–1100
173. Ross R, Glomset J, Kariya B, Harker L (1974) A platelet-dependent serum factor that stimulates the proliferation of arterial smooth muscle cells in vitro. Proc Natl Acad Sci USA 71:1207–1210
174. Rothblat GH, DeMartinis FD (1977) Release of lipoprotein lipase from rat adipose tissue cells grown in culture. Biochem Biophys Res Commun 78:45–50
175. Rowlands DT, Hill GS, Zmijewski CM (1976) The pathology of renal homograft rejection: A review. Am J Pathol 85:773–804
176. Ryan JW, Ryan US (1981) Endothelial metabolism. In: Eftros RM, Schmid-Schönbein H, Ditzel J (eds) Microcirculation. Current physiologic, medical and surgical concepts. Academic Press, New York, p 147
177. Ryan JW, Ryan US, Schultz DR, Whitaker C, Chung A, Dorer FE (1975) Subcellular localization of pulmonary angiotensin converting enzyme (kininase II). Biochem J 146:497–499
178. Ryan TJ (1976) Immunological aspects of vasculitis. In: Ryan TJ (ed) Microvascular injury: Vasculitis, stasis and ischemia. Saunders, Philadelphia, p 135
179. Ryan US, Ryan JW, Whitacker C, Chiu A (1976) Localization of antiotensin converting enzyme (kininase II). II. Immunocytochemistry and immunofluorescence. Tissue Cell 8:125–146
180. Ryan US, Whitney PL, Ryan JW (1979) Pulmonary endothelial cells possess carbonic anhydrase. Circulation [Suppl 2] 59/60:108
181. Ryan US, Mortara M, Whitaker C (1980) Methods for microcarrier culture of bovine pulmonary artery endothelial cells avoiding the use of enzymes. Tissue Cell 12:619–635
182. Sacks T, Moldow CF, Craddock PR, Bowers TK, Jacob HS (1979) Oxygen radicals mediate endothelial cell damage by complement-stimulated granulocytes. An in vitro model of immune vascular damage. J Clin Invest 61:1161–1167
183. Sage H, Crouch E, Bornstein P (1979) Collagen synthesis by bovine aortic endothelial cells in culture. Biochemistry 18:5433–5442
184. Sage H, Pritzl P, Bornstein P (1981) Characterization of cell matrix associated collagens synthesised by aortic endothelial cells in culture. Biochemistry 20:436–442
185. Samuelson B (1983) Leukotrienes: Mediators of immediate hypersensitivity reactions and inflammation. Science 220:568–575
186. Santoro SA, Cunningham LW (1977) Collagen-mediated platelet aggregation: Evidence for multivalent interactions of intermediate specificity between collagen und platelets. J Clin Invest 60:1054–1060
187. Schaefer EJ, Eisenberg S, Levy RI (1978) Lipoprotein apoprotein metabolism. J Lipid Res 19:667–687
188. Schor SL, Schor AM, Brazill GW (1981) The effects of fibronectin on the migration of human foreskin fibroblasts and syrian hamster melanoma cells into three dimensional gels of native collagen fibres. J Cell Sci 48:301–314
189. Schwartz S, Haudenschild CC, Eddy EM (1978) Endothelial regeneration in rat aortic intima. Lab Invest 38:568–580
190. Scow RO, Blanchette-Mackie EJ, Smith LC (1980) Transport of lipid across capillary endothelium. Fed Proc 39:2610–2617

191. Shasby DM, Shasby SS, Sullivan JM, Peach MJ (1982) Role of endothelial cell cytoskeleton in control of endothelial permeability. Circ Res 51:657–661
192. Shepro D, D'Amore PA (1980) Endothelial cell metabolism. Adv Microcirc 9:161–205
193. Silkworth JB, Stebhens WE (1975) The shape of endothelial cells in face preparations of rabbit bloos vessels. Angiology 26:474–487
194. Simionescu M (1980) Structural and functional differentiation of microvascular endothelium. In: Porter R, O'Connor M, Whelen J (eds) Blood cells and vessel walls: Functional interactions, vol 71. Ciba Foundation Symposium. Excerpta Medica, Amsterdam, p 39
195. Simionescu M, Simionescu N, Palade GE (1982) Biochemically differentiated microdomains of the cell surface of capillary endothelium. In: Fishman A (ed) Endothelium. New York Academy of Sciences, New York, p 9
196. Simionescu N, Simionescu M (1977) The cardiovascular system. In: Weiss L, Greep R (eds) Histology. McGraw-Hill, New York, p 373
197. Simionescu N, Simionescu M, Palade GE (1975) Permeability of muscle capillyries to small hemopeptides. Evidence for the existence of patent transendothelial channels. J Cell Biol 64:586–607
198. Simionescu N, Simionescu M, Palade GE (1976) Recent studies on vascular endothelium. Ann NY Acad Sci 275:64–75
199. Simionescu N, Simionescu M, Palade GE (1976) Structural basis of permeability in sequential segments of the microvasculature. II. Pathways followed by microperoxidase across the endothelium. Microvasc Res 15:17–36
200. Smith U, Ryan JW, Smith DS (1973) Freeze-etch studies of the plasma membrane of pulmonary endothelial cells. J Cell Biol 56:492–499
201. Steinsiepe KF, Weibel ER (1970) Elektronenmikroskopische Untersuchungen an spezifischen Organellen von Endothelzellen des Frosches. Z Zellforsch 108:105–126
202. Strum JM, Junod AF (1972) Radioautographic demonstration of 5-hydroxytryptamine-^{3}H uptake by pulmonary endothelial cells. J Cell Biol 54:456–467
203. Svendsen E (1979) Focal endothelial injury in rabbit aorta, aggravation of injury by 2 days of cholesterol feeding. Acta Pathol Microbiol Scand [A] 87:123–130
204. Thorgeirsson G, Robertson AL (1978) The vascular endothelium – pathobiologic significance. Am J Pathol 93:803–848
205. Tilton RG, Kilo C, Williamson JR (1979) Pericyte-endothelial relationship in cardiac and skeletal muscle capillaries. Microvasc Res 18:325–335
206. Trelstad RL, Carvalho ACA (1979) Type IV and type „A–B" collagens do not elicit platelet aggregation or the serotonin release reaction. J Lab Clin Med 93:499–505
207. Van de Voorde J, Leusen I (1983) Role of endothelium in the vasodilator response of rat thoracic aorta to histamine. Eur J Pharmacol 87:113–120
208. Vegge T, Ringsvold A (1969) Ultrastructure of the wall of human iris vessels. Z Zellforsch Mikrosk Anat 94:19–31
209. Virchow R (1858) Die Cellularpathologie in ihrer Begründung auf physiologische und pathologische Gewebelehre. Hirschwald, Berlin
210. Wagner DD, Olmsted JB, Marder VJ (1982) Immunolocalization of von Willebrand protein in Weibel-Palade-bodies of human endothelial cells. J Cell Biol 95:355–360
211. Wagner RC, Casley-Smith (1981) Endothelial vesicles. Microvasc Res 21:267–298
212. Weibel ER, Palade GE (1964) New cytoplasmic components in arterial endothelia. J Cell Biol 23:101–112
213. Weksler BB, Knapp JM, Jaffe EA (1977) Prostacyclin (PGI_2) synthesized by cultured endothelial cells modulates polymorphonuclear leucocyte function. Blood [Suppl 1] 50:287
214. Weksler BB, Ley CN, Jaffe EA (1978) Stimulation of endothelial cell prostacyclin production by thrombin, trypsin and the ionophore A 23187. J Clin Invest 62:923–930
215. Wight TN, Roos R (1975) Proteoglycans in primate arteries. I. Ultrastructural localisation and distribution in the intima. J Cell Biol 67:660–674
216. Wolinsky H (1980) A proposal linking clearance of circulating lipoproteins to tissue metabolic activity as a basis for understanding atherogenesis. Circ Res 47:301–311
217. Wusteman FS (1983) The involvement of glycosaminoglycans at the endothelium. In: Cryer A (ed) Biochemical interactions at the endothelium. Elsevier, New York Oxford, p 79

218. Yamada KM, Yamada SS, Pastan I (1976) Cell surface protein restores morphology, adhesiveness and contact inhibition of movement to transformed fibroblasts. Proc Natl Acad Sci USA 73:1219–1221
219. Zawadzki JV, Furchgott RF, Cherry P (1981) The obligatory role of endothelial cells in the relaxation of arterial smooth muscle by substance P (Abstract). Fed Proc 40:689
220. Zeidman I (1957) Metastasis: A review of recent advances. Cancer Res 17:157–162

Diskussion

Neuhof: Herr Nees, Sie haben gezeigt, daß verschiedene Gefäßregionen auf gleiche Reize ganz unterschiedlich reagieren. Ein typisches Beispiel hierfür ist auch das Bradykinin, das in der Lungenstrombahn über die Bildung von vasokonstriktorischen Prostaglandinen den pulmonalen Gefäßwiderstand erhöht, in der übrigen Kreislaufperipherie aber über die Bildung vasodilatierender Cyclooxygenaseprodukte der Arachidonsäure die Gewebedurchblutung verbessert.

Eine Frage: Bei Gefäßwandveränderungen der luminalen Seite denkt man zunächst an die Interaktion: Endothel-Thrombozyten. Nach neueren experimentellen Befunden scheinen aber die Leukozyten immer mehr an pathogenetischer Bedeutung zu gewinnen. Welche Rolle messen Sie den Leukozyten bei?

Nees: Sie sprechen neueste Erkenntnisse im Zusammenhang mit dem Stoffwechsel der Arachidonsäure an. Bekanntlich gibt es 2 Hauptrichtungen dieses Stoffwechsels:

1. Bildung von zyklischen Prostaglandinendoperoxiden und abgeleiteten Produkten (Prostazykline, Thromboxane) und
2. Bildung von Leukotrienen, bei denen man verschiedene Gruppen (LTA_4-LTE_4) unterscheidet.

Alle Leukotriene, die v. a. von verschiedenen Leukozytenspezies geformt werden können, haben sich in letzter Zeit als die wirksamsten Mediatoren bei akuten Entzündungsprozessen herausgestellt. Sie entfalten mehrere unterschiedliche Wirkungen im entzündeten Gewebebereich, v. a. auch am Endothel und zwar ganz speziell am Endothel der Venolen. Hier verursachen speziell die Leukotriene LTC_4, LTD_4 und LTE_4 primär eine Aufweitung der endothelialen Interzellularspalten und sekundär die Entstehung massiver Ödeme. Endothelzellen sind aufgrund des Gehalts an kontraktilen Elementen wahrscheinlich auch zur Kontraktion befähigt. Man kann sich vorstellen, daß die venösen Endothelzellen unter dem Einfluß von LTC_4, LTD_4 und LTE_4 mit Hilfe dieser kontraktilen Elemente die Interzellularspalten aktiv öffnen. Auf der arteriellen Seite ist ein solcher Prozeß wegen der bestehenden „tight junctions" zwischen den Zellen sehr wahrscheinlich nicht möglich.

Leukotriene vom Typ LTB_4 verursachen speziell eine starke Adhäsivität von Leukozyten, v. a. von polymorphkernigen Granulozyten am Endothel, das physiologischerweise kaum eine Wechselwirkung mit diesen Zellen eingeht. Unter besonderen Bedingungen kann es zu der Aktivierung eines H_2O_2-bildenden, membrangebundenen Enzymsystems der Granulozyten kommen, das dann eine rasche oxidative Zerstörung umgebender Gewebestrukturen katalysieren kann. Es liegt nahe, daß dabei gerade auch das Endothel mitgeschädigt bis hin zur Thrombusbildung anschließen können. Neuerdings wird darüber nachgedacht, ob nicht auch viele Infarkte primär auf solche Prozesse zurückgeführt werden müssen.

Rieger: Sie berichteten, daß Bikarbonat im Lungenendothel sozusagen im First-pass-Effekt abgebaut wird. Meine Frage bezieht sich jetzt auf die i.v. applizierte Gabe von Bikarbonat. Sind die therapeutisch gegebenen Dosen von Bikarbonat zu hoch konzentriert, als daß sie abgebaut werden können?

Nees: Das System ist so eingestellt, daß im physiologischen Bereich anfallendes, überschüssiges Bikarbonat bei einmaliger Passage des Pulmonalkreislaufs in Kohlendioxid transformiert und abgeatmet wird. Von i.v. applizierten, großen Bikarbonatgaben kann aber nur ein Bruchteil während der Lungenpassage dehydratisiert werden. Die im Lungenvenenblut nach einer solchen Maßnahme erhöhten Bikarbonatspiegel können dann im großen Körperkreislauf puffernd wirksam werden.

van Ackern: Wie steht es mit der Emfpindlichkeit der Endothelzellen, speziell des Koronarsystems, das ja sehr empfindlich auf Sauerstoffänderungen im Stoffwechsel reagiert? Darüber hinaus gibt es ja bislang keine Hiweise für das Bestehen von Sauerstoffrezeptoren, die hier regulierend eingreifen könnten. Man geht eher davon aus, daß diese Funktion über die Endothelzellen vermittelt wird. Könnten Sie zu dieser Hypothese etwas sagen?

Nees: Ausgehend von dieser Arbeitshypothese untersuchten wir z. B. systematisch, wie das Endothel durch die Synthese und Freisetzung von Adenosin auf unterschiedliche Sauerstoffspannungen reagiert. Vermehrt freigesetztes Adenosin induziert bekanntlich einen erhöhten Blutfluß und damit eine verbesserte Sauersoffversorgung der durchbluteten Organe.

Wir sind mit den Sauerstoffspannungen bis auf 3 mmHG heruntergegangen, ohne das der Stoffwechsel des Endothels wesentlich beeinflußt werden konnte. Die hohen Spiegel der energiereichen Phosphate im Endothel blieben in ihrer Konzentration erhalten, und es ergab sich keine Steigerung der basalen Adenosinfreisetzungsrate. Eine Erklärung ergibt sich aus der Beobachtung, daß das Endothel seine Energie v. a. über die Glykolyse gewinnt und daher selbst unter anaeroben Bedingungen einen leistungsstarken Stoffwechsel aufrechterhalten kann. Damit erklärt sich auch, warum das Endothel nekrotische Bezirke wieder kapillarisieren kann und damit die Grundlage für eine Reparation bzw. Narbenbildung schafft.

Um jedoch nochmal auf den Steuerungsprozeß speziell des Koronarflusses zurückzukommen, bin ich der Meinung, daß hier v. a. der CO_2-Stoffwechsel in der Umgebung der Endothelzellen eine entscheidende Rolle spielen könnte. Ein Anstieg des pCO_2 nämlich führt im Koronarendothel zu einer stark vermehrten Ausschüttung von Adenosin. Dieses Adenosin könnte möglicherweise auf der Basis eines rezeptorinitiierten, endothelvermittelten Relaxationsprozesses der Arteriolenmuskulatur zu einer verbesserten Koronardurchblutung führen.

Gerlach: Ich bin zwar hier nicht ganz Ihrer Meinung. Aber sicherlich ist die Theorie über die Sauerstoffrezeptoren gestorben. Man muß jetzt überlegen, ob nicht die alte Konzeption, daß letztlich ein Sauerstoffmangel an der Myokardfaser zur Freisetzung von Stoffwechselendprodukten führt und damit zur Dilatation, wieder doch das Wahrscheinlichere geworden ist. Ich glaube, daß das Endothel selbst sich kaum an der Regulation beteiligen wird, zumal wir selbst nicht wissen, ob die Stoffe, die vom Endothel freigesetzt werden, luminal auch auf der basalen Seite wirksam werden. Wir wissen auch nicht vom Thromboxan- und Prostaglandinstoffwechsel, ob er selbst die Regulation des Kreislaufs beeinflussen kann oder ob es nicht Stoffwechselprodukte sind, die in den Kreislauf abgegeben werden.

Zimpfer: Haben die epikardialen Koronargefäße, die vom myokardialen Metabolismus weit entfernt sind, eine Autoregulation über das Endothel? Vor ein paar Jahren war dies noch unklar.

Nees: Interessanterweise lassen sich isolierte, große Koronargefäße durch Adenosin kaum relaxieren, während der vasodilatierende Effekt des Nukleosids immer stärker wird, je kleiner das Kaliber der Gefäße wird. Neuere Befunde an der Aorta weisen darauf hin, daß es an diesem Gefäß nur P_2-Rezeptoren (ATP- bzw. ADP-Rezeptoren), nicht aber die auf Adenosin und AMP ansprechenden P_1-Rezeptoren gibt. Überträgt man diese Befunde auf die großen Koronargefäße, die ja aus der Aorta entspringen, so sollte dort Adenosin nicht autoregulativ wirksam sein.

Zimpfer: Beim koronarkranken Patienten ist ja dieser Mechanismus voll ausgeschöpft. Sollten die größeren Koronargefäße eine Autoregulation im Sinne einer Vasokonstriktion aufweisen, so hätte dies schwerwiegende Folgen, da die Stenosen eben in diesen Gefäßabschnitten lokalisiert sind.

Nees: Das geschlossene Endothel dieser Gefäße könnte auf jeden Fall zur Aufrechterhaltung eines physiologischen Basistonus der Wandschichten wichtig sein – es gibt Hinweise in der Literatur, daß seine Verletzung – etwa durch Katheterisierung – zu Koronarspasmen führt.

Peter: Sie stellten die besondere Funktion der Lungen hervor, wie z. B. in bezug auf die Carbonahydrase. Gibt es noch andere Organspezifitäten?

Nees: Das Lungenendothel weist v. a. auch sehr hohe spezifische Aktivitäten des Angiotensin-Converting-Enzyms auf.

Peter: Bislang war man der Meinung, daß z. B. die vasodilatierenden Substanzen (Nitroglycerin) eine direkte Wirkung besitzen. Nun ist es offensichtlich, daß diese Wirkung über das Endothel vermittelt wird. Gibt es aber dennoch eine direkte Wirkung z. B. von Nitroglycerin oder aber besteht die Möglichkeit, daß es teilweise über das Endothel vermittelt ist und teilweise eine direkte Wirkung darstellt?

Nees: An glatten Muskelpräparaten konnte die direkte Wirkung von Nitroglycerin nachgewiesen werden. Die Frage jedoch, ob im intakten Kreislauf diese Substanz durch die Endothelbarriere hindurchkommt, ist noch nicht beantwortet. Um dies zu klären, bedürfte es solcher Untersuchungen, wie wir sie für Adenosin durchführten. Im übrigen stellt sich tatsächlich die sehr wichtige Frage ganz allgemein, welche Medikamente überhaupt diese Endothelbarriere überwinden und welche nicht. Man könnte darüber spekulieren, daß viele Substanzen, von denen eine direkte Parenchymwirkung angenommen wird, im Grunde dorthin gar nicht gelangen. Das Endothel ist eben nicht nur eine kompliziert gestaltete, mechanische Grenzstruktur zwischen Blut und Organgeweben, sondern gleichzeitig auch eine physikochemische und v. a. metabolische Barriere!

Peter: Wenn überhaupt eine Wirkung vorhanden ist, dann sehr wahrscheinlich über das Endothel?

Gerlach: Einschränkend muß hier gesagt werden, daß dies nach unserer heutigen Kenntnis nur Gültigkeit besitzt für intravasal applizierte bzw. intravasal gebildete Substanzen. So besteht z. B. beim Adenosin die Schwierigkeit, daß es auch von der Gewebeseite her gebildet werden kann und zwar v. a. im Myokard. Hier kann es dann direkt an die Rezeptorstruktur der glatten Muskulatur ansetzen und bewirkt hier eine direkte Erschlaffung. Aber für bestimmte Stoffe wissen wir nun, daß sie tatsächlich im Endothel wie in einer Auffangstation abgefangen werden und dann einen Mechanismus anstoßen, der an der Gefäßmuskulatur entweder konstriktorisch oder dilatatorisch wirkt.

Nees: Die Mehrzahl der therapeutisch interessanten Stoffe gelangt vom intravasalen Raum aus in Kontakt mit dem Endothel.

Gerlach: Was man vielleicht auch noch hervorheben sollte: Es scheinen tatsächlich Unterschiede zu bestehen, und zwar entscheidende Unterschiede in der Art des Stoffwechsels im venösen und arteriellen bzw. arteriellen und kapillären Endothel. Da sind sicherlich nicht diese Vereinfachungen, wie man sie früher gemacht hat, möglich, sondern es ist wesentlich komplexer, und es ist natürlich eine Frage des Experiments heute, hier weitere Erkenntnisse zu gewinnen. Die Technik besteht darin, daß man die Endothelzellen aus den einzelnen Gefäßgebieten isoliert, kultiviert und dann züchtet. Diese Versuche, die Herr Nees gezeigt hat, sind also zum großen Teil an kultivierten Endothelzellen durchgeführt worden. Man muß dann natürlich rückkoppeln, muß wieder In-vivo-Versuche sich ersinnen, die das bestätigen, was man an der kultivierten Endothelzelle findet. Darin liegt eine völlig neue Forschungsrichtung, die in Amerika, aber nun auch in unserer Arbeitsgruppe besonders intensiv betrieben wird.

Gerber: Wie wird bei einer Schädigung die Speicherfunktion des Endothels der Lunge z. B. für Lidocain beeinflußt?

Nees: Die genaue Speicherkapazität des Lungenendothels für solche Medikamente ist mir nicht bekannt. Prinzipiell muß man sich aber sicher vor Augen halten, daß das Endothel ein extrem oberflächenreiches und membranreiches Gewebe darstellt, und membranreich heißt ja immer auch letzten Endes fettreich. Es ist deshalb durchaus vorstellbar, daß in den besonders ausgedehnten endothelialen Membranoberflächen der Lunge eine ganze Mengen solch lipophiler Substanzen wie Lidocain absorbiert werden und auf diese Weise dort dann indirekt auch gespeichert werden kann.

Rieger: Bezogen auf die Endothelspalten ergibt sich noch ein weiterer interessanter Aspekt. So bewirken geringste Dosen von Adrenalin bzw. auch Noradrenalin in einem Dosisbereich von 10^{-9} μmol/g und z. T. sogar noch in niedrigerer Dosierung Kontraktionen der Endothelzellen als auch Erweiterungen der Endothelspalten. Aber auch von den Angiologen wird darauf hingewiesen, daß z. B. Nikotin und andere Abbauprodukte, sehr wahrscheinlich über Alanin vermittelt, diese Spalten aufreißen sollen. Histologisch wurde dies in tierexperimentellen Untersuchungen nachgewiesen.

Gerlach: Dies könnte jedoch nur von der luminalen Seite her erfolgen. Das dürfte somit also beim Raucher auftreten.

Peter: Frage: Nur auf der arteriellen Seite?

Rieger: Sicherlich in einem erheblichen Ausmaß auf der arteriellen Seite, wohingegen es auf der venösen Seite nicht zum Tragen zu kommen scheint.

Nees: Dagegen einzuwenden wäre jdeoch, daß sehr exakte morphologische Untersuchungen gezeigt haben, daß auf der arteriellen Seite vorherrschend „Tight-junctions-Verbindungen" vorliegen. Diese können jedoch nur aufgelöst werden, wenn eine echte Destruction vorliegt. „Tight junctions" sind Verbindungen der Plasmamembranen, die nicht so ohne weiteres „aufgerissen" werden können.

Gerlach: Auf dem letzten Physiologenkongreß konnte jedoch am Pankreas gezeigt werden, daß diese „tight junctions" unter bestimmten Stimulationen geöffnet werden können. Hier scheint das Kalzium eine mitentscheidende Rolle zu spielen, was eine völlig neue Richtung in dieser Forschung darstellt.

Nees: Unter der Annahme, daß Kalzium lokal entzogen wird, kommt es natürlich zu einer Membranstörung.

Gerlach: Es ist jedoch so, daß diese „tight junctions" nicht unbedingt fest bestehen bleiben.

Nees: Unter den Bedingungen, daß die Membran nicht mehr ihre normale Struktur aufweist, ist dies vielleicht möglich. Nach allem, was wir von neueren pharmakologischen Studien her wissen, gewährleistet das dichte arterielle Endothel jedoch erst eine geordnete Gefäßregulation – während eine Beschädigung dieser Endothelbarriere paradoxe Konstriktionen vieler Blutgefäße hervorruft.

Gerlach: Herrn Riegers Bemerkungen erinnern mich sehr an die Verhältnisse im Pankreas unter dem Einfluß einer Katecholaminwirkung, wo ein solcher Mechanismus anscheinend ausgelöst wird.

Neuhof: Eine ähnliche Reaktion in vielleicht noch stärkerem Ausmaß wird auch durch Histamin sowohl von luminaler Seite als auch von extravasal her, v. a. durch die Freisetzung von Gewebemastzellenhistamin, ausgelöst.

Nees: Genau. Aber das präferentiell wieder nur im venösen Gebiet, wie wir aus direkten mikroskopischen Beobachtungen an intakten Mikrozirkulationssystemen her wissen.

Gerlach: Worauf man jedoch hier noch hinweisen sollte: Das Endothel reagiert auf jegliche Manipulation hin sehr empfindlich. So verursachen intravenös oder intraarteriell geschobene Katheter eine erheblich Schädigung von Endothelzellen. Diese Schädigungen können durchaus Folgen haben. Jedoch muß betont werden, daß das Endothel eine rasche Regenerationsfähigkeit besitzt. So können diese Defekte innerhalb weniger Tage bei einem Regenerationszyklus von 16–18 h gedeckt werden. Bei sehr ausgedehnten Effekten, wie z. B. bei der aortalen Gegenpulsation, können die entstandenen Defekte nicht mehr gedeckt werden.

Nees: So lange das Subendothel in seiner obersten Schicht erhalten bleibt, kann die Endothelabdeckung der Intima repariert werden. Erst bei Verletzungen der tieferen Schichten ist eine Wiederherstellung sehr unwahrscheinlich.

Rieger: Als Beispiel sei hier nur das Dottern der Arterien angeführt, wobei ja hier eine erhebliche Traumatisierung, v. a. der Subendothelschichten, stattfindet. Hierzu gibt es jedoch Untersuchungen, die zeigen, wie regenerationsaktiv diese Endothelzellen sind. Es muß jedoch festgehalten werden, daß dies ein Pseudoendothel darstellt. Es handelt sich hier um Pseudoendothelzellen, nämlich um Thrombozyten. Diese Pseudoendothelzellen werden ganz im Sinne ihrer mitogenen Substanzen aktiv und wandeln die K-Myozyten in M-Myozyten um.

Nees: Dies mus jedoch etwas differenzierter gesehen werden. Unter der Annahme, daß das Subendothel noch seine physiologische Struktur aufweist – hier scheinen v. a. bestimmte Kollagentypen wichtig zu sein –, lagern sich zwar sofort Thrombozyten des Blutes an – sie werden „adhärent" –, aggregieren aber nicht. Sie zeigen daher auch ein ganz anderes Verhalten als bei der Aggregation und setzen z. B. kein ADP frei. Es scheint eine regelrechte physiologische Funktion der Thrombozyten zu sein, sich bei einer akuten Gefäßwandverletzung wie eine antithrombogene Schicht über die Intima zu legen. Nach ca. 1–2 Tagen kann dann beobachtet werden, daß sich diese Thrombozyten wieder entfernen. Die so freigelegte subendotheliale Schicht vermittelt nun auch keinen weiteren adhäsiven Reiz zur Anlagerung von neuen Thrombozyten aus dem vorbeifließenden Blut. Offensichtlich haben die zuerst angelagerten Thrombozyten diese Schicht verändert, möglicherweise durch Kollagenasen und Elastasen. Diese nun chemisch modifizierte Struktur kann von den Rändern her durch die sich teilenden Zellen aus dem Randsaum des intakten Endothels reendothelialisiert werden.

Physiologische und pathophysiologische Rolle von Eikosanoiden im kardiovaskulären System unter dem Aspekt der Therapie peripherer Gefäßerkrankungen

H. Neuhof

Biochemie und Biosynthese

Eikosanoide sind oxygenierte Derivate von mehrfach ungesättigten Fettsäuren mit einem Gerüst aus 20 C-Atomen. Zu ihnen zählen die Prostaglandine, Thromboxane, Leukotriene und die Hydroxy- und Hydroperoxyfettsäuren, die potente biologische Wirkungen ausüben und als Mediatoren an vielen Regulationsprozessen und zellulären Interaktionen beteiligt sind. Eikosanoide können enzymatisch aus Dihomo-γ-linolensäure (Eikosatriensäure; C 20:3, ω 6), Arachidonsäure (Eikosatetraensäure; C 20:4, ω 6) und Timnodensäure (Eikosapentaensäure; C 20:5, ω 3) gebildet werden, wobei die Arachidonsäure für den Menschen die quantitativ wichtigste Ausgangssubstanz für die Eikosanoidsynthese darstellt (Abb. 1).

Arachidonsäure ist wesentlicher Bestandteil der Phospholipide zellulärer Membranen, aus denen sie über eine Aktivierung von Phospholipasen durch Komponenten des Kallikrein-Kinin-Systems, des Komplementsystems, des Gerinnungssystems, durch Histamin, Serotonin, Katecholamine, Angiotensin II, Toxine, Hypoxie, mechanische Reize und viele andere Stimuli freigesetzt werden kann [11, 20, 22, 32, 33, 37, 38, 50, 56, 63]. Daneben kann Arachidonsäure auch dadurch vermehrt verfügbar werden, daß ihr Wiedereinbau in die Membranen beim physiologischen Deacylierungs-Reacylierungs-Zyklus gestört ist.

Freigesetzte und freiverfügbare Arachidonsäure wird sofort zu einer Reihe hochwirksamer Intermediär- und Endprodukte metabolisiert (Abb. 2). Über den Cyclooxygenaseweg entstehen Eikosanoide mit Wirkung auf Gefäße und Thrombozyten [29, 49]. So löst das Thromboxan TXA_2 neben einer starken Plättchenaggregation eine Vasokonstriktion aus. Vasokonstriktiv wirkt auch $PGF_{2\alpha}$, während Prostacyclin (PGI_2) die Thrombozytenaggregation hemmt und eine Gefäßdilatation hervorruft. Die Metabolisierung der Arachidonsäure über den Lipoxygenaseweg führt zu den Leukotrienen und den Hydroperoxyeikosatetraensäuren (HPETE), aus denen die Hydroxyeikosatetraensäuren (HETE) entstehen [44]. Die Leukotriene C4, D4 und E4 repräsentieren die „slow reacting substance of anaphylaxis“. Von ihnen ist bekannt, daß sie eine starke Steigerung der Gefäßpermeabilität hervorrufen [7]. Leukotrien D4 verursacht die Adhäsion von Leukozyten am Endothel postkapillärer Venolen [7], und einige HPETE und HETE wirken im gleichen Sinne und verändern den Gefäßtonus.

Im Gegensatz zu anderen körpereigenen Wirkstoffen, wie Histamin, Serotonin und Katecholaminen, werden Eikosanoide nicht gespeichert, sondern immer nur auf einen Reiz hin de novo synthetisiert, und sie haben nur sehr kurze Halbwertszeiten im Bereich von 30 s bis 5 min.

Δ 8,11,14-Eikosatriensäure	Δ 5,8,11,14,17-Eikosapentaensäure	Δ 5,8,11,14-Eikosatetraensäure
Dihomo-γ-linolensäure	Arachidonsäure	Timnodensäure
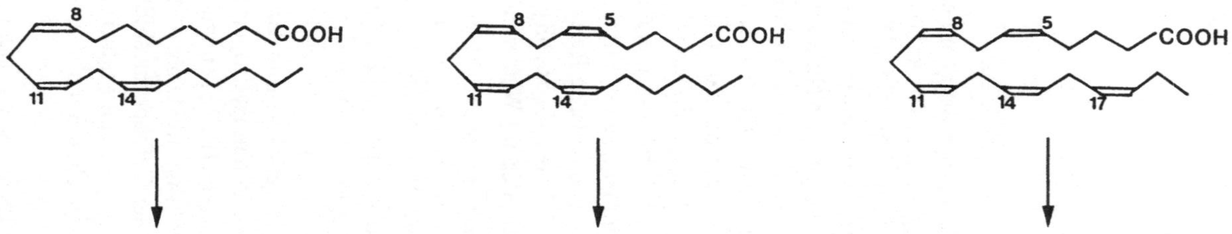 8, 11, 14, COOH	8, 5, 11, 14, COOH	8, 5, 11, 14, 17, COOH
↓	↓	↓
Monoenprostaglandine :	Dienprostaglandine :	Trienprostaglandine :
TXA_1, PGE_1, PGI_1 u.a.	TXA_2, PGE_2, PGI_2 u.a.	TXA_3, PGE_3, PGI_3 u.a.
LT_3-Derivate	LT_4-Derivate	LT_5-Derivate
Hydroxyeikosatriensäuren	Hydroxyeikosatetraensäuren	Hydroxyeikosapentaensäuren
Hydroperoxyeikosatriensäuren	Hydoperoxyeikosatetraensäuren	Hydroperoxyeikosapentaensäuren

Abb. 1. Fettsäurevorstufen und Metaboliten der Eikosanoidsynthese

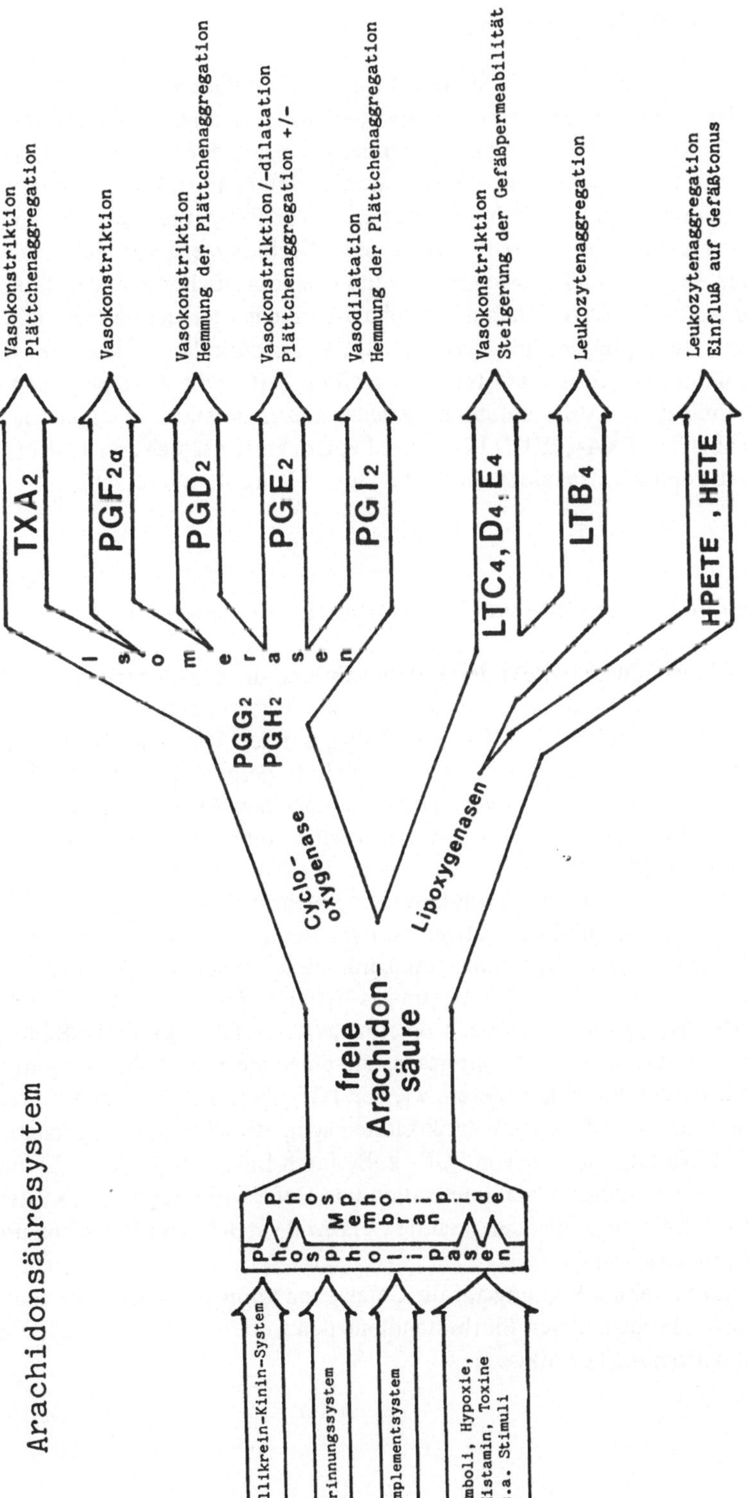

Abb. 2. Schematische Darstellung der Stimulationsmechanismen und der Stoffwechselwege des Arachidonsäuremetabolismus und der Wirkung der gebildeten Metaboliten auf die Lungenstrombahn und die Thrombozyten

Bildungsorte für Eikosanoide

Eikosanoide können in allen Zellen des Organismus gebildet werden, wobei deren Enzymausstattung das Spektrum der synthetisierten Mediatoren bestimmt. In der Gefäßintima überwiegt die Bildung von PGI_2, und die Endothelzellen sind der Hauptort der PGI_2-Synthese [30]. Andere Arachidonsäuremetaboliten werden von den Strukturelementen der Gefäßwand selbst kaum und scheinbar nur in unbedeutendem Maße synthetisiert. Die an den Gefäßen zur Wirkung gelangenden vasokonstriktorischen Cyclooxygenaseprodukte wie TXA_2 und $PGF_{2\alpha}$ und die permeabilitätssteigernden und chemotaktisch wirkenden Lipoxygenaseprodukte der Arachidonsäure entstammen zellulären Elementen des perivaskulären Gewebes (Mastzellen, Makrophagen, Histiozyten u. a.) und korpuskulären Elementen des strömenden Blutes. Von diesen liefern quantitativ den größten Beitrag die Thrombozyten und neutrophilen Granulozyten. Aufgrund ihrer speziellen Enzymausstattung bilden die Thrombozyten fast ausschließlich TXA_2, HHT (12-Hydroxheptadekatriensäure) und 12-HPETE [18, 19, 31] und die neutrophilen Granulozyten 5-HPETE und Leukotriene [4, 61].

Wirkung der Eikosanoide auf Gefäßtonus und Permeabilität

Eikosanoide beeinflussen direkt den Gefäßtonus und die Gefäßpermeabilität. Von diesen wirken Cyclooxygenaseprodukte der Arachidonsäure bevorzugt über das vasodilatierende PGI_2 und das vasokonstringierende TXA_2 und $PGF_{2\alpha}$ auf den Tonus der Gefäße, während die Lipoxygenaseprodukte (Leukotriene) und die Hydroperoxyeikosatetraensäuren für Steigerungen der Permeabilität verantwortlich zu sein scheinen. Sie sind beteiligt an der lokalen Regulation der Mikrozirkulation und verantwortlich für die reaktive Hyperämie nach Ischämie und Hypoxie [23, 53].

Die Wirkung von Histamin, Bradykinin, Angiotensin II, der Katecholamine und anderer klassischer Mediatoren und vasoaktiver Hormone wird von den Eikosanoiden moduliert: Neben ihrer direkten Gefäßwirkung stimulieren diese Effektoren die Synthese von Eikosanoiden, die dann deren Eigenwirkung um das Vielfache übertreffen [50, 62]. Noradrenalin induziert gleichzeitig mit seiner rezeptorvermittelten Gefäßreaktion die Bildung von Prostaglandinen in der Gefäßwand, die ihrerseits zum einen die Katecholamineigenwirkung am Gefäß modifizieren und zum anderen, wie von PGE_2 bekannt, die weitere Freisetzung von Noradrenalin aus den adrenergen Varikositäten sympathischer postganglionärer Neuronen hemmen [1]. Wird die Bildung von PGE_2 z. B. durch Indometacin geblockt und damit die Regulation der adrenergen Gefäßinnervation und Gefäßwirkung gestört, so steigt unter physiologischen Bedingungen der gesamte Gefäßwiderstand beim Menschen und den untersuchten Tierspezies an [13].

Neben ihrer direkten Wirkung auf die Gefäßwand können Eikosanoide auch über die Beeinflussung der korpuskulären Blutbestandteile den Gefäßtonus, die Gefäßpermeabilität und die Blutströmung beeinflussen.

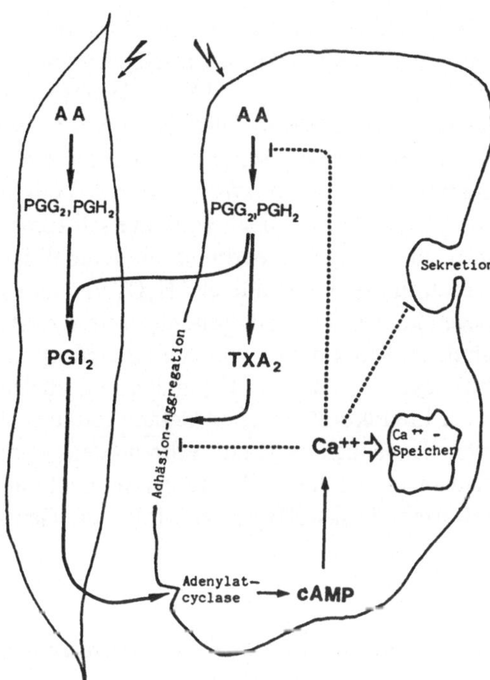

Abb. 3. Schematische Darstellung der biochemischen Prozesse bei der Interaktion zwischen Endothel und Thrombozyt

Eikosanoide in der Interaktion zwischen Gefäßwand und Thrombozyten

Von wesentlicher Bedeutung für die Integrität der Gefäßwand und für die Hämostase sind die Wechselbeziehungen zwischen Gefäßwand und Thrombozyten (Abb. 3). Die Stimulation von Thrombozyten durch Thrombin, Adrenalin, Kollagen u. a. führt zur Freisetzung von Arachidonsäure aus Membranphospholipiden [47] und zur konsekutiven Bildung von Endoperoxiden und Thromboxanen, die aggregationsfördernd wirken und wie TXA_2 eine lokale Vasokonstriktion verursachen können [40]. Das wichtigste, die Interaktion zwischen Gefäßwand und Thrombozyten regulierende, aggregationshemmende Eikosanoid ist bei Säugetieren das PGI_2, das hauptsächlich in den Endothelzellen gebildet wird. Es erscheint möglich, daß aktivierte Thrombozyten durch die Bereitstellung von Arachidonsäure und Prostaglandinendoperoxiden (PGG_2 und PGH_2) die Biosynthese von PGI_2 im Endothel stimulieren und somit selbst ihrer Adhäsion und Aggregation entgegenwirken. Störungen oder Ausfall der PGI_2-Bildung bei Schädigung des Endothels und bei Endotheldefekten haben eine Ablagerung von Thrombozyten an der Gefäßwand mit der Möglichkeit des thrombotischen Gefäßverschlusses zur Folge [2].

Eikosanoide in der Interaktion zwischen Gefäßwand und Granulozyten

Eikosanoide gehören neben Phagozytosereizen und Komplementfaktoren zu den wirkungsstärksten chemotaktischen Substanzen für menschliche Granulozyten. LTB_4 bewirkt die Adhäsion der Granulozyten an der Gefäßwand, die Migration und Diapedese durch die Gefäßwand, die Degranulierung und die Freisetzung gewebeschädigender Proteasen [12, 26, 52]. Auch TXA_2, HHT und 12-HETE wirken chemotaktisch und fördern die Adhäsion [14, 15, 55], während PGI_2 und PGE die Aktivierung der Granulozyten hemmen [59, 64]. In den Granulozyten wird freigesetzte Arachidonsäure fast ausschließlich über den Lipoxygenaseweg verstoffwechselt, und es werden permeabilitätssteigernde und wiederum auf andere Granulozyten chemotaktisch wirkende Leukotriene und HPETE gebildet. Aus Thrombozyten freiwerdende Arachidonsäure soll zusätzlich in die Granulozyten übertreten und in ihnen zu Lipoxygenaseprodukten metabolisiert werden können [28]. Aktivierte Granulozyten setzen Sauerstoffradikale, H_2O_2 und andere toxische Sauerstoffprodukte frei. Diese vermögen ihrerseits die Eikosanoidsynthese zu stimulieren. Sie wirken zellschädigend [43] durch die Peroxidation von Membranphospholipiden und stören durch die Inaktivierung der Prostacyclinsynthetase [17] in den Endothelzellen den physiologischen Defensmechanismus in der Interaktion zwischen Gefäßwand und Thrombozyten. Toxische Sauerstoffprodukte entstehen jedoch nicht nur während der „burst reaction" in Granulozyten, sondern auch in allen anderen Zellen während der Metabolisierung der Arachidonsäure und vermehrt bei gesteigertem Purinstoffwechsel infolge von Gewebehypoxie und -ischämie [46].

Eikosanoidwirkung auf das Strömungsverhalten von Erythrozyten

Menschliche Erythrozyten können aufgrund ihrer Enzymausstattung keine Eikosanoide bilden, sind aber befähigt, Prostaglandine zu inaktivieren. PGE_1 und PGE_2 scheinen die Flexibilität der Erythrozytenmembranen und damit die Verformbarkeit und Fluidität der roten Blutkörperchen beeinflussen zu können. PGE_1 soll die Flexibilität erhöhen und PGE_2 diese vermindern [39]. Auch PGI_2 soll die Verformbarkeit der Erythrozyten verringern [3]. Ob diese Veränderungen auch eine klinisch relevante Beeinflussung der Kapillarperfusion hervorrufen können, bleibt weiter abzuklären.

Pathogenetische Rolle von Eikosanoiden bei funktionellen und morphologischen Gefäßveränderungen

Für die Zunahme des pulmonalvaskulären Strömungswiderstandes im septischen, anaphylaktischen und traumatischen Schock werden aufgrund ihrer erhöhten Plasmakonzentrationen die vasokonstriktiven Cyclooxygenaseprodukte TXA_2 und $PGF_{2\alpha}$ wesentlich verantwortlich gemacht [3, 15, 17, 24, 28, 34, 39, 43, 46, 48, 59, 64]. Bei der idiopathischen pulmonalen Hypertension konnten erhöhte Plasmaspiegel von TXB_2, dem Metaboliten von TXA_2, gemessen werden [60], und als Ursache für die persistierende fetale Zirkulation wird der fehlende Abfall der während der Fetalperiode erhöhten PGE-Plasmakonzentration vermutet [27]. Eine verminderte PGI_2-Synthese der Gefäßwand und eine verstärkte Bildung von TXA_2 in den Thrombozyten findet sich beim Diabetes mellitus und bei klinischer und experimenteller Arteriosklerose [16, 41, 54]. Wie beim Diabetes mellitus wird auch durch Nikotin die PGI_2-Bildung im Endothel gehemmt [65, 66]. Diese Beobachtungen bei 2 wichtigen Risikofaktoren der Arteriosklerose lassen ein gestörtes Gleichgewicht zwischen PGI_2 und TXA_2 für die Pathogenese dieser Gefäßerkrankung annehmen, das im Initialstadium zu einer vermehrten Thrombozytenablagerung an der Gefäßwand und zur Sekretion von Faktoren aus Blutplättchen und anderen Zellen führt, welche die Proliferation von glatten Muskelzellen fördern [42].

Therapiekonzepte

Aus der Kenntnis der Synthese und Wirkung der Eikosanoide und ihrer Beeinflußbarkeit wurden Therapiekonzepte entwickelt:

PGE_1, PGI_2, Analoga	→	Vasodilatation, Hemmung der Plättchenaggregation, Hemmung der Granulozytenstimulation.
Inhibitoren der zentralen und peripheren Stoffwechselwege der Arachidonsäure	→	Hemmung der Bildung vasokonstriktorischer und plättchenaggregierender Cyclooxygenaseprodukte, Hemmung der Bildung permeabilitätssteigernder und granulozytenstimulierender Lipoxygenaseprodukte.
Eikosanoidantagonisten	→	Hemmung unerwünschter Eikosanoidwirkungen.
Antioxidanzien	→	Protektion der Prostacyclinsynthetase, Hemmung der Bildung permeabilitätssteigernder und granulozytenstimulierender Lipoxygenaseprodukte, Protektion des Endothels.
Diätetische Beeinflussung der Zusammensetzung der Membranphospholipide	→	Bildung von Eikosanoiden mit geringerer vasokonstriktorischer und plättchenaggregierender Wirkung.

Durch die Applikation ausgewählter Eikosanoide lassen sich erwünschte Gefäßwirkungen erzielen. So konnten bisher PGE_1 und PGI_2, welche vasodilatatorisch wirken und die Thrombozytenaggregation und Granulozytenstimulation hemmen, erfolgreich bei Zuständen pulmonaler Hypertension [58, 60], beim Raynaud-Syndrom [36], bei arterieller Verschlußkrankheit [9, 21, 57] und zum Offenhalten des Ductus arteriosus [6, 45] angewendet werden. Dem breiteren therapeutischen Einsatz von PGI_2 sind wegen seiner großen Instabilität Grenzen gesetzt, doch stehen hierfür bereits stabilere Prostacyclinanaloga zur Verfügung.

Der Arachidonsäuremetabolismus kann an vielen Stellen blockiert werden. Erstrebenswert ist die selektive Hemmung der Bildung unerwünschter Eikosanoide. Zum Teil wird heute schon durch eine Reihe von Pharmaka mit primär anderer Zielrichtung in das Arachidonsäuresystem eingegriffen. Während potente Blocker des Cyclooxygenaseweges schon verfügbar sind, gibt es z. Z. noch keine klinisch anwendbaren, ausreichend wirksamen Blocker des Lipoxygenaseweges. Beim Einsatz von partiellen Blockern wird die verfügbare freie Arachidonsäure vermehrt über die nichtblockierten Stoffwechselwege metabolisiert. So werden z. B. bei Unterbrechung des Cyclooxygenaseweges durch Indometacin oder Acetylsalizylsäure vermehrt Lipoxygenaseprodukte gebildet [51]. Das Aspirinasthma kommt auf diese Weise zustande. Erfolgreich wird schon seit langem Acetylsalizylsäure zur Verhinderung der Thromboxanbildung und Thrombozytenaggregation eingesetzt [5]. Indometacin wird, wenn auch mit unterschiedlichem Erfolg, zur Unterdrückung der Bildung vasodilatierender Eikosanoide beim persistierenden Ductus arteriosus verwendet [6]. Im Tierexperiment kann durch eine Blokkierung des Cyclooxygenaseweges die im Endotoxinschock auftretende pulmonale Hypertension verhindert werden. Gleichzeitig kommt es aber hierbei zu einer vermehrten Ödembildung in den Lungen [35]. Vor einer unkritischen Anwendung von Blockern des zentralen Syntheseweges der Arachidonsäure muß daher mit großem Nachdruck gewarnt werden.

Wesentlich günstigere Effekte und geringere Nebenwirkungen sind von den in der Entwicklung befindlichen, z. T. schon verfügbaren Blockern der peripheren Synthesewege zu erwarten, mit denen selektiv die Bildung unerwünschter Metaboliten ausgeschaltet werden kann.

Bei gesteigertem Arachidonsäuremetabolismus erscheint die Hemmung der Arachidonsäurefreisetzung sinnvoll. Dies ist möglich durch Reduktion der auslösenden Stimuli und durch Hemmung der Freisetzungsmechanismen für Arachidonsäure. Für diese letzte Möglichkeit stehen jedoch z. Z. noch keine klinisch einsetzbaren potenten Pharmaka zur Verfügung.

Neben dem therapeutischen Einsatz einzelner Eikosanoide und der Anwendung von Blokkern sind weiterhin Pharmaka erforderlich, die selektiv die Wirkung von freigesetzten Eikosanoiden hemmen können. Solche Rezeptorantagonisten befinden sich im Stadium der experimentellen Prüfung.

Eine prophylaktisch und therapeutisch nutzbare Reduzierung der Synthese von permeabilitätssteigernden Eikosanoiden scheint nach experimentellen und ersten klinischen Befunden mit Antioxidanzien möglich [25, 67]. Für einen erfolgversprechenden klinischen Einsatz müssen jedoch noch potentere Pharmaka, als derzeit vorhanden, mit extrazellulärer und intrazellulärer Wirkung entwickelt werden. Von diesen wäre dann auch ein wirksamer Schutz der endothelialen Prostacyclinsynthetase vor der Inaktivierung durch Oxidation zu erwarten.

Zur Prophylaxe bieten sich diätetische Maßnahmen an, mit denen die Zusammensetzung der Membranphospholipide und damit das Muster der gebildeten Eikosanoide verändert werden kann. Diesen Überlegungen liegen Beobachtungen bei Grönlandeskimos zugrunde, die mit ihrer maritimen Nahrung vermindert Arachidonsäure (C 20:4, ω 6) dafür vermehrt große Mengen Eikosapentaensäure (C 20:5, ω 3) und andere langkettige, vielfach ungesättigte ω 3-Fettsäuren aufnehmen. Bei dieser Bevölkerungsgruppe findet sich eine verminderte Thrombozytenaggregabilität und ein sehr seltenes Auftreten von Herzinfarkten [8]. Durch den partiellen Ersatz der Arachidonsäure durch Eikosapentaensäure in den Membranphospholipiden wird bei Phospholipaseaktivierung jetzt vermehrt diese Fettsäure anstelle von Arachidonsäure freigesetzt und nicht wie diese zu Dieneikosanoiden (TXA_2, PGI_2 u. a.), sondern zu Trieneikosanoiden (TXA_3, PGI_3 u. a.) metabolisiert. Im Gegensatz zu TXA_2 besitzt TXA_3 kaum einen aggregatorischen Effekt auf Thrombozyten, während PGI_3 die gleiche antiaggregatorische Wirkung wie PGI_2 zeigt. Der Einbau der Eikosapentaensäure in die Membranphospholipide und die vermehrte Bildung der Trieneikosanoide erfolgt innerhalb 24 h nach der Aufnahme, so daß durch diätetische Behandlung auch bei Bevölkerungsgruppen, die nicht an maritime Nahrung gewöhnt sind, sehr schnell eine günstige Veränderung des Eikosanoidmusters zu erreichen ist [10]. Es bleibt zu hoffen, daß diese wenig kostenaufwendige und auf breiter Basis anwendbare Möglichkeit, protektiv in die Interaktion zwischen Gefäßwand, Thrombozyten und Granulozyten einzugreifen, sich in der klinischen Überprüfung als wirksam zur Prophylaxe und Behandlung von arteriosklerotischen und thrombotischen Gefäßerkrankungen erweist.

Literatur

1. Armstrong JM (1982) Prostaglandins: Pre- and postjunctional modulation of adrenergic nerve function. In: Herman, Vanhoutte, Denolin, Goossens (eds) Cardiovascular pharmacology of the prostaglandins. Raven, New York, p 51
2. Baumgartner HR, Muggli R (1976) Adhesion and aggregation: Morphological demonstration and quantitation in vivo and in vitro. In: Gordon JL (ed) Platelets in biology and pathology. Elsevier, Amsterdam, p 23
3. Belch JJF, Lowe GDO, Drummond MM, Forbes CD, Prentice CRM (1981) Prostacyclin reduces red cell deformiability. Thromb Haemost 45:189
4. Borgeat P, Hamberg M, Samuelsson S (1976) Transformation of arachidonic acid and dihomo-γ-linolenic acid by polymorphnuclear leukocytes. J Biol Chem 251:7816
5. Burch JW, Stanford N, Majerus PW (1978) Inhibition of platelet prostaglandinsynthetase by oral aspirin. J Clin Invest 61:314
6. Coceani F, Olley PM, Lock JE (1980) Prostaglandins, ductus arteriosus, pulmonary circulation: Current concepts and clinical potential. Eur J Clin Pharmacol 181:75
7. Dahlén S-E, Björk J, Hedqvist P et al (1981) Leukotrienes promote plasma leakage and leukocyte adhesion in postcapillary venules: In vivo effects with relevance to the acute inflammatory response. Proc Natl Acad Sci 78:3887
8. Dyerberg J (1982) Dietary manipulation of prostaglandin synthesis: Beneficial or detrimental? In: Herman AG, Vanhoutte PM, Denolin H, Goossens A (eds) Cardiovascular pharmacology of the prostaglandins. Raven, New York, p 233
9. Eklund AE, Eriksson G, Olsson AG (1982) A controlled study showing significant short-term effect of prostaglandin E_1 in healing of ischaemic ulcers of the lower limbs in man. Prostaglandins Med 8:265
10. Fischer S, Weber PC (1984) Prostaglandin I_3 is formed in vivo in man after dietary eicosapentaenoic acid. Nature 307:165
11. Flower RJ, Blackwell GJ (1976) The importance of phospholipase A_2 in prostaglandin biosynthesis. Biochem Pharmacol 25:285
12. Ford-Hutchinson AW, Bray MA, Doig MV, Shipley ME, Smith MJH (1980) Leukotriene B: A potent chemokinetic and aggregating substance released from polymorphnuclear leukocytes. Nature 286:264
13. Frölich JC, Rosenkranz B (1982) Role of prostaglandins in the regulation of blood pressure. In: Herman, Vanhoutte, Denolin, Goossens (eds) Cardiovascular pharmacology of the prostaglandins. Raven, New York, p 259
14. Goetzl EJ, Gorman RR (1978) Chemotactic and chemokinetic stimulation of human eosinophil and neutrophil polymorphnuclear leucocytes by 12-L-hydroxy-5, 8, 10-heptadecatrienoic acid (HHT). J Immunol 120:526
15. Goetzl EJ, Woods JM, Gorman RR (1977) Stimulation of human eosinophil and neutrophil polymorphnuclear leukocyte chemotaxis and random migration by 12-L-hydroxy-5,8,10,14-eicosatetraenoic acid. J Clin Invest 59:179
16. Gryglewski RJ, Dembinska-Kiec A, Glytkowski A, Gryglewski T (1978) Prostacyclin and thromboxane A_2 biosynthesis capacities of heart, arteries and platelets at various stages of experimental artherosklerosis in rabbits. Artherosclerosis 31:385
17. Ham EA, Egan RW, Soderman DD, Gale PH, Kuehl FA Jr (1979) Peroxidase-dependent deactivation of prostacyclin synthetase. J Biol Chem 254:2191
18. Hamberg M, Hamberg G (1980) On the mechanism of the oxygenation of the arachidonic acid by human platelet lipoxygenase. Biochem Biophys Res Commun 95:1090
19. Hammarström S (1982) Biosynthesis and biological actions of prostaglandins and thromboxanes. Arch Biochem Biophys 214:431
20. Hong SL, Levine L (1976) Stimulation of prostaglandin synthesis by bradykinin and thrombin and their mechanism of action on MCS-fibroblasts. J Biol Chem 251:5814
21. Hossman V, Heinen A, Auel A, FitzGerald GA (1981) A randomized, placebo-controlled trial of prostacyclin (PGI_2) in peripheral arterial disease. Thromb Res 22:481
22. Hsueh W, Isakson PC, Needleman P (1977) Hormone selective lipase activation in the isolated rabbit heart. Prostaglandins 13:1073

23. Kilbom A, Wennmalm A (1977) Endogenous prostaglandins as local regulators of blood flow in man: Effect of indomethacin on reactive and functional hvperaemia. J Physiol (Lond) 257:109
24. Lefer AM (1983) Role of prostaglandins and thromboxanes in shock states. In: Altura BM et al (eds) Basic science. Raven, New York (Handbook of shock and trauma, vol 1, p 355)
25. Lefer AM, Araki H, Okamatsu S (1981) Beneficial actions of a free radical scavenger in traumatic shock and myocardial ischemia. Circ Shock 8:273
26. Lindbom L, Hedqvist P, Dahlen S-E, Lindgren JÅ, Arfors K-E (1982) Leukotriene B_4 induces extravasation and migration of polymorphnuclear leukocytes in vivo. Acta Physiol Scand 116:105
27. Lucas A, Mitchell MD (1978) Plasma prostaglandins in pre-term neonates before and after treatment for patent ductus arteriosus. Lancet II:130
28. Marcus AJ, Broekman MJ, Safier LB, Ullman HL, Islam N (1982) Formation of leukotrienes and other hydroxy acids during platelet-neutrophil interactions in vitro. Biochem Biophys Res Commun 109:130
29. Moncada S, Vane JR (1978) Unstable metabolites of arachidonic acid and their role in haemostasis and thrombosis. Br Med Bull 34:129
30. Moncada S, Herman A, Higgs EA, Vane JR (1977) Differential formation of prostacyclin (PGX or PGI_2) by layers of the arterial wall. An explanation for the antithrombotic properties of vascular endothelium. Thromb Res 11:323
31. Needleman P, Moncada S, Bunting S, Vane JR, Hamberg M, Samuelsson B (1976) Identification of an enzyme in platelet microsomes which generates thromboxane A_2 from prostaglandin endoperoxides. Nature 261:558
32. Neuhof H, Noak A, Hoffmann C, Seeger W (to be published) Thromboxane mediated pulmonary vasoconstriction in rabbits induced by acute alveolar hypoxia. 2. Internationales Prostaglandin-Symposium, Erlangen 1984.
33. Neuhof H, Seeger W, Wolf HRD, Hall J, Neumann C, Srampical B (in press) Acute increase in pulmonary vascular resistance induced by circulating fibrin monomers, mediated by pulmonary thromboxan A_2 generation. Eur J Respir Dis
34. Oettinger W, Seifert J (1982) Pathophysiologische Bedeutung der Prostanoide im septischen Schock. Fortschr Med 100:2169
35. Ogletree M, Brigham KL (1979) Indomethacin augments endotoxin induced increased lung vascular permeability in sheep. Rev Respir Dis 119:383
36. Pardy BJ, Hoare MC, Eastcott HHG (1982) Prostaglandin E_1 in severe Raynaud's phenomenon. Surgery 92:953
37. Platshon LF, Kaliner M (1978) The effects of the immunologic release of histamine upon human lung cyclic nucleotide levels and prostaglandin generation. J Clin Invest 62:1113
38. Polley MJ, Nachman RL, Weksler BB (1981) Human complement in the arachidonic acid transformation pathway in platelets. J Exp Med 153:257
39. Rasmussen H, Lake W, Allen JE (1975) The effect of catecholamines and prostaglandins upon human and rat erythrocytes. Biochim Biophys Acta 411:63
40. Rittenhouse-Simmons S, Deykin D (1981) Release and metabolism of arachidonate in human platelets. Thromb Haemost 41:349
41. Robertson RP (1983) Prostaglandins, glucose, homeostasis and diabetes mellitus. Annu Rev Med 34:1
42. Ross R, Glomset JA (1976) The pathogenesis of atherosclerosis. N Engl J Med 295:420
43. Sacks T, Moldow CF, Craddock PR et al (1978) Oxygen radicals mediate endothelial cell damage by complementstimulated granulocytes. J Clin Invest 61:1161
44. Samuelsson B, Borgeat P, Hammarström S, Murphy RC (1980) Leucotrienes: A new group of biologically active compounds. Adv Prostaglandin Thromboxane Leukotriene Res 6:1
45. Schöber JG, Keller M, Mocellin R, Schumacher G, Bühlmeyer K (1980) Indications and pharmacological effects of therapy with prostaglandin E_1 in the newborn. Adv Prostaglandin Thromboxane Leukotriene Res 7:905
46. Schoenberg MH, Younes M, Haglund U et al (1984) The participation of the hypoxanthin-xanthin oxidase system in the generation of free radicals after intestinal ischemia. In: Bors W, Saran M, Tait D (eds) Oxygen radicals in chemistry and biology. de Gruyter, Berlin, p 851
47. Schoene NW, Facono JM (1975) Stimulation of platelet phospholipase A_2 activity by aggregating agents. Fed Proc 34:257
48. Schrör K (1982) Bedeutung von Prostaglandinen und anderen Eikosanoiden für das Verhalten der Mikrozirkulation beim Schock. Hämostasiologie 2:73

49. Schrör K (1984) Prostaglandine und verwandte Verbindungen. Thieme, Stuttgart
50. Seeger W, Neuhof H, Graubert E, Wolf H, Róka L (1982) Comparative influence of the Ca-ionophore A23187, bradykinin, kallidin and eledoisin on the rabbit pulmonary vasculature with special reference to arachidonate metabolism. Adv Exp Med Biol 156:533
51. Seeger W, Wolf H, Stähler G, Neuhof H, Róka L (1982) Increased pulmonary vascular resistance and permeability due to arachidonate metabolism in isolated rabbit lungs. Prostaglandins 23:157
52. Serhan CN, Radin A, Smolen JE, Korchak H, Samuelsson B, Weissmann G (1982) Leukotriene B_4 is a complete secretagogue in human neutrophils: A kinetic analysis. Biochem Biophys Res Commun 107:1006
53. Serneri GCN, Masotti G, Poggesi L, Galanti G (1980) Release of prostacyclin into the bloodstream in humans after local blood flow changes. Adv Prostaglandin Thromboxane Leukotriene Res 7:715
54. Sinzinger H, Silberbauer K, Winter M (1979) Effects of experimental atherosclerosis on prostacyclin (PGI_2) generation in arteries of the miniature swine. Artery 5:448
55. Spagnuolo PJ, Ellner JJ, Hassid A, Dunn MJ (1980) Thromboxane A_2 mediates augmented polymorphnuclear leukocyte adhesiveness. J Clin Invest 66:406
56. Stimler NP, Brocklehurst WE, Bloor CM, Hugli TE (1980) Complement anaphylatoxin C_{5a} stimulates release of SRS-A-like activity from guinea-pig lung fragments. J Pharm Pharmacol 32:804
57. Szeczeklik A, Skawinski S, Gluszko P, Nizankowski R, Szczeklik J, Gryglewski RJ (1979) Successful therapy of advanced arteriosclerosis obliterans with prostacyclin. Lancet V:1111
58. Szczeklik J, Dubiel JS, Mysik M, Pyzik Z, Krol R, Horzela T (1978) Effects of prostaglandin E_1 on pulmonary circulation in patients with pulmonary hypertension. Br Heart J 40:1397
59. Thomas G, Rao PVVP (1979) Leukocyte migration and prostaglandin E_1. J Pharm Pharmacol 31:789
60. Watkins WD, Peterson MB, Crone RK, Shannon DC, Levine L (1980) Prostacyclin and prostaglandin E_1 for severe idiopathic pulmonary artery hypertension. Lancet XVII:1083
61. Weismann G, Smolen JE, Korchak HM (1980) Release of inflammatory mediators from stimulated neutrophils. N Engl J Med 303:27
62. Weiss JW, Drazen JM, Coles N, McFadden ER Jr, Austen KF (1982) Bronchoconstrictor effect of leukotriene C in humans. Science 216:196
63. Weksler BB, Levy CW, Jaffe EA (1978) Stimulation of endothelial cell prostacyclin production by thrombin, trypsin and the ionophore A23187. J Clin Invest 62:923
64. Weksler BB, Knapp JM, Jaffe EA (1979) Prostacyclin (PGI_2) synthesized by cultured endothelial cells modulates polymorphnuclear leukocyte function. Blood [Suppl 1] 50:287
65. Wennmalm A (1978) Effects of nicotine on cardiac prostaglandin and platelet thromboxane synthesis. Br J Pharmacol 64:559
66. Wennmalm A (1979) Cigarette smoking, prostaglandins and reactive hyperemia. Prostaglandins Med 3:321
67. Wolf H, Seeger W, Suttorp N, Neuhof H (1981) Experimental results in the prevention of RDS with α-tocopherol. Prog Respir Res 15:308

Diskussion

Tarnow: Herr Neuhof, Sie haben gezeigt, daß eine Indometazinvorbehandlung die vasokonstriktorischen Wirkungen von Arachidonsäurederivaten in der Lungen blockiert. Nun ist ja die Lunge ein spezielles Organ. Wie ist das in anderen Teilkreislaufgebieten?

Neuhof: Unter Indometazinapplikation kommt es bei gesunden Versuchspersonen, anders als in der Lungenstrombahn, im großen Kreislauf zum Anstieg des totalen peripheren Strömungswiderstands (TPR), weil infolge der Synthesehemmung des PGE_2 dessen modulierender Einfluß auf die adrenerge Reizübertragung entfällt. Es resultiert eine vermehrte Noradrenalinfreisetzung und eine verstärkte Noradrenalinwirkung an den Widerstandsgefäßen. Bei unphysiologischer Stimulierung des Arachidonsäuremetabolismus mit vermehrter Bildung und Wirkung der vasokonstriktorischen Cyclooxygenaseprodukte TXA_2 und $PGF_{2\alpha}$ wird auch durch Cyclooxygenaseblocker wie Indometazin der Gefäßwiderstand im großen Kreislauf gesenkt.

Tarnow: Zum Beispiel im Koronarkreislauf?

Neuhof: Im Koronarkreislauf erfolgt die Beeinflussung des Gefäßwiderstands über die Verhinderung der Thromboxanfreisetzung aus den Thrombozyten.

van Ackern: Ist die geringere Inzidenz der Atherosklerose bei den Eskimos nahrungsmittel-, diätetisch oder genetisch bedingt? Mit anderen Worten bedeutet das, wenn ich z. B. mehr Lebertran zuführe, ich auch mehr Eikosapentaensäuren in meinen Phospholipiden anreichere?

Neuhof: Im Januar 1984 ist eine neuere Studie von Fischer und Weber in *Nature* erschienen. Sie konnten zeigen, daß bei Versuchspersonen bereits innerhalb von 24 h nach diätetischer Verabreichung von Dorschlebertran und/oder Makrelenlebertran der Gehalt an Eikosapentaensäure in den Plasmaphospholipiden und die Ausscheidung von PGE_3-Metaboliten über die Nieren ansteigen. Der schnelle Einbau der diätetisch angebotenen Eikosapentaensäure in die Phospholipide erklärt sich auch aus dem großen Umsatz der Phospholipide in den zellulären Membranen. Man sollte diese Möglichkeit der diätetischen Beeinflussung des Phospholipidmusters in den zellulären Membranen prophylaktisch und therapeutisch nutzen, denn mit der Zunahme des Gehalts der Membranen an Eikosapentaensäure bei gleichzeitiger Verarmung an Arachidonsäure nimmt auch die Menge des freisetzbaren, vasokonstriktiv und thrombozytenaggregierend wirkenden TXA_2 zugunsten des kaum gefäß- und plättchenwirksamen TXA_3 ab.

Nees: Beim Verfassen meines Artikels ist mir hierbei schon aufgefallen, daß es bereits wieder gegensinnige Auffassungen in der Literatur gibt, die vor überschüssigem Konsum von Eikosapentaensäure warnen. Es soll hier angeblich Fälle von Myokardnekrosen gegeben haben. Was ist Ihnen hierzu bekannt?

Neuhof: Es ist z. Z. noch schwer voraussehbar, was alles an positiven und negativen Effekten durch Veränderungen der Fettsäurezusammensetzung der Membranphospholipide zu erreichen ist. Die mir bekannten Untersuchungen, bei denen bei Mensch und Tier Eikosapentaensäure verfüttert wurde, haben bisher nur positive Ergebnisse gebracht. Andererseits ist bekannt, daß bei total fettfreier Ernährung keine essentiellen Fettsäuren, also auch keine Arachidonsäure gebildet werden kann. Die Leber bildet in diesem Falle aus Ölsäure hochungesättigte Fettsäuren, die sich wie die Δ 5, 8, 11-Eikosatriensäure durch die Lokalisation ihrer Doppelbindungen von den essentiellen Fettsäuren unterscheiden und nicht als Prostaglandinvorstufen dienen können. Solche Patienten weisen Störungen der Membranfunktion auf, sie leiden an Blutungsneigung bei gestörter Plättchenfunktion, an Hautveränderungen und an Infektanfälligkeit.

Rieger: Ich möchte noch einmal das Konzept über die Konkurrenz des PGE_2 gegenüber dem Thromboxan ansprechen. Als Kliniker gerät man etwas in Schwierigkeit, weil man jetzt zwischen dem Konzept und der klinischen Erfahrung schwankt. Denn wir wissen im Moment nicht, was bei der Aspirinprophylaxe tatsächlich passiert. Aus der bisherigen medizinischen Erfahrung muß man jedoch bezüglich der Aspirinprophylaxe noch zurückhaltend sein, denn die bislang vorliegenden Studien, die randomisiert und doppelblind durchgeführt wurden, sind ja relativ positiv, z. B. bei der Infarktprophylaxe, aber auch beim Zustand nach aortokoronarem Bypaß. Diese Studien sind jedoch alle mit Dosen zwischen 1 und 1,5 g durchgeführt worden. Die Frage ist jedoch, ob wir dieses Konzept der hohen Dosierung mit Aspirin verlassen können oder nicht. Sind Ihnen schon Studien mit sog. Low-dose-Aspirin bekannt?

Neuhof: Herr Breddin aus Frankfurt führt sei längerer Zeit Untersuchungen mit Low-dose-Aspirin (100 mg/Tag) durch. Ein abschließendes Urteil über die Effizienz dieser Dosierung steht noch aus. Die niedrige Aspirindosierung sollte aber unbedingt und nicht zuletzt im Hinblick auf die zu erwartenden geringeren Nebenwirkungen auf breiterer Basis geprüft werden. Wahrscheinlich wird man aber demnächst aus dem Dilemma Aspirin ja oder nein/hoch oder niedrig dosiert heraus sein, weil bald selektive Thromboxansynthetasehemmer und Thromboxanrezeptorantagonisten zur klinischen Verfügung stehen werden. Die Verwendung von Acetylsalizylsäure als Cyclooxygenaseblocker ist keine gute Methode, um gezielt in den Arachidonsäuremetabolismus einzugreifen. Das Individum kann ganz unterschiedlich unter anderen Umständen wie beim Aspirinasthma mit einer vermehrten Bildung von Leukotrienen und anderen Lipoxygenaseprodukten reagieren. Das therapeutische Ziel muß sein, peripher die Synthese oder Wirkung von Thromboxan und anderen unerwünschten Arachidonsäuremetaboliten zu blockieren.

Schönberg: Sie haben gezeigt, daß das Ödem in der Lunge an Ihrem Modell deutlich zurückgeht, wenn Sie Tokopherol dem Kaninchen geben. Haben Sie es mit einem anderen Antioxidans, z. B. mit Superoxiddismutase (SOD), versucht?

Neuhof: Herr Seeger aus unserem Arbeitskreis hat auch mit SOD eine Verminderung der Ödembildung an der isolierten Lunge erzielt. Die Wirkung ist aber deutlich geringer als mit der isolierten antioxidativen Chromanstruktur des Tokopherols. Dies ist auch zu erwarten, weil es nicht in die Zelle hineingelangen kann.

Gerlach: Muß es denn in die Zelle gelangen?

Neuhof: Wenn Sie an die Sauerstoffradikalfreisetzung aus Granulozyten denken, dann ist auch von der extrazellulär sich befindenden SOD ein positiver Effekt zu erwarten. An unserem Modell der isolierten Lunge haben wir aber, was das Perfusionsmdeium betrifft, leukozytenfrei gearbeitet. Der Hauptanteil an O_2-Radikalen, der nach Stimulierung enstanden ist, dürfte intrazellulär mit den einzelnen Peroxidationsstufen im Ablauf der Arachidonsäuremetabolisierung entstanden sein.

Schönberg: Normalerweise ist ja der Patient nicht leukozytenfrei, so daß also das intravasal vorliegende SOD auch hier wirksam wird.

Neuhof: Richtig, aber es kann nur die O_2-Radikale abfangen, die aus Leukozyten und anderen Zellen nach außen freigesetzt werden, nicht aber intrazellulär die O_2-Radikale aus dem Stoffwechsel. Zum Tokopherol wäre folgendes zu sagen. Tokopherol übt als Antioxidans eine Schutzwirkung gegenüber im Organismus entstehenden toxischen O_2-Produkten aus. Seine antioxidative Wirkung im Arachidonsäuremetabolismus wäre stärker, wenn dem Molekül der Phytolrest fehlen würde. Stark antioxidativ wirkt nur die Chromanstruktur des Tokopherols. Der Phytolrest bewirkt hingegen im negativen Sinne eine vermehrte und erleichterte Freisetzbarkeit der Arachidonsäure und eine Steigerung der Eikosanoidbildung. Im Gesamtmolekül addiert sich die positive und die negative Wirkung.

Gerlach: Vielleicht sollte man noch darauf hinweisen, daß das PGE_2 neuerdings auch in der Herz-Lungen-Maschine verwendet wird, um die Thrombozytenaggregation zu verhindern, und zwar deswegen, weil es eben relativ rasch hinterher abgebaut wird und die Funktion der Thrombozyten nur für die Zeit der extrakorporalen Verweildauer gestört ist.

Neuhof: Auch zur Therapie der arteriellen Verschlußkrankheit und zur Behebung von Gefäßspasmen in der Lungenstrombahn wird PGE_1 verwendet. Da PGE_1 in der Lunge zu etwa 80% abgebaut wird, hat man mit diesem Prostaglandin die Möglichkeit, so zu dosieren, daß nur in der Lunge die gewünschte Gefäßwirkung erzielt wird. Eine systemische Wirkung läßt sich durch eine höherer i.v.-Dosierung erreichen. Während der extrakorporalen Bypasszirkulation entfällt der Abbau des PGE_1 durch die Lunge. Die mehr selektiv auf die Lunge begrenzbare Wirkung des PGE_1 erscheint mir unter bestimmten Therapieaspekten als Vorteil gegenüber dem nicht in der Lunge metabolisierten PGE_2 und dessen Analoga.

Die internistische präoperative Beurteilung und Therapie des Gefäßpatienten. Eine Untersuchung an 300 konsekutiv operierten Patienten*

E. Erdmann, A. Klein und H. Hacker

Einleitung

Unsere chirurgischen Kollegen bekommen zunehmend ältere Patienten mit einer Reihe von teilweise ernsten Vor- oder gar Begleiterkrankungen zur Operation zugewiesen. Diese Kranken nehmen häufig eine Vielzahl verschiedener Arzneimittel ein, auf die sie manchmal sogar angewiesen sind (Insulin, Digitalis, Diuretika, Antiarrhythmika etc.) Dies gilt gerade für unsere Gefäßpatienten, bei denen nur ausnahmsweise eine Gefäßprovinz allein betroffen ist. Die heute notwendigen Kenntnisse der Pharmakokinetik, der Interaktionen zwischen den Pharmaka, aber auch der krankheitsbedingten Änderungen der Medikamenteneigenschaften, einmal ganz abgesehen von den internen Begleiterkrankungen (Hypertonie, koronare Herzerkrankung, Niereninsuffizienz etc.) zwingen dementsprechend zu einer engen Zusammenarbeit zwischen Operateur, Anästhesist und Internist bei der Betreuung derartiger Patienten, die zum großen Teil unabhängig vom jeweiligen operativen Eingriff in ständiger ärztlicher Behandlung sind oder es eigentlich sein sollten.

Die präoperativen Risikofaktoren sind bekannt [1, 6, 7, 15]. Häufig besteht trotz schlechter Voraussetzung trotzdem eine Operationsindikation, weil Gefäßverschlüsse, Aneurysmen mit Rupturschmerz oder vorübergehende ischämische Attacken dazu zwingen. Dann bleibt dem hinzugezogenen internistischen Konsiliararzt nur wenig Handlungsspielraum. Andererseits sind die meisten Gefäßoperationen nicht derart dringlich durchzuführen, so daß der präoperativen genauen Abklärung bzw. Verbesserung des operativen Risikos sowie einer therapeutischen Beeinflussung des Krankheitszustandes große Bedeutung hinsichtlich des erfolgreichen Eingriffs zukommt. Um die heutigen internistischen Probleme der Gefäßpatienten aufzuzeigen und eine adäquate präoperative Therapie anhand einiger Beispiele zu diskutieren, haben wir jeweils 100 konsekutive Verläufe an Patienten der Jahre 1982 und 1983 retrospektiv untersucht, die an einer Karotisstenose, einem Bauchaortenaneurysma bzw. einem femoropoplitealen Verschluß oder einer Stenosierung operiert wurden.

Methodik

Die chirurgischen Kollegen im Klinikum Großhadern fordern in der Regel bei jedem Gefäßpatienten mit dem Hinweis für eine interne Erkrankung ein internistisches Konsil am Auf-

---

* Unser besonderer Dank gilt Herrn Prof. Dr. Becker, Abteilung für Gefäßchirurgie der Chirurgischen Klinik der Universität München, Klinikum Großhadern, der uns alle Krankenunterlagen zur Verfügung stellte.

nahmetag oder dem darauffolgenden Tag an, sobald Laborwerte, EKG und Röntgenthorax vorliegen. Bei akut eingewiesenen Notfällen wird der Internist ebenfalls präoperativ zumeist zugezogen. Die internistische Konsiliartätigkeit umfaßt die Anamnese, die körperliche Untersuchung, die Bewertung der Labordaten, die Auswertung des EKG und des Röntgenbildes. Die Ergebnisse dieser Untersuchung werden schriftlich festgehalten und enthalten ebenfalls eine Risikobeurteilung sowie einen Therapievorschlag.

Wir haben aus diesen Daten, dem Anästhesieprotokoll und den anderen Unterlagen ab 1. 1. 1982 bis 31. 12. 1983 jeweils 100 *konsekutive* Patientenverläufe für folgene Operationen genauer untersucht:

1. Karotisstenosenoperation (CaT),
2. Bauchaortenaneurysma (BAA),
3. femoropopliteale und aortofemorale Bypassoperation (Fem-pop).

Da einige Patientendaten dieser 300 konsekutiv operierten Patienten nicht vollständig vorhanden (bzw. völlig unauffindbar) waren, mußten insgesamt für die Auswertung herangezogen werden: mit CaT 124, mit BAA 131,und mit Fem-pop 133 Patienten, um von jedem Operationsverfahren 100 Patienten mit auswertbarem Verlauf zu bekommen. Durch das zentrale Sterberegister des Klinikums war aber auch im Falle der fehlenden genauen Patientendaten zumindestens die Erkennung der Klinikmortalität möglich.

Ergebnisse

Beschreibung der Patienten

Das mittlere Alter aller operierten Patienten lag bei 65 (31–84) Jahre, dabei betrug das mittlere Alter bei den Patienten mit CaT 65 (31–80) Jahre, mit BAA 66 (34–84) Jahre und mit Fem-pop 64 (36–81) Jahre. Die 3 Kollektive unterscheiden sich also in dieser Hinsicht nicht. Die prozentuale Altersverteilung zeigt Abb. 1. In allen 3 Gruppen waren mehr als 30% der Kranken über 70 Jahre alt. Zwischen 72 und 90% der Patienten waren Männer (Tabelle 1).

Bei der präoperativen Untersuchung wurde bei 58–69% der Patienten eine koronare Herzerkrankung festgestellt (Abb. 2), die sich entweder als fortbestehende, stabile Angina pectoris (20–26%) oder als abgelaufener Herzinfarkt (20–29%) zeigte. In 30–34% der Fälle wurde eine Belastungsherzinsuffizienz (Stadium II oder III NYHA) diagnostiziert. Lungenerkrankungen wiesen 27–48% der Kranken auf (Abb. 3). Dabei fanden sich chronische Bronchitiden, obstruktive oder restriktive pulmonale Funktionsstörungen als auch Pneumonien usw. etwa gleich verteilt. Nierenerkrankungen mit renalen Funktionsstörungen, in der Regel mit erhöhten Retentionswerten, sahen wir bei 75 (25%) der Patienten (Abb. 4). Bei 37 der für Fem-pop vorgesehenen Kranken war das Kreatinin erhöht.

209 Patienten (70%) wiesen ein pathologisches EKG auf, davon 49% einen pathologischen Lagetyp (in der Regel einen überdrehten Linkstyp), 42% zeigten Überleitungsstörungen und 33% (von 20%) hatten elektrokardiographische Hinweise für einen abgelaufenen Herzinfarkt (Abb. 5). Diese 33% entsprechen 23% aller 300 untersuchten Patienten, dies wiederum stimmt gut mit den anamnestisch erfragten Herzinfarkten (20–29%) überein. Bis auf einige Fälle waren zumindest in diesem Kollektiv elektrokardiographisch oder klinisch stumme

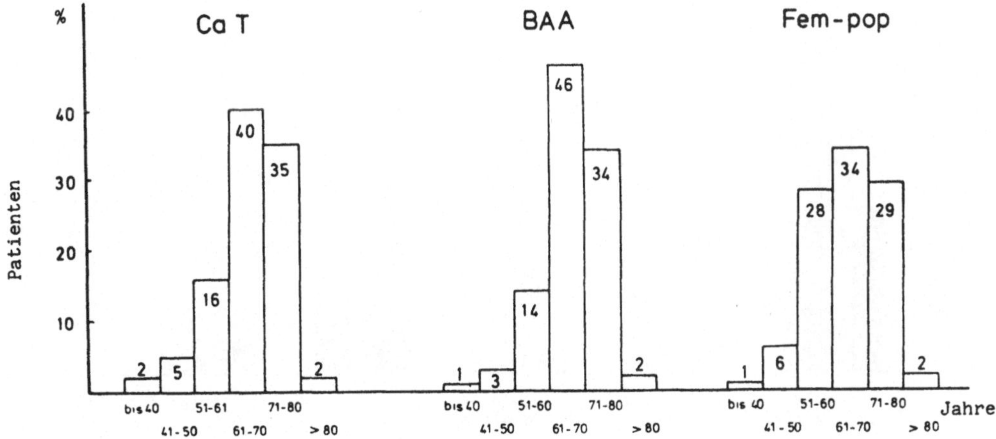

Abb. 1. Altersverteilung (in %) der untersuchten Patienten. Das mittlere Alter aller 300 Patienten war 65 ± 9 Jahre

Tabelle 1. Geschlechtsverteilung der 300 untersuchten Patienten (Angaben in %)

	CaT	BAA	Fem-pop
Männer	72	90	79
Frauen	28	10	21

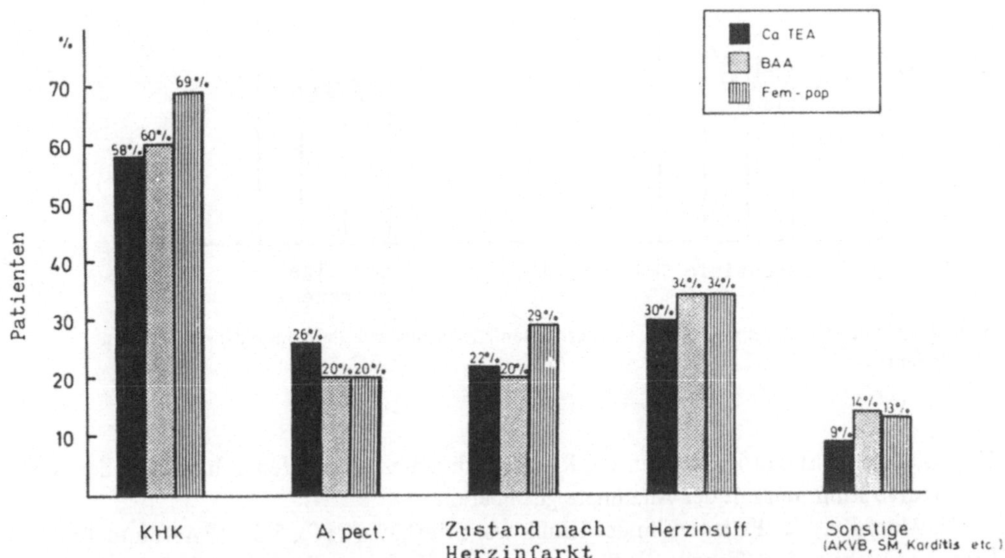

Abb. 2. Art und Häufigkeit (in %) kardialer Vorerkrankungen (*AKVB* aortokoronarer Venenbypass, *SM* Schrittmacher)

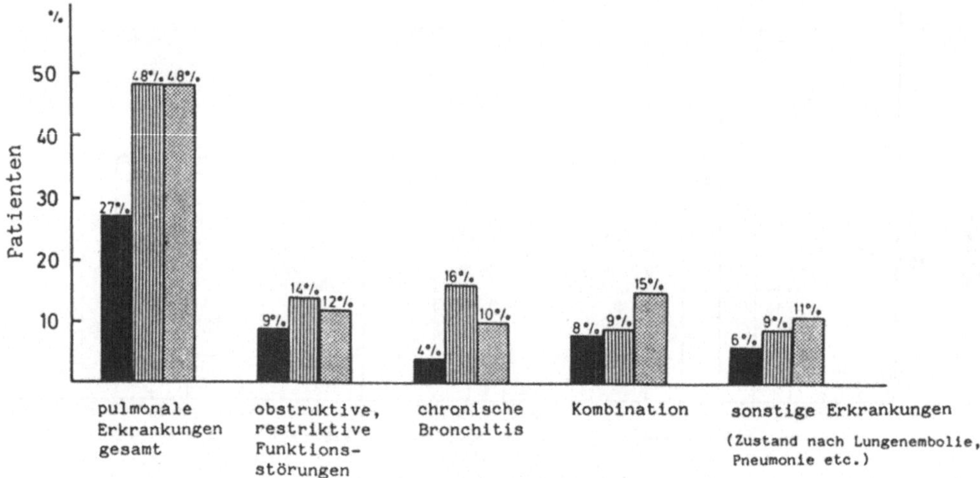

Abb. 3. Art und Häufigkeit (in %) pulmonaler Erkrankungen, die bei 123 von den 300 Patienten diagnostiziert wurden

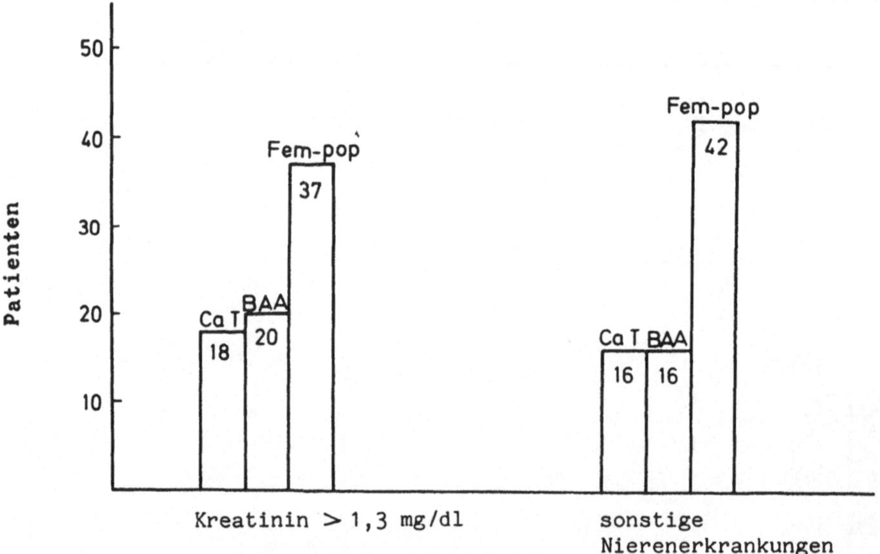

Abb. 4. Zahl der Nierenerkrankungen bzw. erhöhten Kreatininwerte (> 1,3 mg/dl) bei 149 von 300 Patienten

Herzinfarkte nicht häufig, bzw. unsere Kriterien für einen abgelaufenen Infarkt in der Herzstromkurve stimmten mit der Anamnese gut überein.

Die Mortalität der Patienten in der Klinik war mit 0,8% (CaT), 5,3% (BAA) und 1,5% (Fem-pop) sehr gering (Tabelle 2). Eine Analyse der Todesursachen (Tabelle 3) zeigt, daß 4 von den 10 verstorbenen Patienten einem Herzinfarkt zum Opfer fielen. Von diesen 4 Patienten bekamen 3 den Myokardinfarkt am Operationstag, 1 Patient am 2. postoperativen

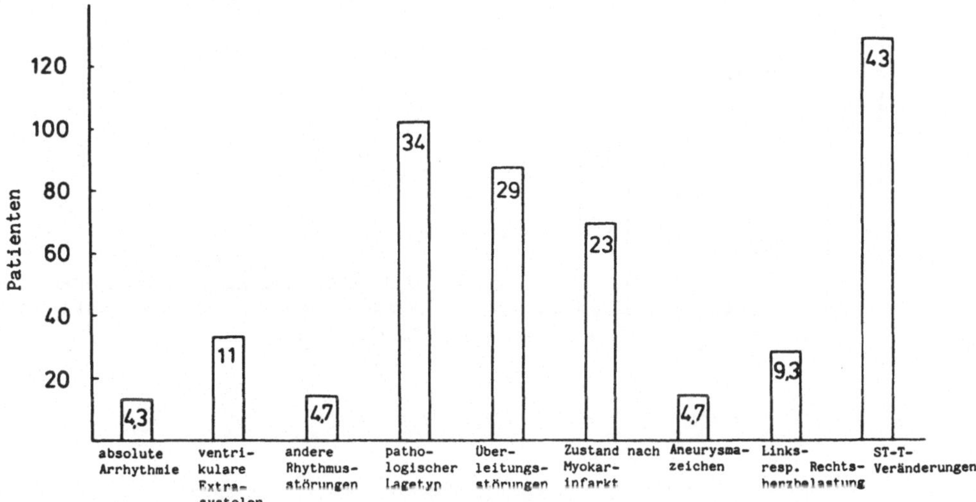

Abb. 5. Zahl der elektrokardiographischen Hinweise für kardiale Erkrankungen bei 209 von 300 Patienten. Die Zahlen in den Säulen geben den Prozentsatz bezogen auf alle 300 Patienten an

Tabelle 2. Klinikmortalität der 388 konsekutiv seit 1982 operierten Patienten

	Patienten	Verstorben	[%]
CaT	124	1	0,8
BAA	131	7	5,3
Fem-pop	133	2	1,5

Tabelle 3. Todesursachen der 388 operierten Patienten

	n
Herzinfarkt (Rhythmusstörungen 2)	4
Nachblutungen mit weiteren Komplikationen	2
Leberzellkarzinom	1
Zerebrale Ischämie	1
Unklar	2

Tag. Bei 2 von diesen verstorbenen Patienten handelte es sich um Notoperationen (BAA). Bei den beiden anderen war die koronare Herzerkrankung mit stabiler Angina pectoris präoperativ bekannt (BAA, 73 Jahre, und CaT, 61 Jahre). Zwei Patienten verstarben nach Blutungskomplikationen und weiteren Komplikationen (Schocklunge, Nierenversagen etc.)

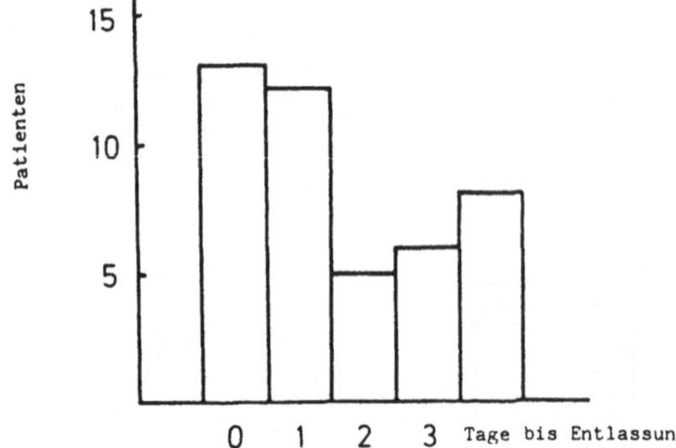

Abb. 6. Zahl und Zeitpunkt der akuten Angina-pectoris-Anfälle bzw. Myokardinfarkte intra- bzw. postoperativ

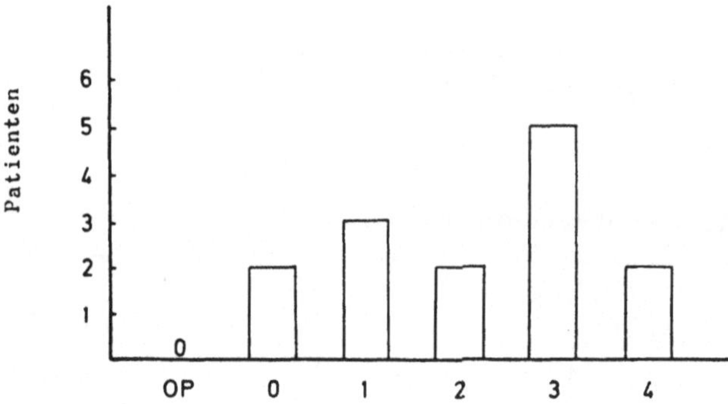

Abb. 7. Zahl und Zeitpunkt der aufgetretenen postoperativen Lungenembolien. *OP* intraoperativ, *0* OP-Tag, *1* 1. Tag p.op., *2* 2. Tag p.op., *3* 3. Tag p.op., *4* bis Entlassung

nach 5 bzw. 11 Wochen postoperativ. Ein präoperativ nicht bekanntes Leberzellkarzinom führte nach BAA-Operation am 28. Tag postoperativ zum Tode, eine schwere zerebrale Ischämie bei ausgeprägter allgemeiner Arteriosklerose. Bei 2 Patienten waren die Todesursachen nicht feststellbar.

Myokardinfarkte bzw. instabile Angina pectoris traten vorzugsweise am Operationstag oder am 1. postoperativen Tag auf (Abb. 6). Diese koronare Gefäßkomplikation sahen wir bei unseren Patienten nur bei anamnestisch bereits bekannter koronarer Herzkrankheit. Von den elektrokardiographisch *und* enzymatisch gesicherten Infarkten führte die Hälfte auch zum Tode. Klinisch bemerkte und durch das Perfusionszintigramm bzw. durch elektrokardiographische Hinweise gesicherte Lungenembolien traten bei den 300 operierten Kranken insgesamt 14mal auf, davon 5mal am 3. postoperativen Tag (Abb. 7). In keinem Fall war diese Komplikation tödlich.

Rhythmusstörungen wurden zumeist als ventrikuläre Extrasystolen sehr häufig gesehen (Abb. 8). Da sie nur registriert wurden, wenn Arzt oder Patient aufmerksam waren bzw. der Patient sie subjektiv bemerkte, ist eher mit einer Unterschätzung bei diesen Zahlen zu rechnen. Die absolute Arrhythmie infolge Vorhofflimmerns wurde bei 13 Patienten präoperativ

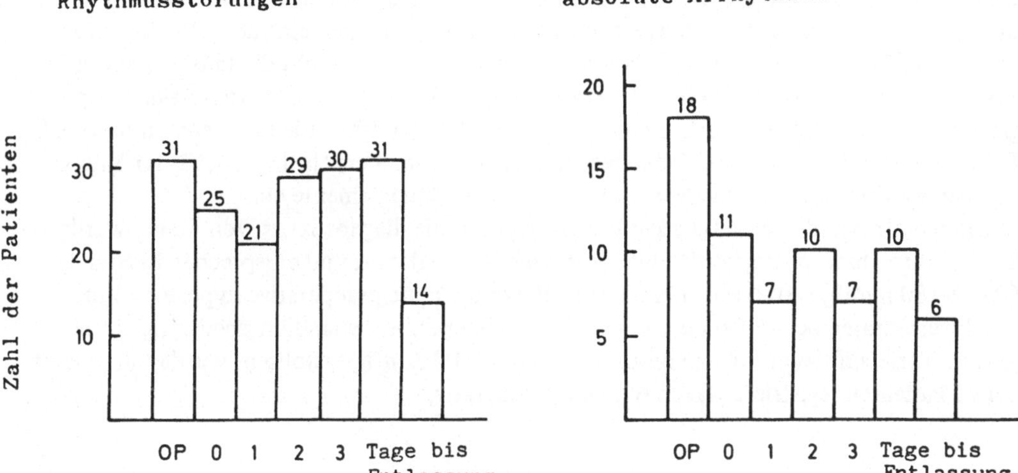

Abb. 8. Zahl und Zeitpunkt der aufgetretenen Rhythmusstörungen und absoluten Arrhythmien mit Vorhofflimmern

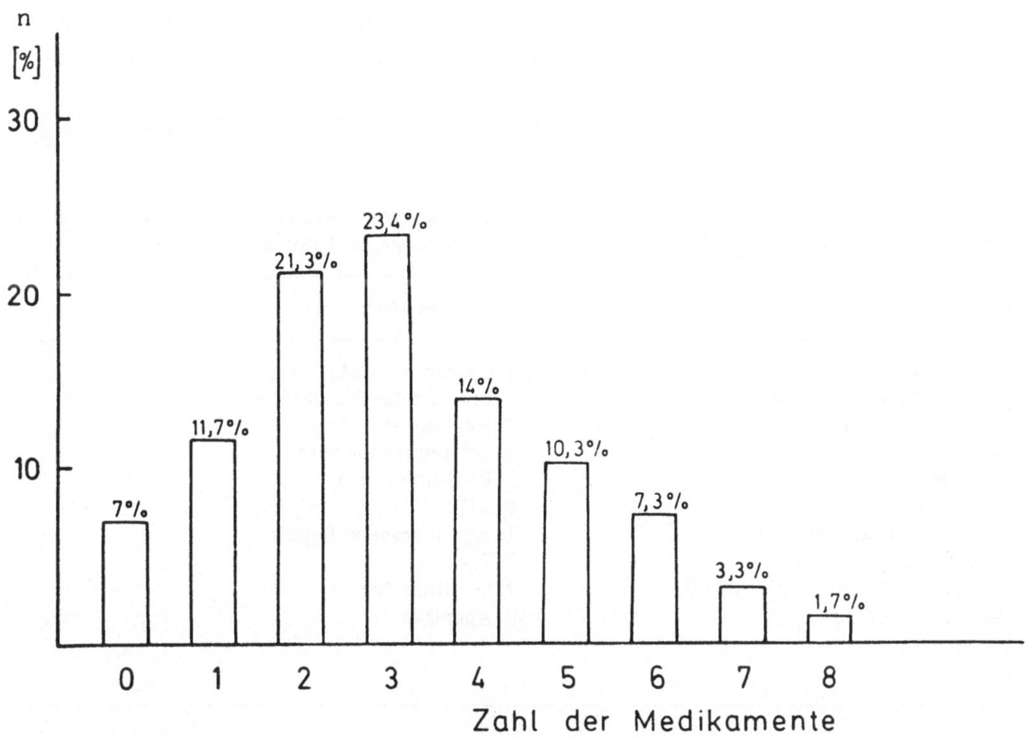

Abb. 9. Häufigkeit (in %) der Zahl der verordneten und nach Angaben der Patienten regelmäßig eingenommenen Medikamente

festgestellt und trat 19mal intra- bzw. postoperativ neu auf. Von den 287 Patienten mit Sinusrhythmus waren 110 digitalisiert, davon trat bei 8 Patienten eine absolute Arrhythmie mit Vorhofflimmern neu auf. 177 Patienten waren präoperativ nicht digitalisiert, davon bekamen 11 neu eine absolute Arrhythmie bei Vorhofflimmern. Damit hatten beide Gruppen gleichhäufig derartige Vorhofrhythmusstörungen. 40% der 300 Patienten nahmen regelmäßig Digitalis ein. Die Vielzahl der Medikamente wird aus Abb. 9 ersichtlich. 23,4% der Kranken nahmen wenigstens 3 verschiedene und 10,3% noch 5 Medikamente ein.

Präoperativ wurde bei 190 Patienten eine Hypertonie diagnostiziert, von diesen wurde bei 125 intra- bzw. postoperativ eine hypertone Krise erkannt und entsprechend behandelt (RR $\geqslant$ 180 mmHg systolisch). Bei den 110 Patienten ohne präoperative hypertone Blutdruckwerte traten bei 46 Patienten intra- bzw. postoperativ behandlungsbedürftige hypertensive Werte auf. Hypotonien (Blutdruckwerte $\leqslant$ 100 mmHg systolisch) wurden insgesamt bei 79 Patienten registriert, davon 60mal intraoperativ.

Prognostische Kriterien

Wir haben in unserem Krankenkollektiv eine Diskriminanzanalyse der Faktoren durchgeführt, die die Prognose hinsichtlich der intra- und postoperativen Komplikationen (Blutdruckschwankungen, Bradykardie-Tachykardie, Rhythmusstörungen, Myokardinfarkt, Angina pectoris, Tod, Reanimationen, pulmonale oder renale Insuffizienz, Herzinsuffizienz und Apoplexie) beeinflussen (Tabelle 4).

Das Ergebnis zeigt, daß der Wertigkeit nach die BAA-Operation vor vorher bekannten Bradykardie-Tachykardie-Syndromen, Hypertonie, vorheriger Gefäßoperation, EKG-Anomalien etc. führt (Tabelle 4).

Dieses Ergebnis entspricht prinzipiell auch anderen derartigen Untersuchungen [6, 7].

Tabelle 4. Prognostische Kriterien. Hinsichtlich der 12 Komplikationen weist die Diskriminanzanalyse die Risikofaktoren 1–10 in ihrer Reihenfolge als prognostisch wichtige Indikatoren aus

Komplikationen	Risikofaktoren
1. Blutdruckschwankungen	1. Operation (BAA)
2. Bradykardie-Tachykardie	2. Bradykardie-Tachykardie
3. Myokardinfarkte	3. Hypertonie
4. Reanimationen	4. Gefäßoperation vorher
5. Fieber	5. EKG-Anomalien
6. Pulmonale Insuffizienz	6. KHK
7. Renale Insuffizienz	7. Aortokoronarer Bypass
8. Rhythmusstörungen	8. Raucher
9. Herzinsuffizienz	9. Schrittmacher
10. Angina pectoris	10. Apoplexie
11. Apoplexie	
12. Tod	

Besonderheiten

Bei der Beschreibung der 300 operierten Patienten fallen einige Besonderheiten auf, von denen in Hinsicht auf therapeutische Konsequenzen nur einige kurz besprochen werden sollen.

Mortalität

Unsere Patienten waren mit durchschnittlich 65 Jahren sehr alt, und sie litten gleichzeitig zu einem erstaunlich hohen Prozentsatz (62%) an einer koronaren Herzerkrankung und/oder an pulmonalen Erkrankungen (41%). Wenn die Klinikmortalität trotzdem so niedrig ist (Tabelle 2), so ist das sicherlich vorwiegend dem hohen Stand der anästhesiologischen und chirurgischen Technik anzurechnen. Zwei der verstorbenen Patienten wurden als Notoperation bei BAA am danach eintretenden Herzinfarkt verloren. Das präoperative Risiko wurde dabei in einem Fall (75 Jahre) auch aufgrund der kardialen Risikofaktoren als sehr hoch eingeschätzt. Daß bei Notoperationen ein sehr hohes Risiko besteht, ist bekannt und soll hier nicht weiter analysiert werden. Trotzdem ist hervorzuheben, daß auch bei unserer Untersuchung die koronare Herzerkrankung mit dem operativ ausgelösten Infarkt die wesentliche Todesursache bei Gefäßpatienten darstellt [7, 9].

Wir haben für elektive Eingriffe in Absprache mit den chirurgischen Kollegen eine instabile Angina pectoris und einen weniger als 6 Monate zurückliegenden Herzinfarkt als Kontraindikation für eine Operation angesehen [16, 17]. Möglicherweise ist dadurch die relativ geringe Infarktmortalität (4 Patienten) trotz einer Inzidenz von koronarer Herzkrankheit von 62% in diesem Kollektiv zu erklären. Bei instabiler Angina pectoris wurde präoperativ eine Koronarographie durchgeführt und einige Male die kardiale Bypassoperation mit dem anderen Gefäßeingriff in einer Sitzung durchgeführt. Diese Patienten sind in unserem Kollektiv aber nicht enthalten, die Zahlen waren für eine eigene Gruppe zu gering. Die Koronarographie und, falls sich ein operationswürdiger Befund ergibt, die kardiale Bypassoperation ist von anderen Autoren bei Patienten mit stabiler Angina pectoris durchgeführt [12] oder vorgeschlagen worden [8]. Man muß aber dazu kritisch anführen, daß die Mortalität am Herzinfarkt bei unseren Patienten deutlich niedriger lag (1,3% bzw. 2%, wenn die „unklaren" Todesfälle mitgezählt werden) als bei anderen Untersuchern (bis zu 6% [12]). Die Bypassoperation hat zumindest auch ein Operationsrisiko von 1–3%. Deshalb meinen wir, daß nur bei instabiler Angina pectoris eine invasive Abklärung der Koronargefäßsituation dringend erforderlich ist.

Hypertonie

Das Auftreten intra- oder postoperativer hypertoner Krisen ist besonders bei Gefäßpatienten gefürchtet, da zerebrale Ischämien, Herzinsuffizienz, Rhythmusstörungen oder Myokardinfarkte in der Folge zu weiteren lebensbedrohlichen Komplikationen führen. Von den untersuchten Patienten hatten 63% eine Hypertonie, die präoperativ allerdings auf systolische Blutdruckwerte unter 160 mmHg medikamentös eingestellt war. Trotzdem traten in einem sehr hohen Prozentsatz (125 Patienten, 66%) intra- oder postoperativ akut behandlungsbedürftige Hypertonien auf, obwohl wir heute die β-Blocker präoperativ nicht mehr absetzen [10]. Andererseits waren viele ältere Patienten mit anderen, kürzer wirkenden Antihypertensiva behandelt worden, die zuletzt am Abend vor der Operation eingenommen wurden. Da aber auch 46 von den 110 Patienten ohne bekannte Hypertonie mit krisenhaften Blutdrucksteigerungen reagierten, ist anzunehmen, daß Erregung, Hypoxie und erhöhte Plasmakatecholaminkonzentration während oder nach der Operation eine wesentliche Rolle spielten. Die Blutdruckanstiege wurden dementsprechend auch vorwiegend intraoperativ oder am 1. postoperativen Tag gesehen.

Der Hypertoniepatient scheint auf diese Streßsituation stärker zu reagieren. Der Unterschied ist signifikant ($p < 0{,}001$). Dies steht im Gegensatz zu den Untersuchungen von Goldman u. Caldera [5]. Diese Autoren messen der intraoperativen sorgfältigen Blutdruckkontrolle und Einstellung die größere Bedeutung bei. Ihre Untersuchungen wurden allerdings in den Jahren 1975 und 1976 durchgeführt und nicht ausschließlich an Gefäßpatienten.

Eine bessere Kontrolle des Blutdrucks perioperativ ist sicherlich notwendig, da die hypertoniebedingte Zunahme der linksventrikulären Wandspannung auch mit einer wesentlichen myokardialen Sauerstoffverbrauchsteigerung gekoppelt ist. Dies kann beim ischämiegefährdeten Koronarkranken lebensbedrohliche Folgen haben. Tatsächlich ist die Hypertonie in der Reihenfolge der Risikofaktoren der Wertigkeit nach an 3. Stelle zu finden in Hinblick auf intra- oder postoperative Komplikationen (Tabelle 4). Auf die notwendige intensive Betreuung der Hypertoniepatienten, die schon bei der interdisziplinären präoperativen Vorbereitung beginnen sollte, hat kürzlich van Ackern hingewiesen [18]. Wahrscheinlich wird die Therapie mit Kalziumantagonisten ohne AV-blockierende Wirkung (z. B. Nifedipin) bei diesen Patienten die auftretenden Blutdruckkrisen verhindern. Bei unseren Kranken wurden kaum Kalziumantagonisten gegeben. Da sie auch postoperativ sublingual bzw. intravenös zugeführt werden können, bietet sich diese Behandlung geradezu an. Dazu liegen allerdings noch keine genauen klinischen Untersuchungen für diese Patientengruppe vor.

Perioperative Digitalistherapie

Die Indikationen für eine Therapie mit Herzglykosiden sind klar definiert. Es sind dies die chronische manifeste Herzinsuffizienz und das tachykarde Vorhofflimmern sowie das Vorhofflattern [3].

Die akute Herzinsuffizienz mit Sinusrhythmus ist keine primäre Digitalisindikation [4], da die Katechol.-minderivate Dobutamin und Dopamin besser steuerbar sind, schneller abklingen (bei Überdosierung) und nicht kumulieren. Das letztere Problem ist besonders für die intensivmedizinische Betreuung der häufig auch mit wechselnder Nierenfunktion einhergehenden Herzinsuffizienz wichtig.

Von einigen Autoren werden wegen der zu erwartenden negativ inotropen Wirkung der meisten Anästhetika oder zur Stabilisierung des Sinusrhythmus perioperativ vor der Operation dennoch Digitalisglykoside gegeben [13, 14, 19], obwohl neuere Arbeiten dem eher kritisch gegenüberstehen und einige Untersuchungen sogar von einer vermehrten Arrhythmie bei gleichzeitiger Digitalisgabe sprechen [2]. Es ist deshalb sehr interessant, daß sich bei unseren Untersuchungen klar zeigte, daß das intraoperative Vorhofflimmern bei den vordigitalisierten Patienten ebenso häufig (7,2%) auftrat wie bei den nicht digitalisierten Kranken (6,2%). Damit gibt es für die präoperative Glykosidgabe unseres Erachtens nur noch die auch sonst geltenden strengen Indikationen: Kontrolle der Kammerfrequenz bei Vorhofflimmern und die manifeste Herzinsuffizienz. Bei den perioperativ instabilen hämodynamischen Situationen, den wechselnden Elektrolytkonzentrationen, den pH-Veränderungen und der eher schlechten Nierenfunktion, die alle die Glykosidtoxizität wesentlich beeinflussen, sollte man mit Digitalis sehr vorsichtig umgehen.

Wenn postoperativ tachykardes Vorhofflimmern auftritt, weiß man beim nicht digitalisierten Patienten wenigstens, daß kein Intoxikationssymptom vorliegt und kann entsprechend behandeln. Bei intraoperativem Auftreten von Tachyarrhythmia absoluta ist die Gabe von Kalium und von Verapamil vorzuziehen, da hohe und rasch verabreichte Glykosidgaben vermieden werden sollten. Zumeist tritt von selbst wieder Sinusrhythmus auf [11]; nur in seltenen Fällen ist die Defibrillation notwendig. Bei unseren Patienten hatten bei Entlassung noch 6 (33%) Vorhofflimmern.

Zusammenfassung

Es wurden jeweils 100 konsekutiv an einer CaT, einem BAA bzw. einem Fem-pop in den Jahren 1982–1983 operierte Patienten hinsichtlich ihrer Begleiterkrankungen bzw. Risikokonstellation untersucht. Das mittlere Alter aller Patienten lag bei 65 Jahren, 62% der Patienten wiesen eine koronare Herzkrankheit auf, eine Herzinsuffizienz vom Grad II–III bestand in 30% der Fälle, ein abgelaufener Herzinfarkt in 23%. Pulmonale Erkrankungen fanden sich in 27–48%, Nierenerkrankungen mit Kreatininwerten über 1,3 mg/dl in 25% der Fälle. 70% der Patienten hatten elektrokardiographische Anomalien, präoperativ sahen wir bei 13 Patienten eine absolute Arrhythmie mit Vorhofflimmern, 19 Patienten entwickelten intra- bzw. postoperativ Vorhofflimmern. Eine Vordigitalisierung (in 40% der Fälle) hatte keinen Einfluß auf das Auftreten dieser Rhythmusstörung. 190 Patienten waren Hypertoniker, von denen 125 auch intra- bzw. postoperativ hypertensive Werte bekamen. Von den 110 Normotonikern sahen wir bei 46 intra- bzw. postoperativ systolische Drücke über 180 mmHg. Die Kontrolle des Blutdrucks muß perioperativ verbessert werden.

Trotz geringer Klinikmortalität bei den untersuchten Patienten (7 mit BAA, 1 mit CaT, 2 mit Fem-pop) ist im Einklang mit anderen Untersuchern festzuhalten, daß 4 Patienten am Myokardinfarkt verstarben. Intra- bzw. postoperative Myokardinfarkte hatten eine Letalität von 50%.

Unsere Untersuchungen haben gezeigt, daß bei zunehmendem Alter und zunehmender Zahl an ernsten Begleiterkrankungen unserer Patienten besonders auf eine korrekte Einstellung der Blutdruckwerte, eine Therapie von Rhythmusstörungen und eine ausreichende Behandlung der koronaren Herzkrankheit geachtet werden muß. Die instabile Angina pectoris und der weniger als 6 Monate zurückliegende Myokardinfarkt sind als Ausschlußkriterien anzusehen. Eine prophylaktische präoperative Digitalistherapie ist obsolet.

Literatur

1. Crawford ES, Bomberger RA, Glaeser DH, Saleh SA, Russel WL (1981) Aortoiliac occlusive disease: Factors influencing survival and function following reconstructive operation over a twenty-five year period. Surgery 90:1055–1067
2. Dowdy EG, Fabian LW (1963) Ventricular arrhythmias induced by succinylcholine in digitalized patients. Anesth Analg 42:501–513
3. Erdmann E (1983) Neue Aspekte der Digitalistherapie. Internist (Berlin) 24:422–428

4. Erdmann E (1984) Therapie der akuten und chronischen Herzinsuffizienz. In: Riecker G (Hrsg) Herz und Kreislauf. Springer, Berlin Heidelberg New York (Handbuch der inneren Medizin, Bd 914, S 563–656
5. Goldman L, Caldera DL (1979) Risks of general anesthesia and elective operation in the hypertensive patient. Anesthesiology 50:285–292
6. Goldman L, Caldera DL, Nussbaum SR et al (1977) Multifactorial index of cardiac risk in noncardiac surgical procedures. N Engl J Med 297:845–850
7. Goldman L, Caldera DL, Southwick FS et al (1978) Cardiac risk factors and complications in non-cardiac surgery. Medicine (Baltimore) 57:357–370
8. Hertzer NR (1980) Fatal myocardial infarction following abdominal aortic aneurysm resection. Ann Surg 192:667–673
9. Hertzer NR (1981) Fatal myocardial infarction following lower extremity revascularization. Ann Surg 193:492–498
10. Hillis LD, Cohn PF (1978) Noncardiac surgery in patients with coronary artery disease. Arch Intern Med 138:972–975
11. Katz RL, Bigger JT (1970) Cardiac arrhythmias during anesthesia and operation. Anesthesiology 33:193–213
12. McCollum CH, Garcia-Rinaldi R, Graham JM, DeBakey ME (1977) Myocardial revascularization prior to subsequent major surgery in patients with coronary artery disease. Surgery 81:302–304
13. Menzel H (1970) Herzrhythmusstörungen in der Narkose und ihre rationale Behandlung. Fortschr Med 88:268–270
14. Meyer J (1970) Zur Frage der Digitalisanwendung vor, während und nach Operationen. Anaesthesist 19:365–369
15. Schneider A, Braun L (1983) Alterschirurgie – Untersuchungen zur perioperativen Letalität. Zentralbl Chir 108:249–257
16. Steen PA, Tinker JH, Tarhan S (1978) Myocardial reinfarction after anesthesia and surgery. JAMA 239:2566–2570
17. Tarhan S, Moffitt EA, Taylor WF, Giuliani ER (1972) Myocardial infarction after general anesthesia. JAMA 220:1451–1454
18. van Ackern K (1983) Anästhesiologische Betreuung von Patienten mit Hypertonie und koronarer Herzerkrankung. Anästh Intensivmed 24:246–253
19. Wheat MW, Burford TH (1961) Digitalis in surgery: Extension of classical indications. J Thorac Cardiovasc Surg 41:162–168

Diskussion

Schmucker: Sicher wird Ihre Aussage über das Nichtdigitalisieren von Patienten mit paroxysmalem Vorhofflimmern auch dann aufrechterhalten, wenn das paroxysmale Vorhofflimmern vorher mit den Zeichen der kardialen Dekompensation vergesellschaftet war, wie z. B. einem hohen zentralvenösen Druck.

Erdmann: In diesem Falle würde ich nun sagen, tritt die andere Regel in Kraft. Die Herzinsuffiziens würde ich mit Digitalis behandeln. Bei den Patienten, die digitalisiert waren und Vorhofflimmern bekamen, war die Kammerfrequenz um 20 Schläge/min niedriger als bei den Patienten, die nicht digitalisiert waren und Vorhofflimmern bekamen. Dies ist ein wichtiger Faktor, obwohl es auch andere Methoden gibt, um Kammerfrequenzen zu senken.

Steinbereithner: Drei Fragen: In der Liste der von Ihnen angeführten Risikofaktoren habe ich das Alter vermißt. Betrachtet man die Statistiken großer Intensivstationen, etwa der Gruppe um Rapin, so ergibt sich, daß das Alter jenseits von 60 Jahren doch einen echten

Risikofaktor darstellt. Zweite Frage: Nach der genannten Rapin-Statistik gilt jede akute Gefäßoperation als echter Letalfaktor. Läßt sich dies aus Ihrer Untersuchung herauslesen? Dritte Frage: Ich vermißte bei Ihren Ausführungen den Blutdruckabfall, da dies natürlich mitentscheidend für die Frequenz der Herzinfarkte sein kann.

Erdmann: Blutdruckabfälle kamen bei unseren Patienten 60mal vor, waren aber nicht mit erfaßbaren Komplikationen verknüpft. Das Alter stellt bei uns kein Risikofaktor dar. Das zeigte auch die Analyse bei den Bauchaortenaneurysamaoperationen.

Steinbereithner: Warum kann man nicht bei solch kritischen Fällen den Digitalisspiegel bestimmen?

Erdmann: Weil der Digitalisspiegel über die Digitaliswirkung nichts aussagt. Er sagt nur etwas aus über die Menge an Digitalis im Serum, aber nicht über die Menge an den Rezeptoren. Intraoperativ kommt es sowieso durch Elektrolytschwankungen, pH-Veränderungen, und hämodynamischen Variationen dazu, daß die gleiche Konzentration sowohl toxisch als auch ineffektiv wirken kann.

Lawin: Herr Erdmann, eine Feststellung hat mich sehr gefreut, obgleich sie natürlich auch deprimierend ist. Sie haben gesagt, das EKG mit Standardableitungen läßt präoperativ wenig Rückschlüsse auf den tatsächlichen Befund zu. Dann kommt aber die Frage, was würden Sie empfehlen, um mehr Informationen präoperativ zu bekommen, die ja eigentlich von großer Bedeutung sind.

Erdmann: Nach meiner Erfahrung ist die Anamnese des Patienten wesentlicher als alle Untersuchungsmethoden. Ich habe nachgesehen, wieviele der Patienten, die Komplikationen bekamen, eine stabile Angina pectoris angaben. Es ergab den Faktor 6 in der Wertigkeit der Skala. Wir verfahren folgendermaßen, und zwar so, daß der Patient mit dem anamnestischem Hinweis, innerhalb der letzten 2 Wochen unter Angina pectoris zu leiden, mit dem Ergometer belastet wird. Ich persönlich halte dies für die beste präoperative und relevante Untersuchung. Leider ist unsere eigene Kapazität, Ergometrien durchzuführen, so schlecht, daß hier Wartezeiten von 2–3 Tagen entstehen und dies natürlich für den Chrirugen eine zu lange Zeit darstellt. Aber die Ergometriebelastung hat immerhin eine Treffsicherheit von 90%, wenn sie ordentlich durchgeführt wird.

Lawin: Darf ich noch eine weitere Frage stellen. Wie sieht das mit der Belastung auf dem Fahrradergometer für die Gefäße bei peripheren Gefäßerkrankungen aus? Ist dies zumutbar?

Erdmann: Ja, auf jeden Fall. Man muß nur berücksichtigen, bis zu wieviel Watt der Patient belastet werden kann.

Rieger: Die Zumutbarkeit ist für uns keine Frage. Bei negativem Ruhe-EKG führen wir ein Belastungs-EKG durch. Auch das negative Belastungs-EKG gibt nicht unbedingt einen Aufschluß, da diese Patienten aufgrund ihrer peripheren Durchblutungsverhältnisse nicht voll belastet werden können. Bei positivem Belastungs-EKG haben wir in jedem Fall eine entsprechende Information. Wenn weitere Zweifel bestehen, dann bestimmen wir auch noch die „ejection fraction".

van Ackern: Ich möchte unmittelbar hierzu noch einen Kommentar abgeben. Ich bin nicht damit einverstanden, daß das Ruhe-EKG überhaupt keine prognostische Aussage für den Patienten haben soll. Das Ruhe-EKG hat nur dann keine Aussage, wenn es negativ ist. Aber andererseits sieht man sicherlich auch im Ruhe-EKG schon Hinweise für Infarktnarben, Rhythmusstörungen und Zeichen einer Myokardischämie.

Erdmann: Herr van Ackern, Sie haben insofern recht, denn Sie haben gesehen, daß das EKG in seiner Wertigkeit hier auf der Punkteskala an Position 5 stand. Die prognostische Wertigkeit haben Sie gesehen, denn von 300 Patienten zeigten 209 EKG-Anomalien. Ich muß Ihnen insofern hier zustimmen, daß bei positivem EKG-Befund die Aussage eindeutig ist. Das Problem, was wir sehen, ist die Tatsache, daß wir zu häufig zu viele negative EKG sehen.

Peter: Welche Rolle würden Sie den Kalziumantagonisten im Rahmen der Behandlung einer auftretenden Hypertonie oder der Vorbehandlung eines Hypertonus zumessen?

Erdmann: Zur Zeit sagen wir: Für eine langfristige Blutdruckeinstellung benötigen wir an erster Stelle ein Diuretikum oder einen β-Blocker vor allem deswegen, weil diese Pharmaka länger wirken. Der Kalziumantagonist eignet sich sehr gut, um hypertone Krisen zu vermeiden. Aber die Wirkung klingt zu rasch ab. Und hier sehe ich das Problem. Man müßte über einen länger wirksamen Kalziumantagonisten verfügen.

Gerlach: Dies scheint aber nur eine Frage der Dosierung zu sein. Denn die Dosierung der Kalziumantagonisten wird ja jetzt erheblich gesteigert, und, soweit ich informiert bin, werden Dosierungen bis zu 480 mg verwendet. In diesen Fällen erreichen Sie natürlich einen Effekt sowohl hinsichtlich der Blutdrucksenkung als auch der Vermeidung von Koronarspasmen.

Erdmann: Vollkommen richtig, aber das Problem bei diesen Patienten ist jedoch, daß sie ihre Kalziumantagonisten erst am Abend vor ihrer Operation erhalten.

Gerlach: Und das ist wohl zu spät. Das würde also meines Erachtens genau mit dem übereinstimmen, was Sie sagten, und meine Frage ergibt sich nun: Kann man die Diuretika mit den Kalziumantagonisten kombinieren?

Erdmann: Ja, sehr gut sogar.

Gerlach: Dann wäre dies doch wohl eine Möglichkeit einer Langzeitvorbehandlung.

Erdmann: Wir sollten als Basismedikation das Diuretikum ansehen, um die natriuretische Wirkung zu haben. Es wirkt auch langfristig, d. h. wir verhindern damit die Blutdruckschwankungen.

Finsterer: Welche natriuretischen Substanzen haben Sie im Auge, wie lange müssen die Patienten präoperativ therapiert werden und welche Nebenwirkungen könnten sich aus einer konsequenten natriuretischen Therapie ergeben, die wir im Moment vielleicht noch nicht sehen?

Erdmann: Wenn die Nierenfunktion in Ordnung ist, d. h. bei einem Kreatininwert unter 1,4 oder 1,6 mg/dl, dann sehe ich an erster Stelle die Thiazide. Liegt der Kreatininwert über 1,6 mg/dl, dann muß man auf ein Schleifendiuretikum ausweichen. Die Nebenwirkungen dieser Medikamente schätze ich nicht so hoch ein, denn viele unserer Patienten, fast 30%, hatten gleichzeitig eine Herzinsuffizienz. Die Symptome der Herzinsuffizienz sind ja praktisch immer die hydropischen Symptome, die Sie genauso fürchten. Deswegen wäre wahrscheinlich die Therapie mit einem Diuretikum in zweierlei Hinsicht günstig. Sofern der Patient kein Digitalis bekommt, ist die bestehende Hypokaliämie klinisch nicht relevant.

Zimpfer: Ich möchte nur kurz feststellen, daß ich persönlich mit einer forcierten präoperativen Diuretikagabe nicht unbedingt einverstanden bin. Die perioperativ auftretenden hypertensiven Krisen sind sicher nicht durch die Isovolämie der Patienten bedingt, sondern durch andere Mechanismen ausgelöst, die zumindest mit teilweiser Spezifität behandelt werden können. Dagegen können Patienten mit präoperativer Hypovolämie große anästhesiologische Probleme bereiten.

Erdmann: Ja, da muß ich Ihnen natürlich zustimmen. Das wesentliche aber an ihrem Satz war die forcierte Diurese. Dies würde ich natürlich genauso ablehnen. Was ich meinte und hoffte, gesagt zu haben, ist folgendes. Man sollte den Patienten mit Hypertonus präoperativ eigentlich schon 1–2 Wochen vorher nach Entscheidung über den Operationstermin mit Diuretika ordentlich einstellen. Bei einer nochmaligen Untersuchung 2 Wochen später sollte der Patient mit einem vernünftig eingestellten Blutdruck zum Operationstermin gehen. Die natriuretische Wirkung tritt nicht in 1–2 Tagen auf. Es ist sicherlich nicht vernünftig, bei elektiven Operationen am präoperativen Tag oder 2 Tage vorher eine große Menge Diuretika zu applizieren.

Martin: Sehr häufig beobachten wir in der unmittelbaren postoperativen Phase hypertensive Reaktionen. Hierbei tritt das Problem auf, daß die verschiedensten Antihypertensiva bei diesen Patienten in dieser Situation nicht ansprechen. Glauben Sie, daß durch die von Ihnen dargestellten präoperativen Maßnahmen die Ansprechbarkeit der Medikamente in der unmittelbaren postoperativen Phase erhöht wird?

Erdmann: Erwiesen ist die Tatsache, daß die Ansprechbarkeit der Antihypertensiva vom Natriumgehalt abhängig ist. Dazu gibt es sowohl experimentelle als auch klinische Studien. Und darauf habe ich mich eigentlich gestützt, als ich diese Aussage vorhin getroffen habe, wir sollten mehr Natriuretika geben.

van Aken: Welche Konsequenzen ziehen Sie dann, wenn das Ergometriebelastungs-EKG positiv ist? Wird der Patient nicht operiert, oder was machen Sie anders, oder was wird von den Chirurgen anders gemacht? In Münster sind die Chirurgen der Ansicht, keine Ergometerbelastungs-EKG durchzuführen, da dies für sie keine Konsequenzen hat. Es wird ohnehin operiert, wenn die Operationsindikation als solche besteht.

Erdmann: Unter diesen 300 vorgestellten Patienten waren 12, die aus dieser Studie herausfielen, die wir einer Ergometriebelastung unterzogen haben. Diese 12 Patienten hatten einen positiven Befund und wurden daraufhin koronarangiographiert. Später wurde dann in gleichzeitiger Sitzung der aortokoronare Bypass durchgeführt und die Karotisstenose operativ behandelt.

van Aken: Hier kommt aber jedoch noch die Mortalität der Bypassoperationen hinzu. Für eine koronare Bypassoperation kommen auch längst nicht alle Patienten in Betracht, die für einen anderen Gefäßeingriff anstehen. Denken Sie z. B. an solche mit einer Emphysembronchitis.

Erdmann: Die Mortalität der Bypassoperation liegt weltweit im 1% bis 3%-Bereich. Andererseits haben Sie gesehen, daß unter diesen Patienten, die einen Herzinfarkt erleiden, 40–50% versterben. Deswegen würde ich raten, wie wir es sowieso bei stabiler Angina machen, vorher zu koronarangiographieren und die Patienten dann gleichzeitig an beiden Stenosen operieren zu lassen. Der Patient ohne pectanginöse Beschwerden läuft dann sowieso den normalen Weg.

van Ackern: Herr van Aken, selbst wenn es keine operativen Konsequenzen bezüglich der Operationsindikation gibt, ist eine genaue Kenntnis des Patienten als auch der pathologisch zugrunde liegenden Störungen äußerst wichtig. Denn ein bekanntes Risiko ist bekanntermaßen ein geringeres, da man hierauf vorbereitet ist.

van Aken: Ja, aber bei 60% der koronaren Herzerkrankungen geht man für den einzelnen Patienten besser davon aus, daß er eine koronare Herzerkrankung haben könnte und richtet sich mit der Anästhesieführung dementsprechen danach.

Erdmann: Darf ich hierzu noch einen Fall schildern. Einer der oben erwähnten Patienten ist an einem Herzinfarkt verstorben, bei dem sich alle Beteiligten vorher darüber einig waren, daß dieser Patient ein sehr hohes Risiko hatte. Anästhesiologischer- und kardiologischerseits wurden die entsprechenden Maßnahmen für solche Risikopatienten diskutiert und auch entsprechend durchgeführt. Trotzdem erlitt der Patient einen Reinfarkt und verstarb. Bei der retrospektiven Analyse dieses Vorganges kam ich zu der Erkenntnis, daß wir ihn doch erst koronarangiographieren hätten sollen. Eventuell hätte die Bypassoperation den Infarkt verhindert. Ich glaube dennoch, daß wir erst dann dieses Verfahren empfehlen können, wenn dieses an einer großen Zahl durchuntersucht ist.

Steinbereithner: Herr Erdmann, ich habe doch große Bedenken bei dieser Medikation, die nicht nur ausgeprägt natriuretisch, sondern auch kaliuretisch ist. Ich fürchte, daß Sie angesichts der bekannt schlechten Compliance des Hypertonikers präoperativ – bei evtl. normalen Serumkaliumwert – nicht wissen, wie die Kaliumbilanz tatsächlich ist, was im Falle einer erforderlichen Digitalisierung kritisch werden kann. Jede echte Natriumverarmung bringt ferner, speziell bei Narkoseeinleitung, die Gefahr hypotoner Attacken. Zusammenfassend bin ich also mit Ihrem Therapieschema nicht gerade glücklich.

Erdmann: Sie haben den wesentlichen Punkt gesagt, wenn Sie den Patienten digitalisieren müssen. Gibt es aber denn überhaupt noch viele Indikationen für die Digitalistherapie in Ihrem Fachgebiet? Ich sehe kaum welche. Die akuten tachykarden Rhythmusstörungen können Sie mit Verapamil meistens besser behandeln als mit Digitalis. Injizieren Sie Digitalis, flutet es schnell an, verursacht hohe Spiegel und wirkt erst nach längerer Zeit. Mehr als 0.5 mg i.v. sofort zu applizieren, ist richtigerweise kaum zu vertreten, insbesondere nicht intraoperativ. Die Herzinsuffiziens als Problem läßt sich doch sehr viel besser durch Dobutamin und Dopamin, also durch die schneller und besser steuerbaren Katecholamine, behanden. Ich sehe in Ihrem Fachgebiet, wenn ich es einmal kritisch bemerken darf, eigentlich kaum noch eine Indikation für eine Digitalistherapie.

Zimpfer: Eine kurze Bemerkung dazu. Es gibt Koronarpatienten, die postoperativ katecholaminabhängig sind und gleichzeitig ein tachykardes Vorhofflimmern aufzeigen. Diese Patienten tolerieren äußerst schlecht die Gabe eines Kalziumantagonisten, so daß man auf den Einsatz von Digitalis angewiesen ist.

Erdmann: Herr Zimpfer, ich habe ja nichts dagegen, diese Patienten postoperativ zu digitalisieren. Aber die Digitalisierung mit Erfolg bei diesen Patienten dauert doch mindestens 2 Tage.

Zimpfer: Das Strophantin wirkt ja sofort. Das ist eine Form der Rhythmusstörung, die bei diesen Patienten nur mit Digitalis, wenn überhaupt, therapierbar ist.

Erdmann: Wir sind uns einig, daß, wenn Sie diesen Patienten Digitalis i.v. applizieren, Sie das tachykarde Vorhofflimmern doch frühestens nach etwa 1 mg i.v. – was Sie sowieso fraktioniert geben müssen – also frühestens nach Stunden erfolgreich behandeln können. Aber Sie wollen doch viel früher das tachykarde Vorhofflimmern beenden. Das heißt Sie werden doch wahrscheinlich Medikamente geben, die innerhalb von 10, 20 min wirken, und da sind doch tatsächlich in der akuten Phase andere Medikamente günstiger.

Zimpfer: Aber es gibt jedoch kurz wirksame und rasch wirksame Digitalispräparate. Sie wollen mir doch nicht sagen, daß der Digitaliseffekt, ich meine jetzt nicht Digitalis im strengen Sinne, sondern Strophantin, erst nach 6 h einsetzt.

Erdmann: Nein, das natürlich nicht. Natürlich setzt die Wirkung von Digitalis nach etwa 10 min ein, wenn Sie es i.v. geben. Aber ich hatte nicht umsonst gesagt: Cave rasche Gaben hoher Dosen. Die berichteten Zwischenfälle von Digitalis mit komplexen Herzrhythmusstörungen sind alle durch die intravenöse Gabe von Herzglykosiden hervorgerufen worden. Bei langsamer Aufsättigung mit Digitalis traten diese Störungen nicht auf. Bei Applikation von 1 mg zur Therapie des tachykarden Vorhofflimmerns auf eine Kammerfrequenz von 90–100/min benötigen Sie hohe Dosen und davor würde ich aber eher warnen.

Zimpfer: Dennoch glaube ich, gibt es hin und wieder eine absolute Indikation für eine rasche intravenöse Aufsättigung.

Finsterer: Zum Aspekt des Körpernatriumbestands sei noch folgendes angemerkt: In einer Studie, die noch nicht endgültig abgeschlossen ist, haben wir festgestellt, daß Patienten, die zur elektiven Ausschaltung eines Bauchaortenaneurysmas kommen, im Wachzustand unmittelbar vor Narkose- und Infusionsbeginn typischerweise eine milde Hypervolämie zeigen. Auf der anderen Seite ist es allgemeine klinische Erfahrung, daß diese Patienten intraoperativ und in der frühen postoperativen Phase eine beträchtlich Volumenzufuhr benötigen, wobei ihr Körpernatriumbestand erheblich über den Normalwert gesteigert werden muß. Es erhebt sich nun die Frage, wie hoch der günstige Effekt der Reduktion des Natriumbestands auf die präoperative Blutdrucksenkung zu bewerten ist, wenn der Anästhesist auf der anderen Seite unmittelbar mit Narkosebeginn den Körpernatriumbestand ganz erheblich erhöhen muß, um stabile Kreislaufverhältnisse zu erhalten.

Erdmann: Herr Finsterer, Sie haben natürlich sehr viel mehr Erfahrung als ich. Andererseits erstaunt mich jedoch diese hohe Reagibilität der hypertensiven Patienten, die zum großen Teil schlecht eingestellt waren. Das war bei unseren Patienten statistisch eindeutig signifikant, sie bekamen häufiger hypertone Krisen. Der krisenhafte Blutdruckanstieg, der die Wandspannung und den Sauerstoffverbrauch erhöht, wird dann zu koronaren Problemen führen. Wenn Sie mir zeigen können oder wenn Sie aus Ihrer Erfahrung sagen, daß die hypertensiven Krisen bei anderen Patientengruppen gar nicht so häufig sind, dann würde ich Ihnen sofort zustimmen. Aber es waren mit 125 von 300 Patienten für mich einfach zu viele.

Finsterer: Könnte ein günstiger Effekt der intravenösen Anwendung von Kalziumantagonisten auf die Häufigkeit hypertensiver Krisen erwartet werden?

Erdmann: Dafür habe ich bei diesen Patienten einfach zu wenige gefunden, um eine definitive Aussage hierüber machen zu können.

Gerlach: Aber nach dem Wirkungsprinzip müßte doch dies verhindert werden können.

Erdmann: Richtig, das ist auch meine Meinung.

Gerlach: Damit würden wir auch nicht uns in die Gefahr begeben, im Natriumhaushalt große Verwirrungen durch die Infusion anzurichten.

Erdmann: Die Indikation Hypertonus für Kalziumantagonisten ist relativ neu. Aber mir sind bislang keine Studien bekannt. Vielleicht weiß jemand hier im Raum eine Studie hierüber.

Tarnow: Unsere Patienten erhalten routinemäßig Kalziumantagonisten, und hierbei hat sich gezeigt, daß hypertensive Krisen, z. B. zum Zeitpunkt der Intubation, der Laryngoskopie, der Sternotomie bei koronarchirurgischen Patienten, weit weniger ausgeprägt auftreten als bei nicht mit Kalziumantagonisten vorbehandelten Hypertonikern. Es ist sicherlich ein Therapeutikum der Zukunft in diesem Zusammenhang.

Rieger: Noch ein Wort zu den Kalziumantagonisten. Ich kann dieses Konzept eigentlich nur unterstützen. Aus Erfahrung lassen sich hypertone Krisen, die wir mit den sonst üblichen Substanzen nicht akut beherrschen, mit Kalziumantagonisten meistens sehr gut therapieren. Wir sind daher übergegangen, diese Substanz als Therapiesubstanz der ersten Wahl zu applizieren. Auch die postoperativ auftretenden hypertensiven Krisen, die von Herrn Martin angesprochen wurden, lassen sich sehr gut mit Kalziumantagonisten beherrschen. Noch ein weiterer Kommentar zum Diuretikum. Ich würde auch grundsätzlich gewisse Bedenken v. a. im Hinblick auf die postoperative Phase anmelden. Es ist bekannt, daß die postoperative Phase durchaus thrombophil ist, d. h. Patienten, die länger liegen, entwickeln Thrombosen der Venen, aber auch der Arterien. Wir wissen aber auch von der Gefäßchirurgie, daß am 3.–4. Tag eine erste kritische Phase auftritt, und die Untersuchungen, zusammen durchgeführt mit Herrn Giesler, haben gezeigt, daß hier die gesamte Rheologie erheblich gestört ist. Wir beobachteten eine mit einem Maximum am 3.–4. Tag bestehende erheblich gesteigerte Erythrozytenaggregation. Darüber hinaus tritt eine erhebliche Steigerung der Fibrinogenkonzentration als unspezifische Reaktion auf, aber dies sind Reaktionen mit 3 bzw. 10 g/l. Um dieser Kongruenz der Thromboseneigung, der Störung der Rheologie als auch der Erythrozytenaggregation und der gesteigerten Fibrinogenkonzentration entgegenzuwirken, bedarf es einer sehr subtilen Flüssigkeitstherapie in der postoperativen Phase, und hier sollte nicht unbedingt die Gefahr einer diuretischen Hämokonzentration eingegangen werden. Man sollte daher wirklich das Nutzen-Risiko-Verhältnis sehr sorgfältig gegeneinander abwägen.

Gerber: Herr Erdmann, haben Sie die Mortalität bzw. Morbidität nach dem Anästhesieverfahren aufgeschlüsselt?

Erdmann: Ich habe auch die Dauer der Anästhesie in einem Diapositiv hier, das würde aber jetzt doch zu weit führen.

Gerber: Wurden alle Patienten mit dem gleichen Verfahren anästhesiert?

Erdmann: Sie können sich natürlich vorstellen, daß einige dieser Operationen länger dauerten und auch längere Anästhesiezeiten hatten, aber dies ließ sich statistisch nicht signifikant zeigen.

van Aken: Ich habe noch eine Frage an Herrn Erdmann bezüglich der Behandlung einer Tachykardie bei Vorhofflimmern. Sie haben als Behandlung Digitalis oder Verapamil erwähnt. Wie sehen Sie den Stellenwert der Elektrokonversion in der perioperativen Phase?

Erdmann: Es gibt eine große Statistik darüber, in der geprüft worden ist, wieviele dieser Patienten mit Vorhofflimmern von selbst wieder in Sinusrhythmus umschlagen. Es zeigte sich, daß fast alle von selbst wieder umschlagen, so daß die Defibrillation, die ja u. U. intraoperativ gewisse Probleme bereiten kann, nicht notwendig erscheint.

van Aken: Trotzdem meine ich, daß in manchen Fällen die Elektrokonversion die Therapie der Wahl ist. Bei einem Blutdruck von 70 mmHg systolisch und einer Frequenz über 160/min muß rasch gehandelt werden, um den koronaren Blutfluß zu gewährleisten.

Erdmann: Unter diesen Bedingungen haben Sie natürlich recht, wenn Sie rechtzeitig handeln.

Typische Begleiterkrankungen des Gefäßpatienten und ihre Behandlung vor operativen Eingriffen aus anästhesiologischer Sicht

J. Tarnow

Als typische und häufige Belgeiterkrankungen gefäßchirurgischer Patienten haben in erster Linie zu gelten:

1. Hypertonus,
2. Koronare Herzkrankheit,
3. Diabetes mellitus.

Ich werde deshalb die Diskussion der präoperativen Behandlung auf diese 3 wichtigen Krankheitsbilder beschränken, wobei sich – wie zu hoffen ist – eine weitgehende Übereinstimmung mit internistischen und chirurgischen Standpunkten ergibt.

Hypertonus

Es gibt heute keine überzeugenden Argumente mehr, die für das Absetzen einer antihypertensiven Medikation vor chirurgischen Eingriffen sprechen. Die derzeit für eine Allgemeinanästhesie und ggf. Kreislaufunterstützung zur Verfügung stehenden Pharmaka erlauben eine Narkoseführung, die auf ein intaktes autonomes Nervensystem nicht angewiesen ist und jederzeit die Aufrechterhaltung eines ausreichenden Perfusionsdrucks sicherstellen kann. Die Untersuchungen von Prys-Roberts et al. [17–19] zeigen, daß bei nicht ausreichend vorbehandelten Hypertonikern mit einem erheblichen Anstieg von Blutdruck und Herzfrequenz (und damit des myokardialen Sauerstoffverbrauchs) während der Intubation gerechnet werden muß. Die abrupte Unterbrechung einer antihypertensiven Therapie verbietet sich insbesondere bei solchen Patienten, die mit Clonidin oder mehreren Antihypertensiva gleichzeitig (einschließlich β-Rezeptorenblockern) vorbehandelt sind, da innerhalb von 24 h nach dem Absetzen mit einem schweren Entzugssyndrom in Form von hypertonen Krisen gerechnet werden muß [5, 7, 10, 16, 27, 28, 29]. In diesem Zusammenhang sei darauf hingewiesen, daß schon bei Hypertonikern mit normalem Koronarangiogramm eine eingeschränkte Koronarreserve [26] und damit die Gefahr der Entstehung einer akuten Myokardischämie besteht, die bei einer ungenügenden medikamentösen Einstellung des Hypertonikers und gleichzeitiger Existenz koronarer Gefäßstenosen zunimmt.

Koronare Herzkrankheit

Neben Nitraten gehören β-Rezeptorenblocker und Kalziumantagonisten zur medikamentösen Standardtherapie der koronaren Herzkrankheit. Die Befürchtung, eine Addition der negativ inotropen Effekte von β-Rezeptorenblockern, Kalziumantagonisten und Anästhetika könnte bei koronarkranken Patienten zu einer hämodynamisch schwerwiegenden Myokarddepression führen, erscheint, wie aus mehreren neueren klinischen Untersuchungen hervorgeht, unbegründet [11, 12, 20, 23, 24, 25]. Eine Reihe von Beobachtungen spricht vielmehr dafür, daß eine Nichtbehandlung bzw. Unterbrechung der Therapie mit β-Rezeptorenblockern bei Patienten mit koronarer Herzkrankheit und/oder Hypertonus ein größeres Risiko darstellt [3, 11, 12, 13, 24]. Die Untersuchungen von Miller et al. [14] zeigen, daß ein plötzlicher Propranololentzug bei Koronarpatienten zu einer Zunahme der Angina-pectoris-Häufigkeit und -Intensität, zu lebensbedrohlichen Ryhthmusstörungen und tödlichen Reinfarkten führen kann. Die Beobachtung, daß eine β-Blockertherapie das Risiko eines Reinfarkts innerhalb eines Zeitraums von 12 Monaten nach dem Erstinfarkt signifikant reduziert [8], ist ein weiteres Argument, diese Behandlung nicht zu unterbrechen.

Für die präoperative Versorgung koronarkranker Patienten lassen sich aus den genannten Beobachtungen folgende Konsequenzen zusammenfassen:

1. Eine antianginöse Therapie mit Nitraten, β-Rezeptorenblockern und/oder Kalziumantagonisten soll nicht unterbrochen, sondern bis zum Operationstag beibehalten werden.
2. Eine Zunahme der Operationsmorbidität und -letalität durch Addition myokarddepressiver Effekte von β-Blockern, Kalziumantagonisten und Anästhetika ist i. allg. nicht zu befürchten. Bei Koronarpatienten mit einer bereits in Ruhe eingeschränkten linksventrikulären Funktion kommt eine Dosisreduzierung bei gleichzeitiger Digitalisierung in Betracht.

Schließlich soll auch zum Thema „prophylaktische" Digitalisierung Stellung genommen werden. Eine prophylaktische Glykosidtherapie stützt sich zuweilen auf das Argument, eine solche Behandlung könne die potentiell nachteiligen hämodynamischen Konsequenzen kardiodepressiver Anästhetikawirkungen verhindern oder abschwächen. Ein protektiver Effekt der präoperativen Digitalisierung wurde zwar aufgrund tierexperimenteller Untersuchungen vermutet [6], ist jedoch beim Menschen bisher nicht nachgewiesen worden. Ebensowenig ist bekannt, ob eine Digitalisierung die Operationsletalität beeinflußt. Eine Glykosidtherapie ist deshalb von zweifelhaftem Wert, wenn sie in der Absicht durchgeführt wird, negativ inotrope Anästhetikawirkungen neutralisieren zu wollen. Bekannt ist dagegen, daß wichtige Faktoren für die Digitaliswirkung wie Plasmavolumen, renale Elimination und Wirkung am Rezeptor vom Alter des Patienten abhängig sind und daß metabolische, krankheitsspezifische und perioperative Änderungen z. B. des Elektrolytgleichgewichts zu unvorhersehbaren Schwankungen des Digitalisspiegels am Operationstag führen und die Glykosidtoleranz verändern können. Es ist daher nicht verwunderlich, daß kardiale und extrakardiale Digitalisnebenwirkungen in der perioperativen Phase besonders häufig sind, durch Anästhesieeinflüsse aber maskiert werden können [4, 9, 15]. Aufgrund dieser Zusammenhänge ist eine prophylaktische Digitalisierung älterer gefäßchirurgischer Patienten ohne manifeste Herzinsuffizienz nicht begründbar [2, 4, 22].

Eine Glykosidtherapie ist nur dann indiziert, wenn eine manifeste Herzinsuffizienz vorliegt oder wenn Vorhofflimmern bzw. -flattern mit schneller Überleitung oder Pulsdefizit besteht.

Präoperative Behandlung des Hypertonikers und des Patienten mit koronarer Herzkrankheit

- Beibehaltung der antihypertensiven Therapie bis zum Operationstag
- Beibehaltung der antianginösen Therapie (β-Blocker, Nitrate, Kalziumantagonisten) bis zum Operationstag
- Keine „prophylaktische" Digitalisierung (auch nicht bei älteren Patienten)
- Digitalisierung nur bei manifester Herzinsuffizienz oder bei Vorhofflimmern oder -flattern mit schneller Überleitung oder Pulsdefizit
- Übliche Anästhesieprämedikation (ausreichend dosiert, morgens appliziert, bei spätem Operationsbeginn evtl. Zweitprämedikation)

Tabelle 1. Präoperative Behandlung des Diabetikers

Nichtinsulinpflichtiger Diabetiker	Insulinpflichtiger Diabetiker
Vortag: Bei normaler Nahrungsaufnahme: Beibehaltung oraler Antidiabetika, evtl. Übergang auf Präparate mit kurzer Halbwertszeit (z. B. auf Tolbutamid statt Chlorpropamid) Bei reduzierter Nahrungsaufnahme oder Nahrungskarenz: Absetzen oraler Antidiabetika Abends Blutzuckerkontrolle	*Vortag:* Bei normaler Nahrungsaufnahme und nicht bettlägerigen Patienten: Beibehaltung der gewohnten Insulindosis Bei verminderter Nahrungsaufnahme und/oder bettlägerigen Patienten: Reduzierung der Insulindosis auf 1/2 oder 1/3 je nach Blutzuckerwerten, Infusion von 500 ml 5%iger Glukoselösung (60 ml/h/70 kg KG) Abends Blutzuckerkontrolle, Urinanalyse auf Zucker und Ketonkörper
Operationstag: Nahrungskarenz, keine oralen Antidiabetika, präoperative Blutzuckerkontrolle	*Operationstag:* Insulinpflichtige Diabetiker sollten am Anfang des Operationsprogramms stehen Morgens Blutzuckerkontrolle, Bestimmung des Serumkaliums, Urinanalyse auf Zucker und Ketonkörper Bei Blutzuckerwerten > 180 mg/dl: Infusion von 12 E Altinsulin in 500 ml 10%iger Glukoselösung (120 ml/h/70 kg KG) Bei Blutzuckerwerten > 350 mg/dl: Infusion von 24 E Altinsulin in 500 ml 10%iger Glukoselösung (120 ml/h/70 kg KG) Blutzuckerkontrolle alle 2 h

Diabetes mellitus [1, 21]

Das Ziel der perioperativen Behandlung des diabetischen Patienten kann nicht darin bestehen, eine perfekte Stoffwechselhomöostase zu erreichen, sondern schwerwiegenden Imbalancen des Glukosemetabolismus, des Flüssigkeits-, Elektrolyt- und Säurebasenhaushaltes entgegenzuwirken, d. h. Hypoglykämien auf der einen und ein ketoazidotisches oder hyperosmolares Koma auf der anderen Seite zu verhindern. Die Hypoglykämie ist zweifellos die größte Gefahr, zumal die Symptome durch Prämedikation und Anästhesie maskiert werden. Es ist deshalb zweckmäßig, in der perioperativen Phase eine leicht hyperglykämische Stoffwechsellage anzustreben. Verständlicherweise ist es jedoch schwierig, ein Standardverfahren anzugeben, mit dem dieses Ziel unter den meisten klinischen Bedingungen erreicht wird. Die einfachste Methode besteht darin, nichts zu tun. So zu verfahren, kommt jedoch nur bei nichtinsulinpflichtigen Diabetikern und kurz dauernden Eingriffen, die morgens am Anfang des Operationsprogramms stehen, in Betracht. Größere operative Eingriffe erfordern eine Planung (Tabelle 1), die am Vortag des Eingriffs beginnen und sich daran orientieren sollte, ob der Patient insulinpflichtig ist oder nicht. Bei den in Tabelle 1 zusammengefaßten Behandlungsschemen sind spezielle Bedingungen jedoch nicht berücksichtigt. Zum Beispiel muß bei Patienten mit Infektionen oder Sepsis mit einem höheren Insulinbedarf gerechnet und auch bedacht werden, daß Steroide oder Pharmaka wie Glukagon, Diazoxid und Diphenylhydantoin zu einem Anstieg der Blutzuckerkonzentration führen. Auf der anderen Seite besteht bei eingeschränkter Nierenfunktion sowie bei Patienten, die auf bestimmte Pharmaka eingestellt sind (z. B. auf nichtselektive β-Rezeptorenblocker wie Propranolol, Sulfonamide, Chloramphenicol, Salizylate, Phenylbutazon, Probenicid, Dicumarol, MAO-Hemmer), in erhöhtem Maße die Gefahr einer Hypoglykämie [13].

Literatur

1. Alberti KG, Thomas DJ (1979) The management of diabetes during surgery. Br J Anaesth 51:693
2. Andersen M, Hoybye G (1977) Prae- und postoperative Digitalisierung älterer Patienten. Med Klin 72:1361
3. Boudoulas H, Lewis RP, Kates RE et al (1977) Hypertensivity to adrenergic stimulation after propranolol withdrawal in normal subjects. Ann Intern Med 87:433
4. Brisse B (1983) Die präoperative Digitalisierung: Pro und Contra. In: Lawin P, van Aken H (Hrsg) Hämodynamik in der perioperativen Phase. Thieme, Stuttgart New York (Intensivmedizin Notfallmedizin Anästhesiologie, Bd 46, S 22)
5. Bruce DL, Croley TF, Lees JS (1979) Preoperative clonidine withdrawal syndrome. Anesthesiology 51:90
6. Deutsch S, Dalen JE (1969) Indications for prophylactic digitalization. Anesthesiology 30:648
7. Goldberg AD, Raftery EB, Wilkinson P (1977) Blood pressure and heart rate and withdrawal of antihypertensive drugs. Br Med J I:1243
8. Green KG (1977) Reduction in mortality after myocardial infarction with long-term betaadrenoceptor blockade. Multicenter international study: Supplementary report. Br Med J II:419
9. Grellmann A (1981) Probleme der praeoperativen Vorbehandlung von Patienten mit Herz-Kreislauferkrankungen aus anästhesiologischer Sicht. Anaesthesiol Reanimat 6:213
10. Hannson L, Hunyor SN, Julius S et al (1973) Blood pressure crisis following withdrawal of clonidine, with special reference to arterial and urinary catecholamine levels, and suggestions for acute management. Am Heart J 85:605
11. Jones EL, Kaplan JA, Dorney ER et al (1976) Propanolol therapy in patients undergoing myocardial revascularization. Am J Cardiol 38:697
12. Kopriva CJ, Brown AC, Pappas G (1978) Hemodynamics during general anesthesia in patients receiving propranolol. Anesthesiology 48:28
13. Larner J (1980) Insulin and oral hypoglycemic drugs; glucagon. In: Goodman A, Goodman LS, Gilman A (eds) The pharmacological basis of therapeutics, 6th edn. Macmillan, New York Toronto London, p 1497
14. Miller RR, Olson HG, Amsterdam EA et al (1975) Propranolol-withdrawal rebound phenomenon. Exacerbation of coronary events after abrupt cessation of antianginal therapy. N Engl J Med 293:416

15. Modersohn D, Urbaszek W, Gmyrek G (1976) Nutzen und Gefahren bei der Anwendung von Herzglykosiden im Zusammenhang mit Operationen. Anaesthesiol Reanimat 1:207
16. Nies AS (1975) Adverse reactions and interactions limiting the use of antihypertensive drugs. Am J Med 58:495
17. Prys-Roberts C (1980) Cardiovascular responses to anaesthesia and surgery in patients recieving β-receptor antagonists. In: van Dijk B, van Elzakker AH, Poppers P (eds) β-blockade and anaesthesia. Lindgren & Söner, Gothenburg
18. Prys-Roberts C, Meloche R, Foëx P (1971) Studies of anaesthesia in relation to hypertension. I. Cardiovascular responses of treated and untreated patients. Br J Anaesth 43:122
19. Prys-Roberts C, Foëx P, Biro GP et al (1973) Studies of anaesthesia in relation to hypertension. V. Adrenergic beta-receptor blockade. Br J Anaesth 45:671
20. Reves JG, Kissin I, Lell WA et al (1982) Calcium entry blockers: Uses and implications for anesthesiologists. Anesthesiology 57:504
21. Rosenbaum SH (1981) Anesthetic management of the diabetic patient. In: Hershey SG (ed) ASA refresher courses in anesthesiology, vol 9. Lippincott, Philadelphia, p 143
22. Seipel L (1982) „Prophylaktische" praeoperative Digitalisierung. Dtsch Med Wochenschr 107:1073
23. Shand DG, Wood AJ (1978) Editorial: Propranolol withdrawal syndrome – why? Circulation 58:202
24. Slogoff S, Keats AS, Hibbs CW et al (1977) Failure of general anesthesia to potentiate propranolol activity. Anesthesiology 47:504
25. Slogoff S, Keats AS, Ott E (1978) Preoperative propranolol therapy and aortocoronary bypass operation. JAMA 240:1487
26. Strauer BE (1983) Das Hochdruckherz. Springer, Berlin Heidelberg New York Tokyo
27. Vanholder R, Carpentier J, Schurgers M et al (1977) Rebound phenomenon during gradual withdrawal of clonidine. Br Med J I:1138
28. Weber WA (1980) Discontinuation syndrome following cessation of treatment with clonidine and other antihypertensive agents. J Cardiovasc Pharmacol [Suppl 1] 2:73
29. Yudkin FS (1977) Withdrawal of clonidine. Lancet I:5

Diskussion

Gerber: Sollte nicht bei Patienten mit Regionalanästhesie, die durch die Sympathikusblockade eher eine Tendenz zur Hypoglykämie haben, eine Zuckerzufuhr erfolgen?

Tarnow: Sicherlich stellt die Hypoglykämie eine größere Gefahr der in Frage kommenden Probleme intraoperativ dar. Dies gilt aber auch für alle anderen Anästhesieverfahren. Ich glaube nicht, daß grundsätzlich das Anästhesieverfahren daran was ändern wird.

Gerlach: Wie steht es mit der Gabe von β-Blockern am Tag der Operation, postoperativ und Tag danach? Ich möchte noch auf dieses Syndrom hinweisen, nämlich daß durch chronische Gabe von β-Blockern die Zahl der katecholaminergen Rezeptoren erhöht ist. Beim Absetzen der β-Blockertherapie kommt es dann zu einer erhöhten Empfindlichkeit des Myokards auf Katecholamine.

Tarnow: Ich würde möchlichst bald postoperativ diese Therapie fortsetzen, insbesondere dann, wenn es sich um Hypertoniker handelt. In der Behandlung des Hypertonikers sollte die Phase der Nichtgabe eines Antihypertensivums mölichst kurz gehalten werden. Sobald vertretbar, sollte in der unmittelbaren postoperativen Phase die Therapie weitergeführt werden.

Gerlach: Kombinieren Sie die β-Blocker mit Kalziumantagonisten und wenn ja, mit welchen Kalziumantagonisten?

Tarnow: Zweifelsfrei kann heute davon ausgegangen werden, daß β-Blocker und Nifedipin gefahrlos kombiniert werden können. Die Frage, ob bei einer hochdosierten β-Blockertherapie die Kombination mit Verapamil zu Dyskinesien, Herzinsuffizienz und AV-Blockierungen führt, ist nicht ganz geklärt. Ich würde jedoch die Gefahr nicht ganz unterschätzen und wäre in der Anwendung der Kombination von β-Blockern und Verapamil eher zurückhaltend. Gegen die Kombination von Nifedipin und β-Blockern ist dagegen nichts einzuwenden. Gerade bei hochdosierter Betablockertherapie, wie sie in den Vereinigten Staaten gehandhabt wird, führt diese Therapie häufig zu Koronarspasmen, so daß hier die Kombination mit Nifedipin sinnvoll erscheint.

Gerlach: Kürzlich habe ich in einem Manuskript gelesen, daß neuerdings auch die Kombination Nifedipin mit Glykosiden empfohlen wird und zwar aufgrund folgender Überlegungen: Wenn Nifedipin gegeben wird, sinkt der arterielle Druck ab und es treten sympathische Gegenregulationen auf, die dann dem Nifedipin einen praktisch positiv inotropen und chronotropen Effekt vermitteln lassen. Und dies kann durch Digitalispräparate antagonisiert werden. Ist dies auf irgendeine Art und Weise in eine Überlegung miteinzubeziehen?

Tarnow: Ich glaube, daß es darüber noch nicht genügend klinische Erfahrung gibt, so daß hier ein endgültiges Statement zu dieser Frage nicht abgegeben werden kann.

Erdmann: Etwas skeptisch bin ich insofern, weil Digitalis bei Patienten mit Sinusrhythmus keine Verlangsamung der Herzfrequenz bewirkt. Dies tritt nur bei Patienten mit Vorhofflimmern auf. Aus dieser Überlegung müssen wir die Patienten mit Bradykardie-Tachykardie-Syndrom weglassen, da diese Patienten eher nicht mit Digitalis behandelt werden sollten. Insofern bin ich jedoch etwas skeptisch, ob man quasi durch Digitalis die sympathischen Effekte des Nifedipins antagonisieren kann.

Gerlach: Aber unter Nifedipin und zwar unter hochdosierter Nifedipintherapie tritt eine negative inotrope und chronotrope Wirkung auf.

Erdmann: Ja, aber diese chronotrope Wirkung ist eine sympathische Gegenregulation. Daß Digitalis bei Sympathikotonus die Herzfrequenz senkt, erscheint mir ganz ungewöhnlich. Es ist mir auf alle Fälle nicht bekannt.

Tarnow: Ich glaube aber auch, daß der negativ inotrope Effekt von Nifedipin vielfach überschätzt wird. Die Hauptwirkung ist die Vasodilatation. Wir haben auch bei Patienten eine Abnahme von dp/dt_{max} im linken Ventrikel bei intravenöser Gabe von Nifedipin nachweisen können, der Nettoeffekt ist aber ein gleichbleibendes oder gar ansteigendes Herzzeitvolumen aufgrund der Reduzierung der Nachlast und der sympathischen Gegenregulation, die Sie eben erwähnt haben.

van Ackern: Ich habe noch eine ganz praktische Frage zu den Patienten, die unter einer chronischen β-Rezeptorenblockade stehen. Unter den Annahme, daß in den ersten 2–3 postoperativen Tagen keine enterale Aufnahme möglich ist, wie muß dann z. B. das Propranolol bei intravenöser Applikation dosiert werden? Bekannt ist ja, daß bereits bei oraler Aufnahme durch den First-pass-Effekt 40% des Propranolols in der Leber metabolisiert wird. Die Frage lautet also: Wie hoch sollte hier Propranolol i.v. dosiert werden?

Tarnow: Ich würde dies vom Zustand des Patienten abhängig machen und auch davon, ob der β-Blocker Bestandteil einer antihypertensiven oder einer antianginösen Therapie ist. Mit einer Dosierung möchte ich mich ebenfalls nicht festlegen. Außerdem gibt es sehr viele andere

Möglichkeiten, den Blutdruck zu kontrollieren. Wenn Sie keine β-Blocker, aus welchen Gründen auch immer, i.v. geben wollen, weil z. B. eine latente Herzinsuffizienz besteht oder die AV-Überleitung grenzwertig ist, könnte man ja einen Vasodilatator einsetzen, um den Blutdruck zu senken.

van Ackern: Ich dachte hier speziell an das Argument, das Herr Gerlach vorgebracht hat in bezug auf die Überempfindlichkeit und die größere Zahl von β-Rezeptoren nach Therapie mit β-Blockern. Hier besteht ja das Problem, daß bei akutem Absetzen dieser Therapie die Rezeptoren erstens häufiger, also in größerem Maße vorhanden sind und zweitens überempfindlicher reagieren. Hier die Frage nun an Herrn Erdmann: Können Sie hierzu etwas berichten?

Erdmann: Die normale Dosis ist ja bekannt, das sind etwa 0,5 mg bei Propranolol i.v. Grundsätzlich wird aber in unserer Klinik der β-Blocker nicht i.v. verabreicht. Wir überblicken 2 Zwischenfälle, seitdem wird in unserer Klinik kein β-Blocker mehr i.v. gegeben. Auch ist die Gefahr von AV-Blockierungen einfach zu groß.

Tarnow: Ja, dem stimme ich im großen und ganzen zu.

Thomson: Geben Sie auch Kalziumantagonisten wie z. B. Nifedipin intraoperativ?

Tarnow: Ja. Seitdem Nifedipin in intravenöser Form zur Verfügung steht, verwenden wir diese Substanz, um akute intraoperative Hypertensionen (z. B. im Rahmen der Koronarchirurgie) zu behandeln.

Thomson: Haben Sie Arrhythmien im Zusammenhang mit Inhalationsanästhetika und Kalziumantagonisten gesehen?

Tarnow: Nein, Arrhythmien haben wir nicht gesehen.

Thomson: Ich frage nur, weil diese Kombination bei Hunden Arrhythmien auslösen kann.

Tarnow: Das kann ich nicht bestätigen.

Schildberg: Die Frage der β-Blocker ist m. E. nicht hinreichend geklärt. Sie haben einmal gesagt, am besten möglichst früh mit dieser Therapie fortfahren und zum anderen sich nach dem Bedarf richten. Nun kommt es ja sehr häufig vor, daß postoperativ keine Blutdrucksenkung erforderlich ist. Was soll dann passieren?

Tarnow: Wenn der Blutdruck in der frühen postoperativen Phase normal ist, kann man abwarten. Meine Warnung, eine antihypertensive Therapie nicht zu unterbrechen, bezog sich in erster Linie auf Clonidin, weil nach Absetzen dieses Medikaments besonders häufig hypertensive Krisen beschrieben worden sind.

Jensen: Ich möchte noch einmal auf die Kalziumantagonisten zurückkommen. Können Sie nach Ihrer Erfahrung zum jetzigen Zeitpunkt sagen, ob der Hauptwert der Kalziumantagonisten in der Therapie einer Krise oder in der Prophylaxe besteht?

Tarnow: Ich glaube nicht, daß bei Hypertonikern eine präoperative orale Therapie mit klinik-üblichen Dosen von z. B. Nifedipin ausreicht, um bei starken chirurgischen Stimuli, wie z. B. der Sternotomie oder dem Abklemmen der Aorta, einen stärkeren Blutdruckanstieg zu verhindern. Allerdings steigt er weniger deutlich an als bei nicht mit Kalziumantagonisten vorbehandelten Patienten.

Jensen: Würden Sie, wenn eine hypertensive Krise eingetreten ist, auch zunächst die Behandlung mit Kalziumantagonisten durchführen?

Tarnow: Dies ist nur eine Möglichkeit, die klinisch brauchbar ist. Wir verwenden Nifedipin zu diesem Zweck mit gutem Erfolg. Das schließt aber nicht aus, daß man auch andere Substanzen einsetzen kann, wie z. B. das Natriumnitroprussid (NNP), oder ein vasodilatierend wirkendes Inhalationsanästhetikum, wie z. B. Isofluran.

Intraoperatives Monitoring

E. Schmitz und E. Martin

Das Wort Monitor bzw. monitoring leitet sich von dem lateinischen Wort „monere“ ab, was soviel bedeutet wie warnen bzw. mahnen oder anraten. Insbesondere bei den Gefäßpatienten kommt dieser Funktion des Monitorings aufgrund der Multimorbidität dieser Patientengruppe eine ganz entscheidende Bedeutung zu. Eine bei 123 Patienten mit einem Bauchaortenaneurysma durchgeführte Untersuchung ergab die in Tabelle 1 aufgestellten präoperativen Befunde. Die wesentlichsten präoperativ erhobenen Begleiterkrankungen waren die koronare Herzerkrankung, die arterielle Hypertonie und die Herzinsuffizienz (Tabelle 1).

Legt man die nach Goldmann et al. [9] entwickelte Punkteskale zur Erfassung des kardialen Risikos von Patienten bei nicht herzchirurgischen Eingriffen zugrunde, so wird deutlich, daß die Gefäßpatienten im Rahmen der perioperativen Phase mit einem deutlich erhöhten Risiko belastet sind, kardiale Komplikationen zu erleiden. Bei Erreichen von 25 Punkten (Klasse IV) liegt die letale Komplikationsrate bei über 56% (Tabelle 2). Nicht nur die präoperativ bestehenden Begleiterkrankungen, sondern auch das operationstechnische Vorgehen, insbesondere bei Eingriffen an der Aorta, tragen zu diesem hohen Risiko bei. Zwar gilt die arterielle Hypertonie, v. a. die unbehandelte, immer noch als ein wesentliches Risikomoment, jedoch erscheint die koronare Herzerkrankung mit die wichtigste und schwerwiegendste Vorerkrankung zu sein. Unter Berücksichtigung der Inzidenz dieser Begleiterscheinungen kommt der Überwachung der perioperativen Phase eine außerordentliche Bedeutung zu [13, 16]. Es stellt sich die Frage, was bei diesen Patienten intraoperativ überwacht werden sollte.

Tabelle 1. Häufigkeit der Begleiterkrankungen (präoperative Risikofaktoren) bei 123 Bauchaortenaneurysmen in der Zeit vom 1. 10. 1981 bis 31. 12. 1982

	Asymptomatisch (elektiv) (n = 54) [%]	Symptomatisch (elektiv) (n = 53) [%]	Notfall (n = 16) [%]
KHK	63	69	58
Herzinsuffizienz	58	70	50
Hypertonus	64	61	50
Arterielles Verschlußleiden	49	64	37,5
Pulmonale Vorerkrankung	61	54	50
Niereninsuffizienz	22	35	68
Diabetes	11	20	25

Tabelle 2. Punkteskala nach Goldmann et al. [9] zur Erfassung eines kardialen Risikos bei nicht herzchirurgischen Eingriffen

	Punkte
Herzinsuffizienzzeichen	11
Herzinfarkt innerhalb der letzten 6 Monate	10
Ventrikuläre Extrasystolen (5/min)	7
Kein Sinusrhythmus	7
70 Jahre und älter	5
Notoperation	4
Gefäß-, Thorax- oder Oberbaucheingriff	3
Aortenstenose	3
Schlechter Allgemeinzustand	3

Grundsätzlich ist festzuhalten, daß das Ziel bei der Überwachung des kardiovaskulären Systems, vereinfacht formuliert, folgende Funktionsüberprüfungen beinhalten soll [3]:

1. Rhythmusstabilität des Herzens,
2. Pumpfunktion des Herzens,
3. periphere Zirkulation,
4. Perfusion bestimmter Organsysteme.

Letztere läßt sich z. B. anhand der Urinausscheidung oder aber auch durch die Bestimmung der arteriellen pO_2-Werte und auch durch die Messung der Temperatur vornehmen.

Elektrokardiogramm

Die Überprüfung der Rhythmusstabilität erfolgt anhand des EKG als eine nichtinvasive Methode. Routinemäßig wird v. a. die Ableitung II und V_5 empfohlen, die aussagekräftige Information bezüglich des Auftretens von Rhythmusstörungen, aber auch der Erkennung von Myokardischämien liefert [11, 15]. Nach Blackburn et al. und aber auch nach Mason et al. werden ca. 89% aller ST-Veränderungen durch die Ableitung V_5 erfaßt [2, 15]. Die Ursachen intraoperativ auftretender Arrhythmien sind vielfältig, angefangen von der Interaktion zwischen Inhalationsanästhetika und Katecholaminen, durch Hypoxie, durch Hyperkapnie als auch durch Hypokapnie, durch Elektrolytstörungen und durch oberflächlich geführte Narkosen, um nur einige Gründe hierfür aufzuzählen. Die ST-und T-Wellenveränderungen sind sehr häufig der Ausdruck einer Myokardischämie, wobei jedoch nur durch die erwähnten Ableitungen II bzw. V_5 die anterolaterale und inferiore Myokardwand erfaßt werden [10, 11, 12]. Ischämien der Hinterwand des linken Ventrikels können durch diese beiden Ableitungen nicht erfaßt werden. So zeigten Kaplan u. Wells [10], daß bei 18 Patienten, die intraoperativ eine Myokardischämie entwickelten, nur 8 Patienten ST-Veränderungen im EKG im Sinne einer Myokardischämie hatten. Dahingegen zeigten von diesen 18 Patienten 15 Veränderungen im Druckverhalten als auch in der Druckwellenform des pulmonalkapillären Verschlußdrucks, die Hinweise für eine Myokardischämie darstellten. Somit ist das EKG-Monitoring allein kein zuverlässiger früher Indikator für das Auftreten einer Myokardischämie [10].

Intraarterielle Druckmessung

Die kontinuierliche intraarterielle Drucküberwachung wird während der perioperativen Phase inzwischen bei diesen Patienten mit den erhöhten kardialen Risiken als Routinemethode durchgeführt und stellt eine essentielle Überwachungsmethode dar. Diese Form der Überwachung ermöglicht es, plötzlich auftretende Blutdruckanstiege zu erfassen, die u. U. zu einem Anstieg der Nachlast des Herzens bei Patienten mit eingeschränkter linksventrikulärer Funktion führen und so eine deutliche Abnahme der Auswurfleistung des Herzens verursachen. So werden z. B. erhebliche Druckanstiege v. a. während der Intubationsphase mit entsprechend exzessiven Blutdruckanstiegen beobachtet [21]; aber auch intraoperativ auftretende Blutdruckabfälle auf mehr als 30% bezüglich der Ausgangswerte und über einen Zeitraum von mehr als 10 min sind mit einer Zunahme der Morbidität und Letalität vergesellschaftet.

Speziell die gefäßchirurgischen Patienten haben eine sehr hohe Inzidenz präoperativ bestehender Hypertonien, so daß hier die direkte kontinuierliche Blutdrucküberwachung angezeigt ist. Auch Patienten mit einer kardial kompensierten essentiellen Hypertonie haben darüber hinaus eine deutlich eingeschränkte Koronarreserve trotz normalen Koronarangiogramms [20]. Hier kann davon ausgegangen werden, daß diese Patientengruppen ebenfalls intraoperativ Myokardischämien erleiden können.

Durch das chirurgische Vorgehen z. B. an der Karotisgabel werden häufig hypertensive Krisen ausgelöst, wobei aber bei etwa einem Drittel dieser Patienten ausgeprägte Hypotensionen in Verbindung mit Bradykardien gesehen werden. Ganz entscheidend jedoch wird das Blutdruckverhalten durch die Operationstechnik des Clampings und Declampings der Aorta beeinflußt. Insbesondere das thorakale Abklemmen der Aorta führt zu exzessiven Blutdruckanstiegen, die eine frühzeitige und sorgfältige Titration mit Vasodilatoren (z. B. Natriumnitroprussid, Nitroglycerin) notwendig machen und nur unter der direkten intraarteriellen Blutdruckmessung vorgenommen werden können. Ebenso können die manchmal notwendigen raschen Volumensubstitutionen als auch der Einsatz positiv inotroper Substanzen mit dieser Überwachungsmethode unmittelbar kontrolliert werden. Die kontinuierliche direkte invasive Druckmessung ermöglicht somit, die Regulation des arteriellen Blutdrucks in allen kritischen Situationen zumindest in tolerablen Grenzen zu halten, und stellt eine absolute Indikation bei großen gefäßchirurgischen Eingriffen dar (Abb. 1).

Zentralvenöse Druckmessung

Der zentralvenöse bzw. rechte Vorhofdruck reflektiert unter Ausschluß einer Trikuspidalklappenerkrankung den rechtsventrikulären enddiastolischen Druck. Dieser Parameter dient sowohl als Grundlage für die Erfassung der rechtsventrikulären Funktion als auch als Index für den rechtsventrikulären Füllungsdruck. Es sollte jedoch dabei berücksichtigt werden, daß der rechte und linke Ventrikel nicht auf der gleichen Druckvolumenkurve arbeiten (Abb. 2).

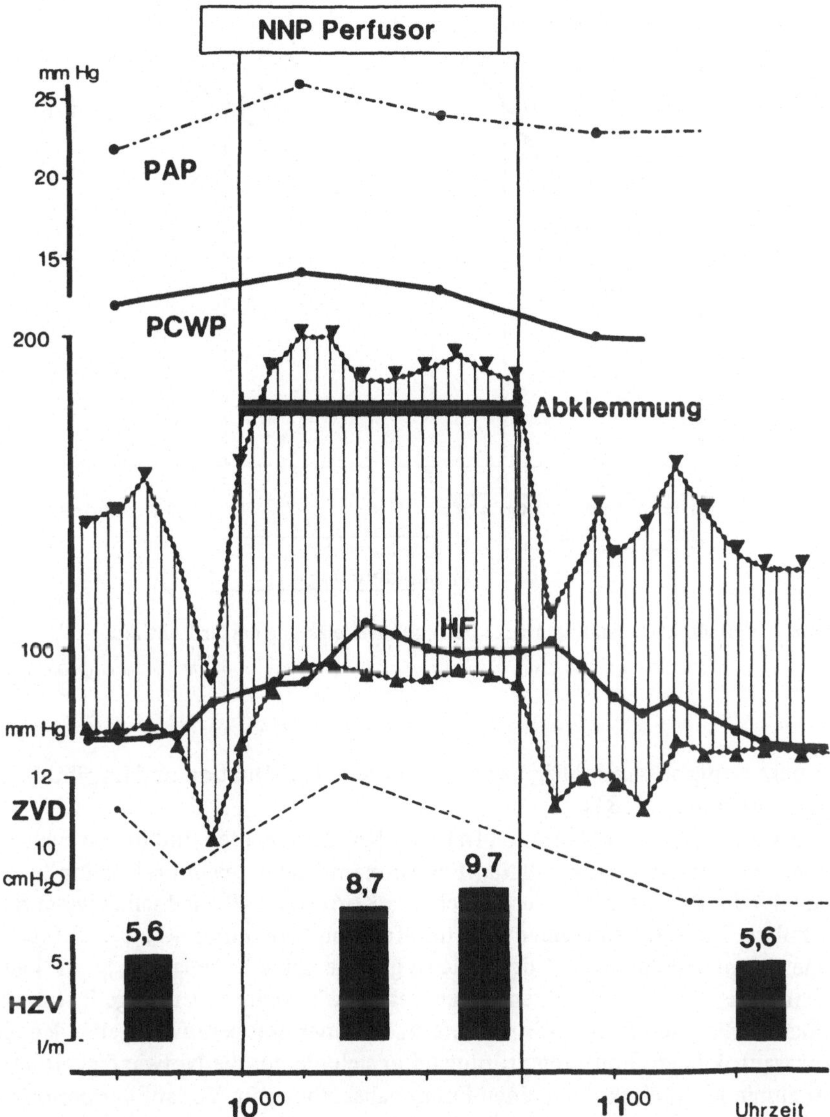

Abb. 1. Verlauf von HZV, ZVD, HF, Blutdruck, PCWP und PAP während der Operation eines thorakalen Aortenaneurysmas (Fallbeispiel)

Da der rechte Ventrikel eine größere Compliance aufzeigt als der linke, werden intravasale Volumenänderungen durch die Messung des rechten Vorhofdrucks kaum angezeigt. Unter einer Volumenbelastung steigt der rechtsventrikuläre Druck in Abb. 2 von Punkt 1 nach Punkt 2. Der Anstieg des Herzminutenvolumens von Punkt A nach Punkt B wird durch einen geringgradigen Anstieg des rechtsventrikulären Füllungsdrucks von Punkt C nach Punkt D widergespiegelt. Unter der gleichen Volumenbelastung des linken Ventrikels resultiert ein wesentlich größerer Anstieg des linksventrikulären Füllungsdrucks, gekennzeichnet durch den Anstieg von Punkt E nach Punkt F. Daher sind Einzelmessungen des zentralvenösen

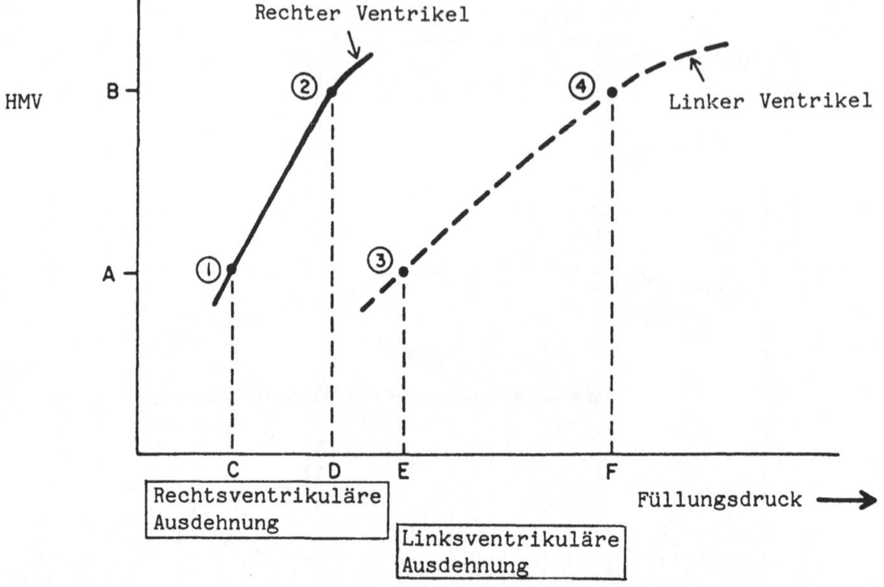

Abb. 2. Verhalten der Füllungsdrücke bei Volumenbelastung beider Ventrikel

Drucks wenig aussagekräftig bezüglich der Kreislaufsituation und im Hinblick auf das intravasale Blutvolumen [18].

Zwar besteht nach Mangano [14] zwischen dem rechten und linken Füllungsdruck bei einer normalen linksventrikulären Funktion und einer „ejection-fraction" von über 50% bei ca. 94% der Patienten eine ausgezeichnete Korrelation. Bei jedoch eingeschränkter linksventrikulärer Funktion und einer „ejection-fraction" von unter 40% besteht nur in 60% der Fälle eine akzeptable und in 40% der Fälle so gut wie keine Korrelation. Somit kann bei diesen Patienten das Monitoring des zentralvenösen Drucks keine zuverlässige Information über den linksventrikulären Füllungsdruck liefern. Bei einer präoperativ bestehenden eingeschränkten linksventrikulären Funktionsstörung leitet sich hieraus die Notwendigkeit ab, diesen Parameter zumindest indirekt über einen Pulmonaliskatheter im Verlauf der perioperativen Phase zu überwachen. Es sollte hier jedoch auch noch daran erinnert werden, daß speziell bei Eingriffen an der Aorta durchaus präoperativ unauffällige Patienten eine akute Linksherzinsuffizienz intraoperativ entwickeln können, so daß grundsätzlich bei diesen Eingriffen die Überwachung mit einem Pulmonaliskatheter indiziert ist.

Pulmonalarterielle Druckmessung

Unter der Voraussetzung, daß die Einschwemmtechnik nach Swan-Ganz und die Interpretation der hieraus gewonnenen Werte beherrscht und verstanden werden, ermöglicht diese Art von Monitoring die oft wiederholbare Messung sowohl des pulmonalarteriellen als auch des pulmonalkapillären Verschlußdrucks. Die gleichzeitig intraoperativ durchgeführten arteriel-

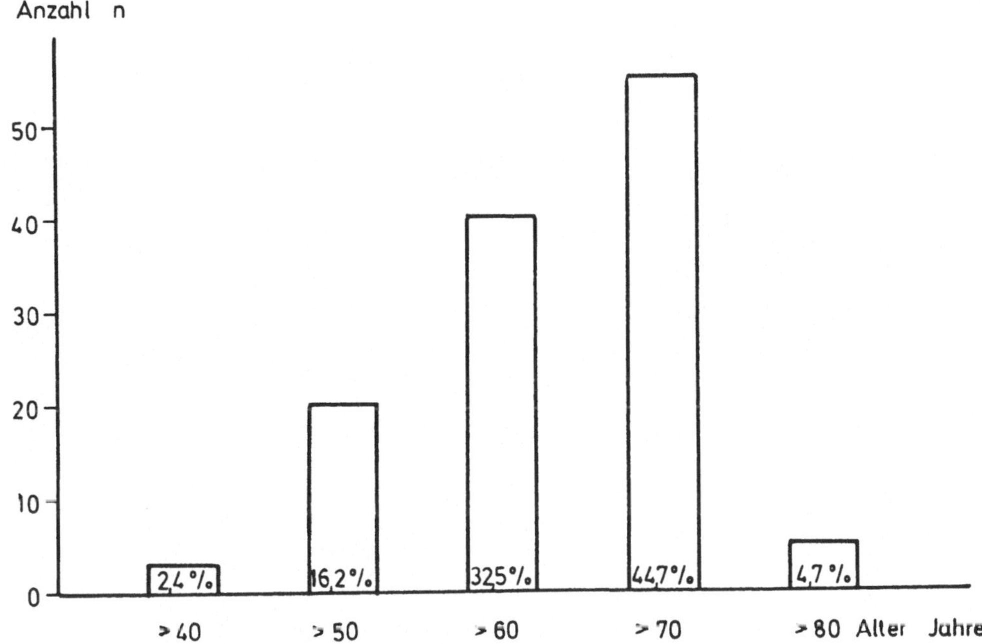

Abb. 3. Altersverteilung bei 123 Patienten mit einem Bauchaortenaneurysma

len und gemischtvenösen Blutgasbestimmungen als auch die Ermittlung des Herzminutenvolumens mittels Thermodilutionstechnik ermöglichen die rasche Aufstellung eines kompletten hämodynamischen Profils.

Im Hinblick auf die Alterverteilung der gefäßchirurgischen Patienten, wie sie beispielsweise an Patienten mit einem Bauchaortenaneurysma dargestellt ist (Abb. 3), ist die von Del Guerico u. Cohn durchgeführte Studie aus dem Jahre 1980 bei 148 älteren Patienten von besonderem Interesse [5]. Bei diesem Kollektiv wurde präoperativ ein hämodynamisches physiologisches Profil erstellt, wobei hier nur die Ventrikelfunktionskurven aufgezeigt werden sollen (Abb. 4). Von den 148 Patienten zeigten 33 Patienten eine eingeschränkte linksventrikuläre Funktion, die durch die üblicherweise stattfindenden präoperativen klinischen Untersuchungsmaßnahmen nicht entdeckt wurde, auch nicht unter der routinemäßig durchgeführten Röntgendiagnostik und der EKG-Untersuchung. Die nicht nur aus dieser Studie abgeleitete Empfehlung einer präoperativen Erstellung eines kardiopulmonalen Profils scheint für kritische Gefäßpatienten indiziert [1, 5].

Der Nachweis von Myokardischämien im EKG tritt zu einem relativ späten Zeitpunkt auf. Ein Anstieg des pulmonalkapillären Verschlußdrucks kann bereits Hinweise für eine auftretende Myokardischämie darstellen, wie Kaplan u. Wells in einer Studie an 40 Patienten aufzeigten [10]. 18 Patienten dieses Kollektivs entwickelten eine Myokardischämie, wobei bei 3 Patienten eine ST-Senkung beobachtet wurde, und 5 Patienten sowohl eine ST-Senkung als auch erhöhte pathologische pulmonalkapilläre Verschlußdruckwerte und entsprechende pathologische Druckkurven zeigten. 10 Patienten wiesen jedoch nur pathologische pulmonalkapilläre Verschlußdruckwerte mit entsprechenden AC- und V-Wellen ohne jedoch entsprechende EKG-Veränderungen auf. Aus den dargelegten Gründen erscheint daher bei gefäßchirurgischen Patienten mit entsprechender klinischer Anamnese wie Angina pectoris, Zustand nach

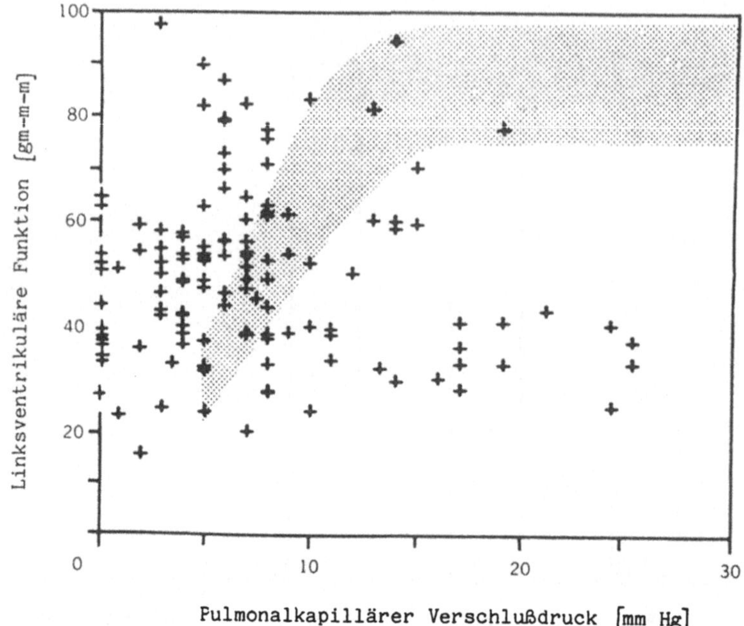

Abb. 4. Präoperativ erhobene Befunde bei älteren Patienten (linksventrikuläre Funktion und Pulmonalisverschlußdrücke) [nach 5]

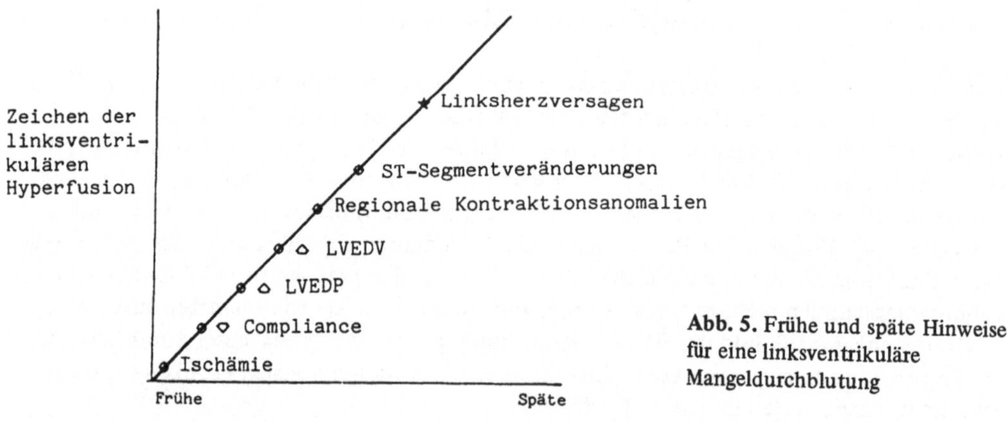

Abb. 5. Frühe und späte Hinweise für eine linksventrikuläre Mangeldurchblutung

Herzinfarkt, schlecht eingestellte Hypertonie bzw. kompensierte Herzinsuffizienz die Indikation eines bereits präoperativ durchgeführten invasiven Monitorings zur Erfassung der hämodynamischen Parameter gerechtfertigt (Abb. 5). Die durchaus berechtigte Frage stellt sich jedoch, ob dieses invasive Monitoring letztendlich zu verbesserten postoperativen Resultaten führt. Anhand einer retrospektiven Analyse von 123 Patienten mit einem Bauchaortenaneurysma wurde der Versuch unternommen, diese Frage zu beantworten. Die Altersverteilung zeigte einen fast 50%igen Anteil von Patienten mit einem Lebensalter von über 70 Jahren (s. Abb. 3). Die Aufteilung in asymptomatisch elektiv, in symptomatisch elektiv und in Notfälle

Tabelle 3. Gesamtletalität bei 123 konsekutiven Bauchaortenaneurysmen

Gesamthospitalletalität	n	[%]
Mit Pulmonaliskatheter (Gesamtzahl 72)	2	2,8
Ohne Pulmonaliskatheter (Gesamtzahl 51)	7	13,6

wurde derart festgesetzt, daß alle diejenigen Patienten, die innerhalb von 2 h nach Aufnahme in der Klinik operiert wurden, in die Gruppe der Notfälle eingestuft wurden. Alle anderen Patienten mit entsprechender akuter Symptomatik, die länger als 2 h nach Aufnahme noch nicht operiert waren, wurden der Gruppe der symptomatisch elektiven Fälle zugeordnet. Die Hospitalletalität lag in der Gruppe I, also bei den asymptomatisch elektiven Eingriffen, bei 3,7%, in der Gruppe II, den symptomatisch elektiven Fällen, bei 9,2% und in der Gruppe III, den Notfällen, bei 12,5%.

Weiterhin ergab die retrospektive Analyse bezüglich der Indikation zu einer Pulmonaliskatheterisierung folgende Situation: Die Patienten ohne Pulmonaliskatheter zeigten Letalitätsraten in den 3 verschiedenen Gruppen von 3,7%, 13,6% und 12,5% entsprechend der Zuordnung. Bei den Patienten mit Pulmonaliskatheter lag die Letalität in Gruppe I bei 0%, in Gruppe II bei 6,2% und in Gruppe III bei 0%. Anders ausgedrückt lag die Letalität bei 72 Patienten mit einem Pulmonaliskatheter bei 2,8% und bei 51 Patienten ohne Pulmonaliskatheter bei 13,6% (Tabelle 3).

Hieraus nun den Schluß zu ziehen, daß die Pulmonaliskatheterisierung die Letalitätsrate gesenkt hat, wäre sicherlich bei dieser retrospektiv durchgeführten Analyse nicht gerechtfertigt. Es muß jedoch festgehalten werden, daß bei richtiger Interpretation der durch dieses Monitoring gewonnenen Parameter mit Sicherheit drohende Komplikationen frühzeitiger erkannt werden, therapeutische Maßnahmen rascher ermöglicht werden und die Effektivität und Kontrolle der Therapiemaßnahmen unmittelbar kontrolliert werden können.

Die im Jahre 1983 von RAO et al. [16] vorgelegte prospektiv durchgeführte Studie zeigte zumindest, daß eine präoperativ optimierte Untersuchung, aggressives invasives Monitoring der Hämodynamik und die hieraus sich ableitende sofortige Behandlung pathophysiologischer Zustände mit einer deutlich verminderten perioperativen Morbidität und Mortalität bei Patienten mit bestehenden Herzinfarkten verbunden ist. Unter vorsichtiger Interpretation aufgrund der Nichtvergleichbarkeit beider Gruppen muß die Hypothese der Verminderung der Reinfarktinzidenz durch die ausgedehnte perioperative Überwachung der Patienten durch nachfolgende Studien noch bestätigt werden [13, 16].

Abgesehen von den invasiven Methoden der intraoperativen Überwachung sollen jedoch noch 2 nichtinvasive Methoden vorgestellt werden, die in bezug auf die kardiovaskuläre Überwachungsmöglichkeiten erst in jüngerer Zeit eingesetzt wurden. Hierzu zählt die transösophageale zweidimensionale Echokardiographie [4, 7, 17] und die Kardiokymographie [6, 9, 22]. Diese beiden Methoden scheinen zumindest noch sensitiver in der Erfassung von Myokardischämien zu sein. Die von Roizen et al. 1983 vorgelegte Studie (Tabelle 4) erfaßte Veränderungen des Myokards unter dem Aortenclamping in verschiedenen Aortenabschnitten [17]. Hier konnte die transösophageale zweidimensionale Echokardiographie intraoperativ aufzeigen, daß myokardiale Funktionsstörungen mit dieser Methode nachgewiesen werden, die mit den herkömmlichen Überwachungstechniken wie EKG und pulmonalarterieller Katheterisie-

Tabelle 4. Häufigkeit von Kontraktionsanomalien (Ergebnisse der transösophagealen Echokardiographie) und Reinfarktinzidenz bei Abklemmen der Aorta in verschiedenen Abschnitten (*SC* oberhalb der Bauchhöhle, *IR* infrarenal, *SR* suprarenal, *MAP* mittlerer arterieller Druck, *PCWP* pulmonaler Verschlußdruck, *EDA* enddiastolische Regionen, *ESA* endsystolische Regionen, *EF* Auswurffraktion). (Nach [17])

	SC [%]	SR [%]	IR [%]
MAP	54	5[a]	2[a]
PCWP	38	10[a]	0[a]
EDA	28	2[a]	9[a]
ESA	69	10[a]	11[a]
EF	−38	−10[a]	− 3[a]
% mit Kontraktionsanomalien	92	33	0
Neue Infarkte	8	0	0

[a] Statistische Differenz zur SC-Gruppe mit $p < 0{,}05$.

Tabelle 5. Häufigkeit von Kontraktionsanomalien (Ergebnisse der transösophagealen Echokardiographie) und Infarktinzidenz. (Nach [4])

	Intraoperative Myokardischämie n		
Abdominale Aortarekonstruktion	18		
Aortokoronarer Bypass	16		
Klappenersatz	9		
	Regionale Kontraktionsabnormitäten		
	Transitorisch n	Persistierend n	Myokardinfarkt n
Abdominale Aortarekonstruktion	2	2	2
Aortokoronarer Bypass	6	3	2
Klappenersatz		2	1

rung nicht erfaßt worden wären. Es wurde festgestellt, daß sog. persistierende „wall-motion abnormalities“ mit dem Auftreten eines Reinfarkts eng korrelierten.

Auch die von Calahan et al. ebenfalls 1983 vorgelegte Studie zeigte, daß intraoperativ anhaltend bleibende regionale Kontraktionsabnormalitäten mit einer hohen Inzidenz von Infarkten während oder nach herzchirurgischen Eingriffen vergesellschaftet waren [4]. Ein Nachteil dieser Methode scheint jedoch bislang zu sein, daß die bereits während einer Einleitung und Intubationsphase möglicherweise auftretenden erheblichen hämodynamischen Veränderungen nicht erfaßt werden können (Tabelle 5).

Dahingegen scheint bei den erst kürzlich mitgeteilten Erfahrungen mit der Kardiomyographie die Möglichkeit zu bestehen, über eine nichtinvasive Methode sogar während der Einlei-

Tabelle 6. Häufigkeit von Kontraktionsanomalien (Ergebnisse der Kardiokymographie *CKG*) und ST- bzw. PCWP-Veränderungen (*ASA I* Risikogruppeneinteilung nach der *A*merikanischen *G*esellschaft für *A*nästhesiologie)

	n		n	
KHK	24	ASA I	25	
Vor Einleitung		Nach Einleitung	Nach Intubation	
n	[%]		n	[%]
8	33	Pathologisches CKG	1	4
		n		
ST-Veränderung > 1 mV		1		
PCWP ↑ > 4 mmHg		3		
PCWP > 15 mmHg		2		

tungsphase regionale Wandveränderungen als Hinweise für eine myokardiale Ischämie zu erfassen [6, 19, 22]. So wurden vor und nach Einleitung als auch nach Intubation diese kardiokymographischen Untersuchungen durchgeführt, und es konnte in einer Gruppe mit koronarer Herzerkrankung gezeigt werden, daß von 24 Patienten 8 pathologische kardiokymographische Befunde aufwiesen. Von diesen 8 Patienten (33%) zeigte 1 Patient ST-Veränderungen und 3 Patienten Anstiege des pulmonalkapillären Verschlußdrucks, der bei 2 Patienten um über 15 mmHg anstieg. In der Kontrollgruppe hingegen zeigte nur einer von 25 Patienten einen pathologischen kardiokymographischen Befund (Tabelle 6).

Weiterhin wurde erst kürzlich demonstriert, daß dieses Verfahren als relevantes Monitorverfahren für die Vorderwand des linken Ventrikels herangezogen werden kann [7]. Auch zeigten Untersuchungen bei Patienten mit einer koronaren Herzerkrankung, die einem Vorhofpacing und einem Belastungstest unterworfen wurden, daß sich der Kardiokymograph als empfindlicherer und spezifischerer Indikator für das Vorliegen einer koronaren Herzerkrankung erwies als das normale Elektrokardiogramm [22]. Insgesamt kommen die Autoren zu dem Schluß, daß die Kardiokymographie eine sehr empfindliche nichtinvasive Methode für die Frühentdeckung einer Ischämie des linken Ventrikels während Anästhesie ist und daß die Inzidenz falsch positiver Befunde relativ klein ist.

Zusammenfassend ist festzustellen, daß z. Z. in der Gefäßchirurgie die invasive Überwachung, wie intraarterielle Druckmessung, zentralvenöse Druckmessung und pulmonalarterielle Druckmessung, eingesetzt wird, wobei anscheinend durch bereits präoperativ erstellte hämodynamische Profile und eine verlängerte postoperative Überwachung dieser Patienten die Komplikationsraten gesenkt werden können. Die nichtinvasiven Überwachungstechniken sind vielversprechend, befinden sich jedoch z. Z. noch im klinisch experimentellen Stadium. Inwieweit sich hier im Vergleich zur invasiven Überwachung bessere und komplikationsärmere Überwachungsmöglichkeiten ergeben, kann erst in naher Zukunft entschieden werden.

Literatur

1. Aken H van, Baum J, Lawin P (1982) Präoperative Bestimmung der Starlingskurve bei kritisch Kranken. Dtsch Med Wochenschr 107:735740
2. Blackburn H, Taylor HL, Okamoto N (1966) The exercise electrocardiogramm: A systemic comparison of chest lead configuration employed for monitoring during exercise. In: Karlomen M (ed) Physical activity and the heart. Springfield Illinois
3. Buchbinder N, Ganz W (1976) Hemodynamic monitoring: Invasive technics. Anesth Analg 45:2
4. Cahalan MK, Kremer PF, Beaupre PN et al. (1983) Intraoperative myocardial ischemia detected by transoesophageal 2dimensional echocardiography. Anesth Analg 59/3:A164
5. Del Guercio LRM, Cohn JD (1980) Monitoring operative risk in the elderly. JAMA 243/13:1350–1355
6. Diamond GA, Chag M, Vas R, Forrester JS (1978) Cardiokymographie: Quantitative analysis of regional ischemic left ventricular dysfunction. Am J Cardiol 41:1250
7. Elliot PL, Schauble JF, Weiss J, Traill T, Flaherty J, O'Malley S (1980) Echocardiography and LV-function during anesthesia. Anesth Analg 53/3:105
8. Forrester JS, Diamond GA, Chatterjee K, Swan HJC (1976) Medical therapy of acute myocardial infarction by application of hemodynamic subsets. N Engl J Med 295:1365–1362, 1404–1413
9. Goldmann L, Caldera DL, Nussbaum SR (1977) Multifactorial index of cardiac risk in non cardiac surgical procedures. N Engl J Med 297:845–850
10. Kaplan JA, Wells PH (1981) Early diagnosis of myocardial ischemia using the pulmonary artery catheter. Anesth Analg 60:789
11. Kaplan JA, Dunbar RW, Hatcher CR (1978) Diagnostic value of the V5 precardial electrocardiographic lead: A case report. Anesth Analg 57:364
12. Kates RA, Zaidan JR, Kaplan JA (1981) New ECG monitoring technics during anesthesia. Anesth Analg 55:A33
13. Lowenstein E, Yusuf S, Teplick RS (1983) Perioperative myocardial reinfarction. A glimmer of hope – a note of caution. Anesth Analg 59:493–494
14. Mangano DT (1980) Monitoring pulmonary arterial pressure in coronary disease. Anesth Analg 53:364
15. Mason RE, Likar J, Biern RO (1974) Multiple lead existence electrocardiography. Circulation [Suppl II] 49:50
16. Rao TLK, Jacobs KH, El-Etre AA (1983) Reinfarction following anesthesia in patients with myocardial infarction. Anesth Analg 59:499–505
17. Roizen MF, Alpert RA, Beaupre PM et al. (1983) Transesophageal echocardiography, cardiovascular function after various levels of aortic occlusion. Anesth Analg 59:AL63
18. Samii K, Conseiller C, Viars P (1976) Central venous pressure and pulmonary wedge pressure: A comparative study in anesthetized surgical patients. Arch Surg 111:1122–1125
19. Silverberg RA, Diamond GA, Vas R, Tizivoni D, Swan HJC, Forrester JS (1980) Noninvasive diagnosis of coronary artery disease: The cardiokymographic stress test. Circulation 61:579
20. Strauer BE (1983) Messung der Koronardurchblutung an Patienten. Methodik, klinische Resultate und diagnostische Konsequenzen. Anaesth Intensivmed 156:133–151
21. Tarnow J (1982) Swan-Ganz catherisation – application, interpretation and limitations. In: Prys-Roberts C, Vickers MD (eds) Proceedings of European Academy of anesthesiology 1981. Cardiovascular measurements in anesthesiology. Springer, Berlin Heidelberg New York Tokyo
22. Vas R, Diamond GA, Grodan PJ, Marcus HS, Buchbinder NA, Forrester JS (1979) Assessment of the functional significance of coronary artery disease with atrial pacing and cardiokymography. Am J Cardiol 44:1283

Organfunktionen und ihre Beeinflussung während Operationen bei Aortenaneurysma

W. J. Stelter

Aneurysmen der Aorta ascendens und des Aortenbogens werden heute in der Regel in herzchirurgischen Kliniken unter Anwendung der Herz-Lungen-Maschine operiert. Für den Allgemeinchirurgen bleiben die Ausschaltungsoperationen der Aneurysmen der Aorta descendens unter Einschluß des Abgangs der linken A. subclavia übrig, der thorakoabdominalen Aorta mit den Abgängen der Nieren und Viszeralarterien und der infrarenalen Bauchaorta, häufig unter Einschluß der aneurysmatischen Beckenarterien. Diese 3 letzteren Abschnitte sollen Gegenstand der heutigen Ausführung sein.

Bei der Ausschaltung von Aortenaneurysmen werden Organfunktionen beeinträchtigt durch:

1. Beschädigung beim Freilegen des betreffenden Aortenabschnitts (z. B. Zwerchfelldurchtrennung beim thorakoabdominalen Aneurysma; Sympathikusdurchtrennung beim Bauchaortenaneurysma) oder durch
2. passagere oder permanente Ischämie während der Abklemmungsphase und/oder nach Strombahnwiederherstellung.

Die Rückwirkungen der Aortenabklemmung auf die Myokardfunktion muß durch das intraoperative Monitoring erfaßt und möglichst korrigiert werden. Die entsprechenden Spätfolgen sind ebenfalls von großem und vielfach abgehandeltem allgemeinem anästhesiologischem Interesse und sollen hier ausgeklammert werden.

Chirurgische mechanische Organbeschädigungen haben klinisch keine entscheidende Bedeutung. Die Durchtrennung des Zwerchfells bei Freilegung der thorakoabdominalen Aorta wird nach entsprechender Naht ebensogut toleriert wie die nicht seltene Beschädigung des linken N. recurrens bei der Ausschaltung von Deszendensaneurysmen. Sexualstörungen sollen nach Bauchaortenaneurysmaoperationen in über 20% der Fälle (sehr häufig lediglich eine retrograde Ejakulation) und nach anderen rekonstruktiven Eingriffen an der Aorta sogar in zwischen 10 und 45% der Fälle auftreten. Man sollte daher die Aneurysmavorderwand möglichst sparsam freilegen und bei der Darstellung von Iliakaaneurysmen generell möglichst schonend im Retroperitoneum vorgehen; letztlich aber können wir auf diese unvermeidbaren Störungen bei der vitalen Indikation im höheren Lebensalter keine Rücksicht nehmen.

Am gefürchtesten und gefährlichsten ist die einfache Abklemmung der Aorta descendens. Zum einen kommt es durch die enorme Zunahme des Afterload zur Linksherzbelastung und -versagen, wie dies klassisch im Bericht über die erste erfolgreiche Naht einer traumatischen Ruptur der Aorta descendens bei einem 30jährigen Polytraumatisierten im Dezember 1958 beschrieben wird [5]: "the aorta was occluded for 17 minutes ... the heart had dilated markedly during the period of clamping and conduction disturbances were noted on the cardiac monitor oscilloscope. ..."

Zum zweiten sind die Ischämiefolgen in der unteren Körperhälfte gefürchtet, allen voran die motorische Rückenmarkschädigung, das sog. Spinalis-anterior-Syndrom. Es wurden in der Vergangenheit eine Reihe von Hilfsmitteln angewandt, mit denen wir auch größtenteils persönliche Erfahrungen haben, um diesen Komplikationen zu begegnen:

Thorakale Aorta-Hilfsmittel beim Abklemmen:

- Atriofemorale Pumpenumleitung (Linksherzbypass);
- temporärer externer Shunt:
  Aorta ascendens → Aorta descendens,
  A. subclavia → A. iliaca,
  linker Ventrikel → A. femoralis;
- temporärer innerer Shunt:
  femorofemorale Pumpenumleitung, venoarteriell,
  Umwandlungsverfahren,
  einfache Abklemmung und NNP.

Am gebräuchlichsten war in den früheren Jahren der Linksherzbypass mit Kanülierung vom linken Vorhof und A. femoralis. Er erfordert keinen dazwischen geschalteten Oxygenator, ist aber erfahrungsgemäß auch von erfahrenen Kardiotechnikern schwierig auszuführen und bedarf voller Heparinisierung. Heute werden – wenn überhaupt – temporäre externe Shunts aus heparinüberzogenem Schlauchmaterial favorisiert. Wir bevorzugen seit Mitte der 70er Jahre die einfache Aortenabklemmung. Dabei wird durch Natriumnitroprussid (NNP) idealerweise der proximale Blutdruck auf etwas übernormalen Werten gehalten, da der kollaterale Zufluß zu der unteren Körperhälfte erwiesenermaßen druckpassiv erfolgt. Gleichzeitig muß strikt eine Hypovolämie vermieden und eher überkorrigiert werden. Hält man diese Bedingungen ein, so sollte das Herzminutenvolumen während der Abklemmung steigen und eine gefährliche Linksherzbelastung ausbleiben, wie am Beispiel der Abb. 1 gezeigt wird. Dies ist unseres Erachtens der beste Garant für eine ausreichende Durchblutung der Peripherie einschließlich des Rückenmarks.

Über die Notwendigkeit der genannten Hilfsmittel werden heute noch erbitterte wie unnötige Diskussionen geführt, ähnlich wie über die hirnprotektiven Maßnahmen in der Karotischirurgie. Dabei muß aber folgendes eindeutig festgestellt werden: Eine Überlegenheit irgendwelcher protektiver Maßnahmen gegenüber einer einfachen Abklemmung unter Vasodilatation läßt sich nicht beweisen. Die Häufigkeit ischämischer Rückenmarkschäden ist erstaunlich konstant. In einer retrospektiven Untersuchung von 500 Deszendensaneurysmaoperationen lag sie bei 2,3% (9 von 338 Patienten) unter Verwendung einer temporären Umleitung und bei 2,5% (3 von 117 Patienten) bei einfacher Abklemmung [3]. Immer wieder angestellte tierexperimentelle Untersuchungen haben, wie häufig in der kardiovaskulären Chirurgie, nicht weitergeführt, da die spinale Gefäßversorgung gesunder Tiere, ganz gleich welche Spezies ausgesucht wird, nichts mit den Verhältnissen eines gefäßkranken Patienten gemeinsam hat. Eine prospektive Studie würde nach Lage der Dinge und der großen, von allen Autoren immer wieder betonten interindividuellen Variabilität des Kollateralmusters von keinem ernsthaften Chirurgen als vertretbar angesehen werden. Die uniformste Gruppe überhaupt bilden Patienten mit traumatischen Aortenrupturen oder traumatischen Aortenaneurysmen im Isthmusbereich. Hier besteht keine generalisierte Gefäßerkrankung mit ihren unüberschau-

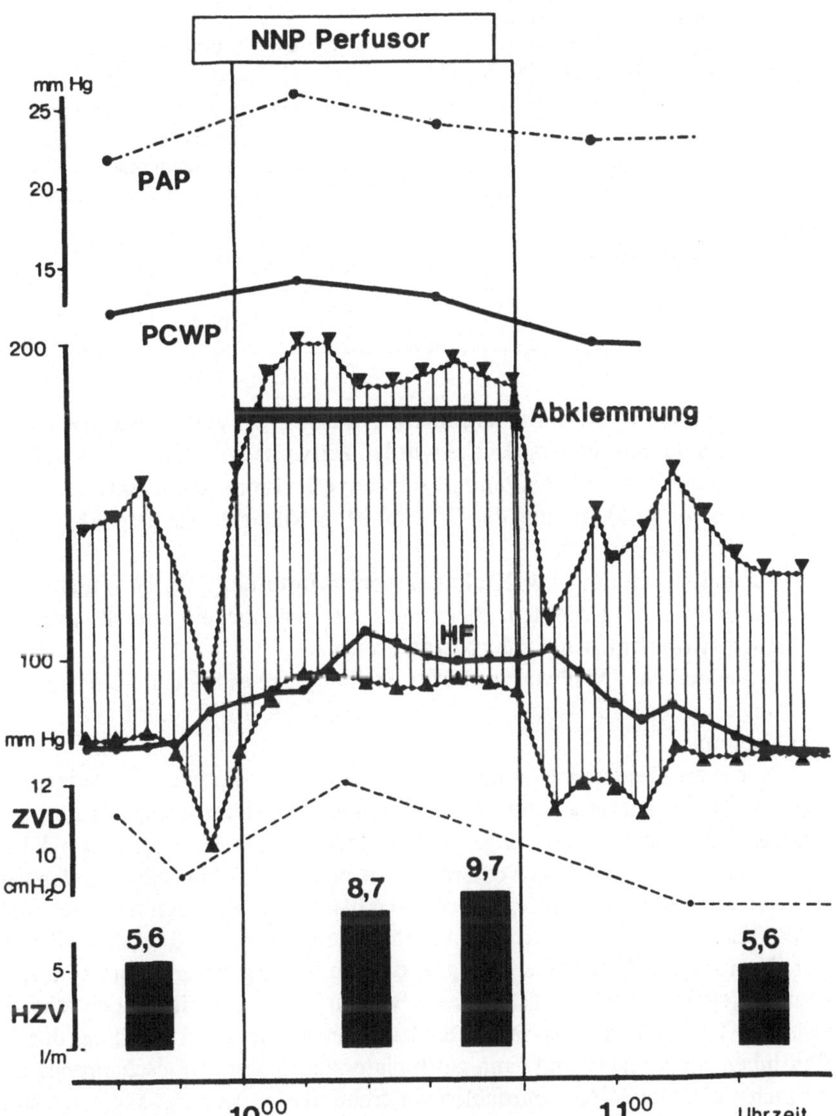

Abb. 1. Verlauf von mittlerem Pulmonalarteriendruck (*PAP*), pulmonalkapillärem Verschlußdruck (*PCWP*), Blutdruck, Herzfrequenz (*HF*), zentralvenösem Druck (*ZVD*) und Herzzeitvolumen (*HZV*) während einfacher Aortenabklemmung bei Ausschaltung eines Aneurysmas der Aorta descendens eines 69jährigen Patienten

baren Variablen. Der Defekt ist streng auf das proximale Segment der thorakalen Aorta descendens beschränkt, und es müssen keine nennenswerten Interkostalarterien geopfert werden, die zum Zustrom der A. spinalis anterior beitragen könnten (Tabelle 1). Von 32 Patienten mit traumatischen thorakalen Aneurysmen seit 1973 wurden seit 1977 16 unter einfacher Abklemmung operiert: 2mal trat ein irreversibles Spinalis-anterior-Syndrom auf. Beim ersten Patienten kam es zur freien Ruptur während der Aortenfreilegung, es mußte der Aortenbo-

Tabelle 1. Thorakale Aortenverletzung
Operationsergebnisse (Chirurgische Klinik und Poliklinik der Universität München, Klinikum Großhadern) in der Zeit vom 1. 4. 1973 bis 14. 3. 1984

	n	Einfache Abklemmung	Gestorben	Irreversible Paraplegie
Akut (Ruptur)	25	24	5	1
Chronisch (Aneurysma spurium)	32	16	2	2
Gesamt	57	40	7	3

gen proximal der A. subclavia abgeklemmt werden, der Patient war wahrscheinlich hypovolämisch, und die proximalen Drücke wurden zeitweise auf Werte unter 100 mmHg systolisch gesenkt. Beim zweiten Patienten mit schwer verkalktem Aneurysma wurde während der 60 min dauernden Abklemmung der Druck mittels Nitroglycerin gesenkt; auch er war möglicherweise hypovolämisch.

Nach der Versorgung von 25 akuten Aortenrupturen (Tabelle 1) unter einfacher Abklemmung überlebten 20 Patienten. Hier trat ebenfalls einmal ein Spinalis-anterior-Syndrom nach 60minütiger Abklemmung unter Nitroglycerin auf.

Wir ziehen heute NNP vor, in der Vorstellung, daß es bei den hohen, zur arteriellen Drucksenkung erforderlichen Dosen von Nitroglycerin eher zur Reduktion des Herzminutenvolumens kommt.

Ein irreversibles Nierenversagen war bei keinem der Patienten zu verzeichnen. In der Literatur wird eine Häufigkeit von ca. 2% für ein akutes Nierenversagen angegeben, ganz gleich welche Operationstechniken angewandt werden [6]. Die Wirkung prophylaktischer Gaben von Mannit, Lasix oder Kortikosteroiden ist nicht durch klinische Studien gesichert.

Thorakoabdominale Aortenaneurysmen bieten die technisch anspruchsvollsten Probleme, da die Viszeral- und Nierenarterien aus ihnen entspringen und revaskularisiert werden müssen. Der Ursprung der A. radicularis magna, die den wichtigsten Zustrom zum A.-spinalis-anterior-Kreislauf stellt, fällt ebenfalls in diesen Bereich. Die Arterie ist jedoch sehr variabel und kann zwischen Th8 und L4 entspringen. Sie kann bei Aneurysmen allerdings durch wandständige Thromben verschlossen und dann gut kollateralisiert sein. Um ischämische Organschäden möglichst klein zu halten, empfahlen wir früher das aufwendige sog. Umwandlungsverfahren: Nach Anlegen einer thorakoabdominalen aortoaortalen Prothese werden schrittweise von kaudal nach kranial über Protheseninterponate die Organarterien angeschlossen. Am Ende wird das Aneurysma durch Verschluß der Aorta aus dem arteriellen Kreislauf ausgeschaltet. Hierdurch wird die Ischämiezeit für die einzelnen Organarterien auf 10–15 min beschränkt. Die größte Erfahrung mit solchen thorakoabdominalen Aneurysmen hat weltweit Crawford in Houston. Er hat ein Verfahren entwickelt, das auch wir heute bevorzugen: Das gesamte thorakoabdominale Aneurysma wird von links retroperitoneal freigelegt; nach Abklemmen der Aorta wird das Lumen eröffnet, die Viszeralarterienostien vom Lumen aus blockiert, eine Prothese vom Lumen aus an die proximale gesunde Aortenmanschette anastomosiert, dann Öffnungen gegenüber den Ostien in die Prothese geschnitten und diese Öffnungen dann von innen an die Ostien genäht. Nach Crawfords Erfahrungen ergeben sich als Hauptkomplikationen Nierenfunktionsstörungen und Rückenmarkischämie. Bei 10% seiner Patienten waren Nierenfunktionsstörungen vorhanden, dabei mußte aber nur bei 5% dialysiert werden.

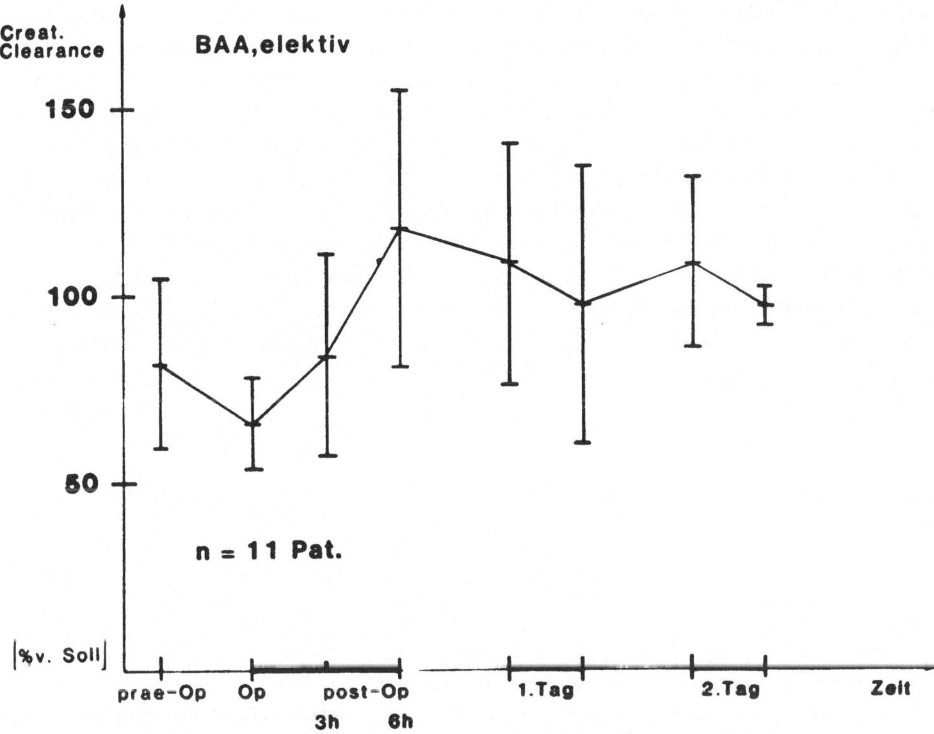

Abb. 2. Prä- und postoperative Kreatininclearance bei 11 konsekutiven Patienten mit infrarenalem Bauchaortenaneurysma (mittleres Alter 63,2 Jahre)

Diese Komplikationen traten unabhängig von der Abklemmzeit auf. Andererseits trat bei 10 von 108 Patienten eine Rückenmarkischämie auf, davon bei 6 irreversibel. Nachdem Crawford jedoch auch größere Interkostalarterien routinemäßig an die Prothese anschließt, konnte diese Komplikation auf 33% der Fälle reduziert werden [2]. Dies entspräche der Häufigkeit solcher Komplikationen nach Ausschaltung von Deszendensaneurysmen.

Die bei weitem größte Zahl, nämlich über 80% aller Aortenaneurysmen, ist infrarenal gelegen [7]. Die Aorta kann in der Regel unterhalb der Nieren abgeklemmt werden. Nach elektiven Eingriffen spielt daher ein Nierenversagen keine Rolle. In der postoperativen Phase bedarf es häufig größter Anstrengungen und Aufmerksamkeit, um die multimorbiden Patienten zu stabilisieren. Nach 11 konsekutiven elektiven Eingriffen, bei denen wir eine Reihe von Parametern engmaschig kontrollierten, fanden wir keinerlei signifikante Einschränkungen der Creatininclearance (Abb. 2). Bei rupturierten Bauchaortenaneurysmen ist das Nierenversagen eher Folge des präoperativen hämorrhagischen Schocks und nicht durch die Operation bedingt.

Postoperative Ischämien der unteren Extremitäten sind zumeist durch intraoperative Embolien aus dem Aneurysmasack entstanden und können dann meistens problemlos durch Ballonkatheter entfernt werden [7].

Die Häufigkeit von Darmischämien infolge Ausschaltung der A. mesenterica inferior wird in der Literatur zwischen 1,5 und 10%, in einer prospektiven Untersuchung mit 7,4% angegeben [1]. Nach 594 Operationen infrarenaler Bauchaortenaneurysmen zwischen 1966 und

1983 kam es im eigenen Krankengut zu einer Darmischämie, einmal bedingt durch eine retrograde Dissektion und einen thrombotischen Verschluß der A. mesenterica superior mit tödlicher Nekrose des gesamten Dünndarms. In der Literatur werden vereinzelte Fälle von Rükkenmarkischämie nach Ausschaltung eines Bauchaortenaneurysmas angegeben, die durch die große Variabilität der Rückenmarkversorgung bedingt sind. Von 29 bis 1979 zusammengestellten Fällen waren nur 13 nach elektiver Operation aufgetreten [4]. In der Hälfte der Fälle kann eine Wiederherstellung erwartet werden. Andererseits existiert keinerlei präoperative Untersuchung, die diese Komplikation voraussagen läßt. In unserem Krankengut beobachteten wir nur einmal eine solche Komplikation bei einem Patienten mit aortobifemoraler, jeweils End-zu-End angeschlossener Prothese. Zur Vermeidung dieser Komplikationen sollte man möglichst – wenigstens auf einer Seite – die Strombahn der A. iliaca interna revaskularisieren, da hier wichtige Kollateralen für die Darm- und Rückenmarkdurchblutung entspringen.

Literatur

1. Conn J (1979) Colon ischemia following abdominal aortic surgery. In: Bergan JJ, Yao JST (eds) Surgery of the aorta and its body branches. Grune & Stratton, New York, p 231
2. Crawford ES, Cho GC, Roehm JOF (1979) Thorako abdominal and abdominal aortic aneurysms involving celiac axis, superior mesenteric and renal arteries. In: Bergan, JJ, Yao JST (eds) Surgery of the aorta and its body branches. Grune & Stratton, New York, p 145
3. DeBakey MEC, McCollum CH, Graham JM (1978) Surgical treatment of aneurysms of the descending thoracic aorta. Long-term results in 500 patients. J Cardiovasc Surg 19:571
4. Johnson ND, Yao JST, Bergan JJ (1979) Spinal cord ischemia after abdominal aortic surgery. In: Bergan JJ, Yao JST (eds) Surgery of the aorta and its body branches. Grune & Stratton, New York, p 535
5. Passaro E, Pace WG (1959) Traumatic rupture of the aorta. Surgery 46:787
6. Roberts AJ, Michaelis LL (1979) The use of bypass techniques and other forms of organ protection during thoracic aortic cross-clamping. In: Bergan JJ, Yao JST (eds) Surgery of the aorta and its body branches. Grune & Stratton, New York, p 109
7. Stelter WJ, Schildberg FW, Imig H (1981) Arterielle Aneurysmen. In: Zenker R, Deucher F, Schink W (Hrsg) Chirurgie der Gegenwart, Bd 7. Urban & Schwarzenberg, München Wien Baltimore, S 1

Diskussion

Tarnow: Ich möchte nocheinmal auf das Thema Paraplegie zurückkommen. Es gibt ja Untersuchungen, die gezeigt haben, daß einmal der hohe Druck im Aortenbogen nach dem Abklemmen und gerade die Verwendung von Natriumnitroprussid (NNP) dazu führen, daß der Liquordruck ansteigt, so daß der rückenmarkwirksame Perfusionsdruck beeinträchtigt wird. Die Autoren mit diesen Befunden schlagen deshalb vor, a) den Druck in der A. femoralis und b) den Liquordruck zu überwachen. Würden Sie das nach Ihren Erfahrungen bei längeren Abklemmzeiten für notwendig halten?

Stelter: Ja, es geht sogar noch etwas weiter. Es gibt Arbeiten, bei denen der Liquor abgelassen wurde und sogar der Liquorraum entlastet worden ist. All diese Maßnahmen jedoch scheinen nach meinen Erfahrungen nicht indiziert. Erst neulich wurde tierexperimentell bewiesen, daß all diese Maßnahmen letzten Endes keine effektive Wirkung besitzen. Die größten Studien, die ich überschaue, zeigen alle eine Ischämierate von ca. 2–4%. Es muß nochmal betont werden, daß diese Ergebnisse zustande gekommen sind, gleich mit welchen Techniken während der Abklemmphase gearbeitet wurde.

van Ackern: Herr Stelter, wenn beim thorakalen Aneurysma abgeklemmt wird, weiß man dann eigentlich, wie hoch der Druck normalerweise in dem distalen Bereich der Strombahn, also in der Aorta abdominalis und im Iliakabereich ist?

Stelter: Ja, es existieren auch Grenzwerte hierüber, wie hoch der Druck in diesem Bereich sein sollte, und es bestehen auch gewisse theoretische Wertvorstellungen. Grundsätzlich wird man nur Genaues darüber wissen, wenn man es direkt mißt. Für den Chirurgen ist dann genügend Druck vorhanden, wenn die distale Klemme geöffnet wird und genügend Rückstrom vorhanden ist. Eine weitere Kontrollmöglichkeit besteht darin, daß wir auf die retrograde Blutung aus den freiliegenden Interkostalarterien sehr genau achten. Wenn der Blutdruck während der Operation so gesteuert wird, wie es in Abb. 1 des Beitrags von Stelter gezeigt wurde und wie es unseren Vorstellungen nach erstrebenswert ist, dann werden Sie aus den Interkostalarterien, die aus dem Aneurysma entspringen, einen entsprechenden kräftigen Rückfluß haben. Ist dies der Fall, so können Sie davon ausgehen, daß auch distal der Perfusionsdruck genügend groß ist. Einen weiteren zusätzlichen Punkt möchte ich hier noch erwähnen. Wir führen ja bei diesen Eingriffen keine Heparinisierung mehr durch, obwohl die Angst einer Thrombosierung unterhalb der abgeklemmten Aorta besteht. Trotzdem kommt es nicht zu einer Thrombosierung, da ja auch in diesem Bereich eine bestimmte Durchblutung vorliegt. Kritische Werte anzugeben, unter die man nicht während der Operationsphase kommen sollte, ist nicht sinnvoll.

Schildberg: Weiß man denn etwas über die Nierenfunktion bei dem thorakalen Clamping?

Stelter: Ja, das sollte ich eigentlich noch erwähnen. Die Komplikationsrate von dialysepflichtigem Nierenversagen liegt nach solchen Operationen bei ca. 2% und zwar ganz unabhängig davon, welches Verfahren zur Anwendung kommt. Wir haben in unserem Krankengut, soweit ich das jetzt überblicke, vorübergehende passagere Nierenfunktionseinschränkungen beobachtet, die aber letzten Endes alle reversibel waren, auch bei längeren Abklemmzeiten.

Schildberg: Ich meine jetzt ganz speziell die Nierenfunktion während der Operation.

Stelter: Während der Clampingphase ist in aller Regel keine Urinproduktion zu messen.

Becker: Werden intraoperativ diese hohen Druckwerte angesteuert, wie in Abb. 1 des Beitrags von Stelter gezeigt wurde, so ist dennoch überraschend, wie häufig die Urinausscheidung zwar während der Operationsphase nachläßt, aber letzten Endes nie völlig persistiert. Es scheint also auch unter thorakalem Clamping immer noch eine Restfunktion vorhanden zu sein.

Stelter: Aber ich würde dennoch sagen, selbst dann, wenn keine Urinproduktion zu beobachten ist, würde mich das letzten Endes nicht beunruhigen. Sie wird in der unmittelbaren postoperativen Phase sicherlich wieder in Gang kommen.

Neuhof: Herr Stelter, Sie sagten soeben, daß Sie während der Operation nicht mehr heparinisieren, auch anschließend nicht? Hemmen Sie medikamentös die Thrombozytenaggregation?

Stelter: Ja, wir betreiben die übliche Thromboseprophylaxe. Die Patienten erhalten 5000 IE Heparin mit der Prämedikation subkutan. Bei Aneurysmen der Aorta abdominalis injizieren wir unmittelbar vor dem Clamping ungefähr 1000 IE intraluminal.

Neuhof: Ich bin in der chirurgischen Praxis nicht zu Hause. Ich kann mir aber vorstellen, daß es bei der Reperfusion über eine erhebliche Thrombineinschwemmung aus dem chirurgisch traumatisierten Gewebe zu einer Thrombozytenaktivierung kommt. Wäre es nicht sinnvoll, über einen begrenzten Zeitraum PGE_2 zu infundieren, was die Plättchenaggregation hemmen würde? Gibt es häufig Komplikationen durch Gefäßverschlüsse?

Stelter: Bei thorakalen Aortenaneurysmen wird eine Thrombosierung so gut wie nicht beobachtet. Hingegen kommt es bei Aneurysmen der Aorta abdominalis sehr häufig zum Ausschwemmen von Thromben aus dem Aneurysmasack in die Peripherie. Dies kann natürlich damit nicht beeinflußt werden. Ich bin der Meinung, daß eine solche Therapie nicht notwendig ist.

Neuhof: Zur kurzfristigen Thrombozytenaggregationshemmung und Vasodilatation wäre PGE_2 sicherlich ohne Risiko und gut steuerbar.

Stelter: Aber wahrscheinlich wäre dies auch am teuersten.

Neuhof: Die benötigte Dosis PGE_2 wäre nicht teuer.

Tarnow: Ich habe noch eine Frage an meine Fachkollegen. Wenn man NNP verwendet, um den Druck nach der Aortenokklusion nicht zu sehr ansteigen zu lassen, dann steht ja sehr wenig Gefäßperipherie für die Dilatation zur Verfügung. Insbesondere bei thorakalen Aneurysmen handelt es sich schließlich also nur um den Kopf-Arm-Bereich. Haben Sie nicht auch die Erfahrung gemacht, daß man dann selbst mit sehr hohen NNP-Dosen keine Drucksenkung erreicht? Die Frage lautet also, ob man nicht in solchen Fällen besser Halothan zur Drucksenkung verwendet, d. h. eine Substanz, die über eine Reduzierung des Herzminutenvolumens wirkt.

Stelter: Ich würde als Chirurg davor warnen, mit hohen Dosen Halothan zu arbeiten, da doch möglicherweise die Myokardleistung erheblich beeinträchtigt wird. Nach unseren Erfahrungen eignet sich hier NNP am besten als zu steuerndes Vasodilatans. Es ist sicherlich richtig, daß in wenigen Fällen sehr hohe NNP-Dosen eingesetzt werden müssen, um annähernd eine gewisse Drucksenkung zu erreichen. Dennoch sollte der Patient primär eher hypervolämisch in dieser Phase gefahren werden, da dann unter NNP-Gabe das Herzminutenvolumen steigen kann.

Martin: In Ergänzung hierzu möchte ich noch auf die Tatsache hinweisen, daß in der Tat bei thorakalem Abklemmen der Aorta sehr häufig Nitroglycerin nicht in der Lage war, den Druck soweit zu senken, wie wir es gerne hätten. Hier hat sich tatsächlich der Einsatz von NNP besser bewährt, da eine raschere und effektivere Drucksenkung und damit auch eine bessere Steuerbarkeit möglich ist.

Stelter: Ich möchte noch hinzufügen, daß der Chirurg sich immer bemühen wird, zumindest bei längeren Zeiten distal der linken A. subclavia abzuklemmen. Das geht natürlich nicht immer. So müssen Sie manchmal zuerst vor der A. subclavia abklemmen. Dies ist vielleicht insofern wichtig, weil natürlich die A. subclavia doch die Quelle eines relativ großen Kollateralgebiets darstellt.

Tarnow: Ich bin hoffentlich nicht mißverstanden worden. Der Einsatz von Halothan zur Drucksenkung setzt selbstverständlich voraus, daß der Patient nicht herzinsuffizient ist und auch keine regionalen Kontraktionsanomalien aufweist.

Stelter: In der Literatur wird immer beschrieben, daß man mit den Vasodilatanzien die Drücke auf Normalwerte senken soll. Wir sind hier anderer Meinung und streben Werte um 30–40 mmHg über den Ausgangswerten an.

van Ackern: Gegen das Halothan sprechen eigentlich 2 Tatsachen. Wenn man sich die Geschichte der thorakalen Aortenaneurysmachirurgie anschaut, so bestand selbst bei den traumatischen Aortenaneurysmen an der Aorta descendens, v. a. bei jungen Patienten, die große Schwierigkeit, daß beim Clamping der Aorta Kammerflimmern auftrat. Die jetzigen Erfolgsraten sind schließlich nicht nur auf die technisch aufwendigen Bypassoperationen, sondern auch auf den Einsatz von Vasodilatatoren zurückzuführen. Selbst bei normaler linksventrikulärer Herzfunktion wird es der linke Ventrikel nicht schaffen, gegen diese kurze Gefäßstrecke anzupumpen. Der zweite Punkt ist der, daß man mit Halothan nicht schnell genug den Druck senken kann. Diese beiden Gründe sprechen eigentlich gegen eine Drucksenkung durch Halothan bei thorakalen Aortenaneurysmen.

Arndt: Welchen Stellenwert hat denn die Periduralanästhesie bei solchen Operationen in Ihrem Institut?

Martin: Die Frage der Kombination von Intubationsnarkose und thorakaler Periduralanästhesie ist für diese Operationsverfahren aus meiner Sicht sehr schwierig zu beantworten. Bei evtl. auftretendem massivem Blutverlust kann es zu erheblichen Volumenbilanzproblemen kommen, die intraoperativ äußerst schwierig zu korrigieren sind. Andererseits müßte noch überprüft werden, ob nicht durch die thorakale Sympathikolyse die hämodynamischen Reaktionen auf das Abklemmen der Aorta gedämpft werden können und ob nicht unter der Periduralanästhesie vielleicht bessere Perfusionsverhältnisse im Hinblick auf die Rückenmarkdurchblutung vorliegen.

van Ackern: Außer der Volumenbilanzproblematik gibt es auch noch das Problem, daß dem Herzen die Katecholaminunterstützung genommen wird. Dies könnte ebenfalls erhebliche Schwierigkeiten bereiten. Herr Gerber wird vielleicht in seinem Vortrag darauf eingehen. Wenn Sie bei Bauchaortenaneurysmen ebenfalls eine hohe Periduralanästhesie durchführen, können die Patienten sehr schnell katecholaminpflichtig werden.

Martin: Unter der Voraussetzung, daß intraoperativ eine Volumensubstitution nicht problematisch wird, was jedoch nie voraussehbar ist, stellt die thorakale Periduralanästhesie ein zusätzliches Anästhesieverfahren dar, jedoch mit der bereits erwähnten Problematik sowie der regionalspezifischen Komplikationsmöglichkeit. Inwieweit bessere Perfusionsbedingungen für die Rückenmarkdurchblutung durch diese Technik geschaffen werden, bedarf der Überprüfung. Bei massivem Blutverlust jedoch gestaltet sich die intraoperative Narkoseführung unter dieser Kombinationstechnik jedoch als äußerst schwierig.

Organfunktionen und deren Beeinflussung während Operationen: Karotisstenose

H. M. Becker

Die operative Korrektur von Arterienveränderungen läßt sich nur durch vorübergehende Abklemmung des betreffenden Arterienabschnitts bewerkstelligen. Dabei muß die Ischämie zeitlich limitiert sein (Tabelle 1, Abb. 1), entsprechend der Ischämietoleranz des nachgeschalteten Organs und des bereits ausgebildeten Kollateralkreislaufs. Hirngewebe, insbesondere solches mit zelligen Strukturen, hat erwiesenermaßen die niedrigste Sauerstoffmangeltoleranz aller Gewebe des menschlichen Organismus, wobei sich die maximale Funktionszeit und die Wiederbelebungszeit über einen Zeitraum von nur wenigen Minuten erstrecken [5, 21, 23]. Allerdings verfügt das Gehirn in Gestalt des Circulus Willisii an der inneren Schädelbasis über mannigfache Kollateralmöglichkeiten, deren Kompensationsfähigkeit lediglich durch die zahlreichen Anlage- und Entwicklungsvarianten sowie durch zusätzlich dort entstandene Strombahnhindernisse eingeschränkt wird.

Zwei Ursachen sind offensichtlich für den perioperativen Schlaganfall verantwortlich: einmal die durch die Abklemmung des Gefäßes verursachte zerebrale Ischämie (wahrscheinlich

Tabelle 1. Phasen der anhaltenden Ischämie. (Mod. nach [21, 23])

Stoffwechsel	Leistung		
Tätigkeitsumsatz (Normalumsatz)	Tätigkeit	Maximale Funktionszeit = Überlebenszeit	Phase I
Umsatzminderung	Leistungsminderung		
Grundumsatz (Bereitschaftsumsatz)	(Erregungsphase)		
	Lähmung	Wiederbelebungszeit	Phase II
Erstickungsstoffwechsel	Vita minima		
Erhaltungsumsatz = Strukturumsatz	(Scheintod)		
	Tod		Phase III
	Autolyse		

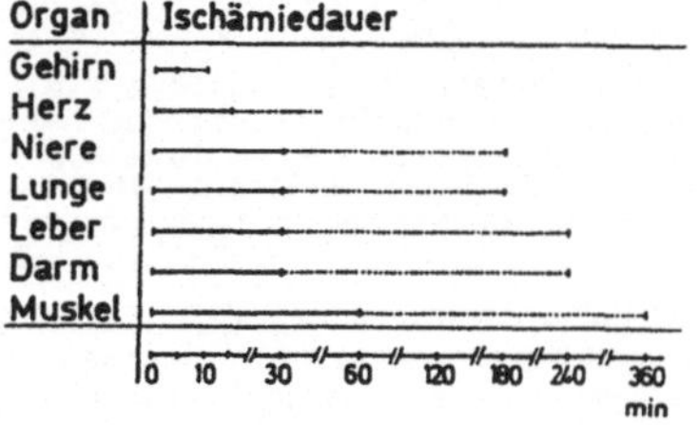

Abb. 1. Maximale Funktionszeit (Überlebenszeit, |—|) und Wiederbelebungszeit (|---|) verschiedener Gewebe bei kompletter oder fast kompletter Ischämie unter normothermen Bedingungen (Annäherungswerte). (Lit. bei [4])

der unbedeutendere Grund) und dann die Embolisation, die durch die chirurgische Freilegung der Karotisgabel ausgelöst wird [18]. Zur Beurteilung der Notwendigkeit intraoperativer Maßnahmen zur Hirnprotektion gibt es zahlreiche Maßnahmen:

1. Lokalanästhesie,
2. EEG-Monitoring (Allgemeinanästhesie),
3. Doppler-sonographisches Monitoring,
4. Messung des Karotisrückdrucks ($\gtrsim 50$ mmHg).

Die *Lokalanästhesie* wird nur von wenigen Autoren bevorzugt [13, 20]. Dabei wird der Tatsache, daß während der Karotisabklemmung eine Halbseitensymptomatik auftritt, dadurch Rechnung getragen, daß sofort ein temporärer Shunt eingelegt werden kann. Diese Methode hat sich aus allgemeinmedizinischen und insbesondere psychologisch-ärztlichen Gründen nicht allgemein durchgesetzt, da sie gegenüber der Allgemeinnarkose keine entscheidenden Vorteile bringt. Auch die kontinuierliche Messung des Augeninnendrucks mittels der Opthalmodynamometrie [7, 10] hat zur Frage der Notwendigkeit der Hirnprotektion während der Karotisoperation keine weiteren Hinweise erbracht.

Eine weitere Methode, die Erforderlichkeit etwa eines temporären intraluminalen Shunts nachzuweisen, ist die *kontinuierliche EEG-Aufzeichnung* [1, 27]. Bei Auftreten ischämischer Veränderungen während der Abklemmzeit wird intraoperativ der Shunt eingelegt, womit in der Regel derartige Veränderungen rückläufig werden. Die Häufigkeit postoperativer neurologischer Ausfälle konnte aber dadurch auch nicht reduziert werden. Überdies fanden Sundt u. Michenfelder [26], daß im Experiment bei Affen eine 2stündige Abklemmung der A. carotis interna zwar zu ischämischen EEG-Zeichen führt, die sich jedoch völlig ohne jeden Nachweis einer fokalneurologischen Störung zurückbilden, sobald die Durchblutung wieder voll hergestellt ist. Auch die Messung des Sauerstoffdrucks in der V. jugularis interna, eine adäquate Methode zur Beurteilung der Sauerstoffversorgung des Gehirns, hat enttäuscht [15]. Gelegentlich wird *Doppler-sonographisch* der Fluß in der A. supraorbitalis überwacht (Grögler u. Büdingen 1982, persönl. Mitteilung), unserer Ansicht nach ein zu aufwendiges Verfahren angesichts der möglichen Effizienz.

Zunächst erschien die *blutige Druckmessung* an der A. carotis interna jenseits der Stenose bei Abklemmung der Blutzufuhr der A. carotis communis und A. carotis externa (Karotisrückdruck, "back pressure", Stumpfdruck) die einfachste Möglichkeit zu sein, über die Notwendigkeit des Shunts eine meßtechnische Antwort zu erhalten [11, 13, 19, 24]. Schließlich stellte sich heraus, daß sich die perioperativ aufgetretene neurologische Ausfallssymptomatik nicht unbedingt mit dem intraoperativ gemessenen Karotisrückdruck korrelieren ließ. So fanden Baker et al. [3] zwar eine höhere Rate an postoperativen neurologischen Störungen bei Kranken, deren Rückdruck 50 mmHg oder weniger betrug, als bei solchen, deren Rückdruck mit 50 mmHg oder mehr gemessen wurde; statistisch ließ sich diese Tatsache allerdings trotz großer Zahlen nicht sichern, so daß diese Autoren zu der Schlußfolgerung kommen, ein intraluminaler Shunt sei überhaupt nicht erforderlich, da sich das durch die Ischämie möglicherweise funktionell geschädigte Hirngewebe bald voll erhole. Zu ähnlicher Auffassung gelangten Matsumoto et al. [16], die aufgrund ihrer Untersuchungen eine notwendige Shunteinführung bei nur 7% ihrer Patienten fanden. Die Angabe eines Karotisrückdrucks von 50 mmHg scheint bei den meisten Autoren die Grenze zu sein, oberhalb derer sie auf das Einsetzen eines Shunts verzichten und unterhalb derer sie den Shunt für erforderlich halten.

Wie läßt sich nun das Hirngewebe bei Eingriffen an den hirnversorgenden Arterien schützen? Folgende Methoden der Hirnprotektion während der vorübergehenden Ischämie bei Karotisoperationen kommen zur Anwendung:

1. Allgemeinanästhesie [31],
2. Hypothermie [28],
3. Hyperkarbie [2],
4. Hypokarbie [8],
5. induzierte Hypertension [6, 30],
6. *temporärer intraluminaler Shunt,*
7. Barbiturate [14, 17, 25].

Die Vollnarkose bietet bereits einen nicht zu unterschätzenden Schutz, wie Wells et al. [31] nachgewiesen haben. Es muß davon ausgegangen werden, daß die Allgemeinnarkose die Sauerstoffmangeltoleranz des Gehirns vergrößert. Durch Einleitung und Fortführung der Narkose mit *Barbituraten* kann offenbar eine zusätzlich verbesserte Ischämietoleranz des Hirngewebes erreicht werden [14, 17, 25]. Das Ausmaß einer Stoffwechselschonung des Gehirns unter Barbituratnarkose ist in den vergangenen Jahren weiterhin Ziel gezielter experimenteller und klinischer Studien gewesen.

Offenbar besitzen Barbiturate innerhalb der Allgemeinnarkose eine spezifische hirnprotektive Wirkung. Die Verringerung des Sauerstoffbedarfs durch *Hypothermie* bietet sich gerade in der rekonstruktiven Chirurgie hirnversorgender Arterien an. Sowohl die maximale Funktionszeit als auch die Wiederbelebungszeit werden erheblich verlängert [28]. Strukturschädigungen des Organs werden zeitlich hinausgeschoben. Die Anwendung der Hypothermie gehört heute zur Routine in der Herzchirurgie. In den Anfangszeiten der Karotischirurgie wurde sie gelegentlich angewandt, dann aber wegen der dabei gehäuft beobachteten Herzryhthmusstörungen [3] und des Mißverhältnisses zwischen technischem Aufwand und Effizienz [12, 19] verlassen.

Die Erhöhung des arteriellen CO_2-Drucks durch vermehrte Zufuhr von CO_2 in der Atemluft (*Hyperkapnie, Hyperkarbie*) verbessert die Durchblutung des gesamten Gehirns [2], während die Erniedrigung des CO_2-Drucks (*Hypokapnie, Hypokarbie*) nachgewiesenermaßen die regionale Durchblutung, insbesondere in ischämischen Arealen der Großhirnrinde, verbessert [8]. Beide Verfahren zur Hirnprotektion sind angewandt worden, aber keine dieser Methoden hat sich letztlich durchgesetzt, da sich die in sie gesetzten Erwartungen nicht erfüllt haben.

Die *Erhöhung des arteriellen Blutdrucks* während der Zeit der intraoperativen Abklemmung der Karotis – es ist in der Regel eine Abklemmzeit bis zu 30 min notwendig – erfordert die exakte kontinuierliche Überwachung des arteriellen Blutdrucks mittels blutigem Druckmonitoring (A. radialis). Die systemische Blutdruckerhöhung hat nachweislich eine Erhöhung des intrakraniellen Blutdrucks zur Folge, meßbar ebenfalls durch blutige Druckmessung an der A. carotis interna jenseits der Stenose bei abgeklemmter Blutzufuhr [8]. Wie gleichfalls nachgewiesen werden konnte, verbessert sich dabei, wenn auch geringfügig, die regionale Hirndurchblutung [6, 30], insbesondere in dem ischämischen Areal der Großhirnrinde. Dieses Verfahren der induzierten Blutdruckerhöhung ist auch heute noch in Anwendung, wobei beim Normotoniker eine Erhöhung des arteriellen Mitteldrucks um bis zu 30 mmHg, beim Hypertoniker um 20 mmHg üblich geworden ist.

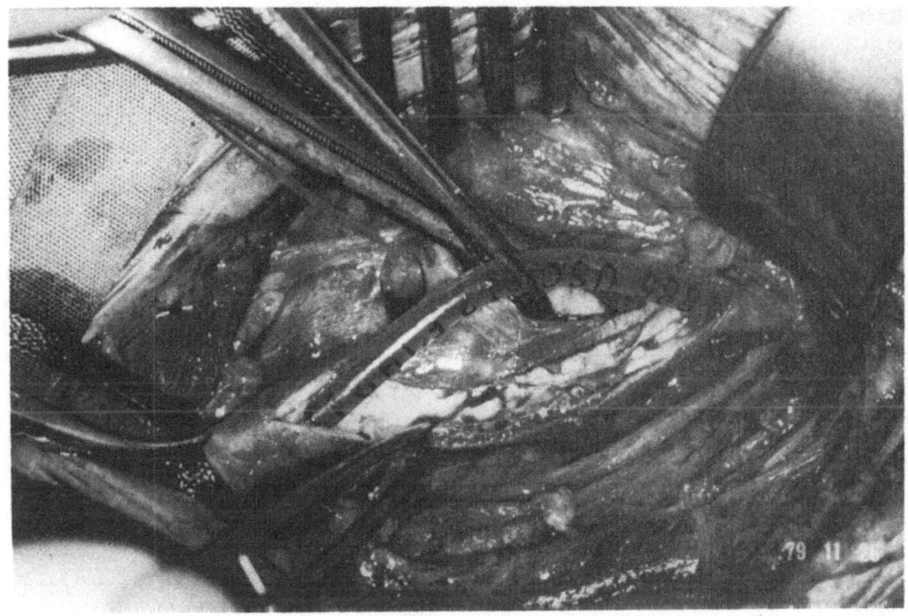

Abb. 2. Operationssitus: Karotisbifurkation eröffnet, Stenose sichtbar. Der intraluminale Shunt liegt bereits

Das Einsetzen eines *intraluminalen Röhrchens* (Abb. 2), erstmals für Organarterien von Schafer u. Hardin [22] beschrieben, das von der A. carotis communis in die A. carotis interna reicht, wobei jeweils proximal und distal der Arteriotomie durch Doppelumschlingung mit einem Faden oder Bändchen abgedichtet wird, kann die Durchblutung der betroffenen Hirnhemisphäre gewährleisten, zumindest aber in demselben Maße ein Blutstromzeitvolumen anbieten, wie es die in der Regel hochgradige Stenose für die Karotisstrombahn erbrachte. Die dabei notwendige Abklemmzeit der Arterie reduziert sich auf höchstens wenige Minuten, die mit Sicherheit innerhalb der maximalen Funktionszeit des Gehirns liegen. Ob dieser Shunt notwendig ist oder nicht, ist seit Jahren strittig. Viele Untersuchungen haben nachgewiesen, daß die Insertion des Shuntröhrchens operationstechnisch Schwierigkeiten machen kann, die letztlich dann zur Embolisation von bröckeligem Atherommaterial auf auflagernden Thromben bzw. zur Dissektion von Intimastrukturen führen können. Hierbei kann es auch zum postoperativen Verschluß und zu neurologischen Komplikationen kommen. Die heute gebräuchlichen Shuntröhrchen mit hitzegerundetem Rohrende können kaum mehr zur Verletzung der Intima führen, so daß weiterhin der "Shunt" in der Karotischirurgie üblich wurde und ist. Nichtsdestoweniger bleibt festzustellen, daß er in vielen Fällen nicht notwendig ist, wie aus den Messungen des arteriellen Rückdrucks an der A. carotis interna sowie aus kontinuierlichen EEG-Ableitungen ersichtlich ist. Nach Matsumoto et al. [16] ist er lediglich bei 7% aller Karotisoperationen erforderlich. Trotzdem wird der temporäre intraluminale Shunt als Routinemaßnahme zur intraoperativen Hirnprotektion in den meisten gefäßchirurgischen Zentren angewandt ([7] u. a.). Er bietet die sicherste Handhabe zur Vermeidung ischämischer Schädigungen des Gehirns bei rekonstruktiven Eingriffen an der A. carotis interna. Rekonstruktive Eingriffe an den Vertebralarterien und der A. subclavia sowie an der A. carotis com-

Tabelle 2. Frühergebnisse nach operativen Eingriffen an den hirnversorgenden Arterien (Chirurgische Universitätsklinik München, 1960–1982)

Stadium	n (Operierte)	Neurologisches Defizit		Gestorben [%]
		persistierend [%]	temporär [%]	
I	167	0,6	–	0,6
II	1268	2,5	0,8	1,1
III	63	44,4	36,5	19,1
IV	153	0,7	2,0	0,7
Gesamt	1651	2,1	0,8	1,7
		2,9		

Tabelle 3. Lokalisation von über 1600 Operationen an den hirnversorgenden Arterien

Arterie	[%]
Truncus brachiocephalicus	2,6
A. vertebralis	1,2
A. subclavia (re.: li. = 1:5	6,0
A. carotis communis	2,9
A. carotis externa	0,9
A. carotis interna	86,4
Gesamt (1651 Operationen)	100,0

munis können jedoch aller Erfahrung nach ohne diese Methode nur durch blanke Abklemmung über 20–30 min ausgeführt werden.

Die Ergebnisse der Behandlung von insgesamt über 1600 Kranken nach diesen Auffassungen zeigt Tabelle 2, wobei den Frühergebnissen einer operativen Methode immer besonderes Gewicht zukommt. Zu bemerken ist lediglich, daß sich die Resultate natürlich verbessert haben, so daß heute mit einer wesentlich geringeren Letalität und Operationsmorbidität gerechnet werden kann, als diese Übersicht über das gesamte Kollektiv aufzeigt. Daß die Chirurgie an hirnversorgenden Arterien im wesentlichen als Chirurgie der Karotisstrombahn verstanden werden muß, zeigt Tabelle 3.

Bleibt zum Schluß noch ein Wort zur Prophylaxe des postischämischen Hirnödems: Dexamethason – ja oder nein. Hier gibt es die widersprüchlichsten Auffassungen, die angesichts der kaum meßbaren Wirksamkeit Glaubensbekenntnissen ähneln. Unsere Auffassung: Wir machen das, es scheint besser zu sein als nichts zu tun.

Literatur

1. Baker JD, Glueckllch B, Watson CW, Marcus E, Kamat V, Callow AD (1975) An evaluation of electroencephalographic monitoring for carotid surgery. Surgery 78:787
2. Baker WH, Rodman JA, Barnes RW (1976) An evaluation of hypocarbia and hypercarbia during carotid endarterectomy. Stroke 7:451
3. Baker WH, Dorner DB, Barnes RW (1977) Carotid endarterectomy: Is an indwelling shunt necessary? Surgery 82:321
4. Becker HM (1972) Die Durchblutung unterer Gliedmaßen während der operativen Rekonstruktion chronisch obliterierter Beckenarterien. Acta Chir Austr [Suppl 2]:1–65
5. Becker HM (1983) Indikationen und Ergebnisse der Rekonstruktion extrakranieller Hirnarterien. Verh Dtsch Ges Herz Kreislaufforsch 49:193
6. Boysen G, Engell HC, Henriksen H (1972) The effect of induced hypertension on internal carotid artery pressure and regional cerebral blood flow during temporary carotid clamping for endarterectomy. Neurology (NY) 22:1133
7. Denck H, Hagmüller GW (1977) Chirurgie der extrakraniellen Hirnschlagadern. Thoraxchir 25:302
8. Ehrenfeld WK, Hamilton FN, Larson CP (1970) Effect of CO_2 and systemic hypertension on downstream cerebral arterial pressure during carotid endarterectomy. Surgery 76:87
9. entfällt
10. Hager H (1963) Die Bedeutung des Bulbus-Orbitapulses (Ophtalmodynamographie) für die Diagnose der Verschlüsse im Bereich der Carotiden und des Aortenbogens. Verh Dtsch Ges Herz Kreislaufforsch 29:212
11. Hays RJ, Levinson SA, Wylie EJ (1972) Intraoperative measurements of carotid back pressure as a guide to operative management for carotid endarterectomy. Surgery 72:953
12. Heberer G, Rau G, Löhr HH (1966) Aorta und große Arterien. Springer, Berlin Heidelberg New York, S 202
13. Hobson RW, Wright CB, Sublett JW, Fedde CW, Rich NM (1974) Carotid artery back pressure and endarterectomy under regional anesthesia. Arch Surg 109:682
14. Hoff JT, Smith AL, Hankinson HL, Nielsen SL (1975) Barbiturate protection from cerebral infarction in primates. Stroke 6:28

14. a) Lanz T van, Wachsmuth W (1979) Praktische Anatomie, Bd 1, 1. Teil B: Kopf (Gehirn- und Augenschädel). Springer, Berlin Heidelberg New York

15. Larson CP, Ehrenfeld WK, Wade JG, Wylie EJ (1976) Jugular venous oxygen saturation as an index of adequacy of cerebral oxygenation. Surgery 62:31
16. Matsumoto GH, Cossman D, Callow AD (1977) Hazards and safeguards during carotid endarterectomy. Am J Surg 133:458
17. Michenfelder JD, Milde JH, Sundt TM (1976) Cerebral protection by barbiturate anesthesia. Arch Neurol 33:345
18. Moore WS, Hall AD (1970) Importance of emboli from carotid bifurcation in pathogenesis of cerebral ischemic attacks. Arch Surg 101:708
19. Moore WS, Yee JM, Hall AD (1973) Collateral cerebral blood pressure: An index of tolerance to temporary carotid occlusion. Arch Surg 106:520
20. Redtenbacher M, Karobath H, Stellamor K, Ernstbrunner H, Titsch W (1978) Karotischirurgie in Lokalanästhesie: Eine Methode zur Vermeidung intraoperativ gesetzter neurologischer Ausfälle. 7. Jahrestgg Dtsch Ges Thorax-, Herz- u. Gefäßchirurgie, Bad Nauheim
21. Rotter W (1959) Das morphologische Gewebssubstrat bei gestörter Durchblutung. In: Ratschow M (Hrsg) Angiologie. Thieme, Stuttgart
22. Schafer PW, Hardin CA (1952) The use of temporary polythene shunts to permit occlusion, resection, and frozen homologous graft replacement of vital vessel segurents. Surgery 31:1866
23. Schneider M (1964) Die Wiederbelebungszeit verschiedener Organe nach Ischämie. Langenbecks Arch Chir 308:252
24. Schulze-Bergmann G, Nüssgen W, Kroll J (1974) Der Wert intraoperativer blutiger Druckmessungen bei rekonstruktiven Eingriffen im supraaortischen Bereich. Thoraxchir Vasc Chir 22:541
25. Smith AL (1977) Barbiturate protection in cerebral hypoxia. Anesthesiology 47:285
26. Sundt TM, Michenfelder JD (1972) Focal transient cerebral ischemia in the squirrel monkey. Circ Res 30:703

27. Sundt TM, Sharbrough FW, Anderson RE (1974) Cerebral blood flow measurements and electroencephalograms during carotid endarterectomy. J Neurosurg 41:310
28. Thauer R, Brendel W (1962) Hypothermie. Prog Surg 2
29. Vollmar J (1980) Rekonstruktive Chirurgie der Arterien. Thieme, Stuttgart
30. Waltz AG (1968) Effect of blood pressure on bloof flow in ischemic and non-ischemic cerebral cortex. Neurology (N4) 18:613
31. Wells BA, Keats AS, Cooley DA (1963) Increased tolerance to cerebral ischemia produced by general anesthesia during temporary carotid occlusion. Surgery 54:216

Diskussion

Gerber: Es gibt da ein gewisses Dilemma. Auf der einen Seite möchte man gern relativ hohe Barbituratdosierungen benutzen, um eine „burstsuppression" zu erwirken; andererseits können Sie dann in Ihrem EEG-Monitoring nichts mehr sehen. Frage an Sie: Wie wird es bei Ihnen in Ihrer Klinik durchgeführt?

Becker: Bei uns wird ohne EEG-Monitoring verfahren.

Thomson: Wir überwachen in letzter Zeit mit dem neuen Neurotrac-Monitor (Interspec). Dieser Monitor ermöglicht uns eine komprimierte Spektralanalyse von den beiden Hemisphären.

Becker: Hierzu möchte ich noch eine prinzipielle Bemerkung machen. Gerade im Hinblick auf die rekonstruktive Gefäßchirurgie wird man grundsätzlich am Anfang mit möglichst sicheren Verfahren derartige Eingriffe vornehmen. Wir haben all diese Verfahren erprobt, u. a. auch die Hypothermie. Je länger man dann Erfahrung sammelt, umso weniger wird dann letztlich der personelle und apparative Aufwand und die Verfahren werden einfacher, wie auch das Operationsverfahren einfacher wird, da die Operation schneller abläuft usw. Wir sind heute zu der Ansicht gekommen, daß wir all diese Verfahren nicht mehr benutzen, außer einer evtl. möglichen leichten Anhebung des arteriellen Drucks und dem Verfahren des Einsetzens eines sog. Shuntröhrchens. Aber auch hier darf ich nur bemerken, daß z. B. Herr Stelter in aller Regel ohne Shunt arbeitet und ich das Shuntverfahren einsetze.

Schidlberg: Herr Thomson, vielleicht könnten Sie noch einmal konkretisieren, wenn Sie sagen, diese Art des Monitorings hat sich bei Ihnen bewährt.

Thomson: Bei einigen Patienten in leichter Inhalationsanästhesie haben wir beim Abklemmen der A. carotis deutliche EEG-Veränderungen gesehen, d. h. eine Bewegung des sog. „spectraledge".

Stelter: Was machen Sie dann in solchen Fällen?

Thomson: Wenn dies auftritt, müssen die Chirurgen einen Shunt einsetzen.

Gerber: Oder wir heben den Druck an.

van Aken: Auch wir führen eine kontinuierliche EEG-Überwachung durch und verfahren bei Auftreten von Änderungen wie z. B. einem Abflachen von EEG-Wellen wie Sie, nämlich entweder wird ein Shunt eingelegt oder wir versuchen den Blutdruck anzuheben. Mir scheint nur, daß Ihr Verfahren einfacher ist und zu den gleichen Ergebnissen führt. Vor 2 Jahren ist in *Anesthesiology* ein Abstract erschienen, wobei die Autoren sowohl mit dem EEG als auch mit der Messung der zerebralen Durchblutung zu gleichen Ergebnissen kommen.

Becker: Ich erachte die kontinuierliche EEG-Überwachung für überflüssig, wenn ich einen Shunt einlege.

Thomson: Herr Becker, Sie haben sicherlich recht. Man sieht jedoch anhand von Untersuchungen in den USA keinen Unterschied in der Mortalität oder Morbidität mit oder ohne EEG-Überwachung, wenn ein Shunt regelmäßig angewendet wird.

Tarnow: Vielleicht hierzu noch ein Kommentar: Die Effektivität der Barbituratprophylaxe scheint ja, wenn man die neuere Literatur durchsieht, mehr und mehr in Frage gestellt zu werden, und alle neueren Ergebnisse sprechen eigentlich gegen die Effizienz dieser Maßnahme.

van Aken: Mit der Barbituràttechnik wird jedoch der zerebrale Sauerstoffverbrauch herabgesetzt.

Stelter: Als Chirurg befürworte ich bei diesen Patienten immer eine ausreichend tief geführte Narkose. Das Problem, was ich hierbei sehe, ist doch die Frage der Durckanhebung. Deswegen bin ich auch der Meinung, daß bei diesen Patienten ein erfahrener Anästhesist tätig werden sollte. Man sollte also erstens den Druck etwas anheben und zweitens eine ausreichend tiefe Narkoseführung anstreben. Ich glaube, daß dies auch eine sehr gute Hinrprotektion darstellt.

Die extra- intrakranielle Bypassoperation zur Behandlung zerebrovaskulärer Erkrankungen

P. Schmiedek, V. Olteanu-Nerbe und F. Marguth

Einleitung

Bei etwa 20% aller Patienten mit Symptomen einer zerebralen Ischämie findet sich angiographisch als hämodynamische Ursache der Erkrankung entweder ein Verschluß der A. carotis interna im Halsbereich, oder es bestehen weiter distal gelegene Stenosen oder Verschlüsse, die ebenso wie auch der Karotisverschluß mit den herkömmlichen gefäßchirurgischen Techniken nicht direkt angehbar sind [7]. Als Alternative zur medikamentösen Therapie hat für diese Gruppe von Patienten die mikroneurochirurgische Behandlung im Laufe der letzten Jahre zunehmend an Bedeutung gewonnen [20]. Das Ziel der Operation ist es, durch Anlegen einer zusätzlichen Kollateralverbindung zwischen dem extra- und intrakraniellen Kreislauf die partiell insuffiziente Durchblutung des Gehirns abzusichern und dadurch zu verhindern, daß es zum Auftreten weiterer zerebralischämischer Attacken kommt, und insbesondere der Ausbildung eines kompletten, nichtreversiblen Schlaganfalls vorzubeugen. Obwohl inzwischen zahlreiche Berichte den günstigen klinischen Verlauf nach einer extra-/intrakraniellen Bypassoperation belegen und auch in Anbetracht der angiographisch dokumentierten hohen Durchgängigkeitsrate der neu angelegten Anastomose, bestehen neben grundsätzlichen Bedenken gegen dieses Operationsverfahren auch weiterhin Unsicherheiten bezüglich der Indikationsstellung, den mit der Operation verbundenen Risiken und schließlich auch, was von der Operation erwartet wird und was nicht erwartet werden kann [3, 5, 6, 14, 19]. Ziel der vorliegenden Arbeit ist es daher, zu diesen Fragen Stellung zu nehmen, wobei auf Erfahrungen zurückgegriffen werden kann, die bei über 800 Bypassoperationen in einem Zeitraum von mehr als 10 Jahren an unserer Klinik gemacht werden konnten.

Indikationsstellung

Indikationen zur extra-/intrakraniellen Bypassoperation:

Klinik:	Transitorische ischämische Attacken (TIA), prolongierte reversible Defizite (PRIND) (kompletter Schlaganfall).
Angiographie:	Verschluß der A. carotis interna; distale Gefäßverschlüsse oder Stenosen; Tandemläsionen.
CT:	Ausschluß von ausgedehnten Infarkten.

Für die Auswahl der Patienten, die für eine extra-intrakranielle Bypassoperation in Frage kommen, ist der klinisch-neurologische Befund von ausschlaggebender Bedeutung. Patienten mit TIA, also zerebralischämischen Ausfällen, die nicht länger als 24 h anhalten, sind nach übereinstimmender Ansicht die am besten geeigneten Kandidaten für die Operation. Hier kann von der Operation erwartet werden, daß die grenzwertig insuffiziente Hirndurchblutung nach Anlage der extra-intrakraniellen Anastomose ausreichend abgesichert wird und es im weiteren postoperativen Verlauf zu keinen neuen Attacken kommt. Der prophylaktische Wert der Operation ist weiterhin gegeben bei Patienten mit einer sog. PRIND-Symptomatik. Hierbei handelt es sich um Ischämie-bedingte neurologische Ausfälle, die über die 24-h-Grenze hinaus andauern, im weiteren Verlauf aber eine gute Rückbildungstendenz zeigen. Bei diesen Fällen wird die Operation nicht durchgeführt, um die Rückbildung der Ausfälle zu beschleunigen, sondern um das Auftreten neuer neurologischer Defizite zu verhindern. Umstritten ist die Indikation beim Vorliegen eines kompletten Schlaganfalls mit nichtreversiblen Ausfällen [9]. Grundsätzlich sehen wir hier keine Indikation zur Operation. Lediglich bei Fällen mit leichteren, nichtreversiblen Ausfällen erscheint die Indikation gegeben, allerdings auch hier nicht, um eine Rückbildung der Ausfälle zu erreichen, sondern um einen möglichen weiteren, schweren Schlaganfall zu verhindern. Bei Patienten dieser Gruppe muß die Indikation von Fall zu Fall sorgfältig geprüft werden, wobei gelegentlich eine großzügigere Indikationsstellung vertretbar ist.

Neben dem klinischen Befund ist, wie eingangs bereits erwähnt wurde, das Ergebnis der Angiographie zu berücksichtigen, durch die die Abgrenzung zwischen gefäßchirurgisch zu behandelnden Läsionen einerseits und den für die Bypassoperation in Frage kommenden Läsionen andererseits ermöglicht wird. Etwa 65% der von uns operierten Patienten hatten Verschlüsse der A. carotis interna, üblicherweise von der Karotisbifurkation bis nach intrakraniell reichend. Weiterhin befinden sich in unserem Krankengut Patienten mit Stenosen der A. carotis interna im Schädelbasisbereich, Verschlüssen oder Stenosen der A. cerebri media oder beliebigen Kombinationen von gefäßchirurgisch nicht angehbaren Gefäßveränderungen. Unter den letzten 100 operierten Patienten wurde in 18 Fällen zusätzlich eine Thrombendarteriektomie im Halsbereich durchgeführt, entweder wegen einer zusätzlich vorliegenden Carotis-interna-Stenose oder auch wegen einer Einengung im Abgangsbereich der A. carotis interna, wobei die proximale Desobliteration eine Verbesserung der Durchblutung des extrakraniellen Spendergefäßes sicherstellen soll. Da davon ausgegangen werden muß, daß bei diesen Patienten ein generalisierter Gefäßprozeß vorliegt, halten wir die angiographische Abklärung des gesamten zerebralen Kreislaufs, einschließlich des vertebrobasilären Stromgebietes für notwendig. Finden sich bei Abklärung eines symptomatischen Patienten auf der kontralateralen Seite zusätzliche Gefäßobstruktionen, die bislang noch zu keinen Ausfällen geführt haben, ist die Indikation für eine beidseitige Bypassoperation zu erwägen, z. B. beim Vorliegen einer hochgradigen kontralateralen Karotissiphonstenose. Für nicht gerechtfertigt halten wir die Durchführung einer Bypassoperation bei völlig asymptomatischen Patienten, bei denen als Zufallsbefund im Rahmen einer aus anderer Indikation durchgeführten Angiographie ein stenosierender oder obstruktiver Gefäßprozeß im Bereich der zervikokranialen Gefäße festgestellt wird. Im Hinblick auf das, wenn auch geringe Operationsrisiko und bei Fehlen verläßlicher Daten zur natürlichen Prognose einer solchen asymptomatischen Läsion erscheint die Operation nicht vertretbar.

Hier ist jedoch auf eine Ausnahmesituation hinzuweisen, nämlich auf jene Patienten mit asymptomatischen Karotisverschlüssen, bei denen eine aortokoronare Bypassoperation durchgeführt werden soll. Da bei diesen Patienten während der intraoperativen Phase mit einem länger anhaltenden Abfall des Blutdrucks gerechnet werden muß, wobei gleichzeitig auch der zerebrale Perfusionsdruck sinkt, ist die Absicherung der zerebralen Kollateralverhältnisse durch eine zusätzliche vorher angelegte Anastomose eine sinnvolle Schutzmaßnahme. Hierfür haben wir den Ausdruck der sog. superprophylaktischen Bypassoperation geprägt.

Bei allen Patienten, die zu einer Bypassoperation anstehen, berücksichtigen wir für die Indikationsstellung auch das Ergebnis der kranialen Computertomographie [16]. Hiermit lassen sich gewebemorphologische Folgen einer abgelaufenen zerebralen Ischämie als Infarktareale nach ihrer Lokalisation und Ausdehnung eindeutig beurteilen. Die computertomographischen Befunde, v. a. beim Vorliegen ausgedehnter Infarktareale oder auch kleinerer Infarktzonen im Bereich der Capsula interna (sog. strategische Infarkte), können als Argument gegen die Operation angeführt werden. Von möglichen anderen Untersuchungsmethoden, die bei der präoperativen Diagnostik eingesetzt werden können, sei hier noch auf die quantitative Messung der Hirndurchblutung hingewiesen. Wir selbst haben während der Anfangsphase, als die Kriterien für die Auswahl der Patienten noch nicht ausreichend gesichert waren, regionale Hirndurchblutungsmessungen mit der intraarteriellen Xenon-133-Methode vor und nach Bypassoperationen durchgeführt [15]. Seit kurzem verfügen wir an der Klinik auch über die Möglichkeit zur sehr viel genaueren tomographischen Hirndurchblutungsmessung mit der sog. D-Spect-Technik [2, 10, 12]. Grundsätzlich läßt sich dazu sagen, daß die Informationen der Hirndurchblutungsmessung für die Indikationsstellung zur Bypassoperation nicht erforderlich sind. Die Entscheidung, ob eine Bypassoperation durchgeführt werden soll oder nicht, läßt sich nach den bisher gemachten Erfahrungen mit ausreichender Sicherheit aufgrund der klinischen, angiographischen und computertomographischen Befunde stellen. Wenn somit auch nicht von praktischer Bedeutung, so ist die Untersuchung der Hirndurchblutung bei diesen Patienten jedoch auch weiterhin wichtig zur Abklärung spezieller zugrundeliegender pathophysiologischer Fragestellungen im größeren Rahmen der zahlreichen ungeklärten Probleme der klinischen zerebralen Ischämie.

Schließlich noch eine Anmerkung zur Altersgrenze. Anfangs hatten wir bei der Operationsindikation eine obere Altersgrenze von 65 Jahren angesetzt. Mit zunehmender Perfektionierung der Operationstechnik und der daraus resultierenden Verkürzung der Operationszeit auf jetzt wenig mehr als 2 h haben wir diese altersabhängige Indikationseinschränkung aufgegeben, ohne eine erhöhte Operationsmortalität bzw. -morbidität in Kauf nehmen zu müssen. Bei Patienten, die älter als 75 Jahre sind, sollte jedoch ein guter biologischer Allgemeinzustand vorausgesetzt werden.

Operationszeitpunkt

Bei Einführung der extra-intrakraniellen Bypassoperation bestand eine gewisse Unklarheit, zu welchem Zeitpunkt (Abb. 1) nach Auftreten der zerebralischämischen Symptomatik der Eingriff durchzuführen sei. Ausgehend von der Vorstellung, daß durch die Revaskularisierung in der Frühphase möglicherweise der ablaufende Ischämieprozeß günstig beeinflußt oder gar aufgehalten werden könnte, wurde bei einigen Patienten versucht, die Operation möglichst rasch nach Einlieferung in die Klinik vorzunehmen. Es zeigte sich jedoch, daß die damit erzielten Ergebnisse den Erwartungen nicht entsprachen. Obwohl die angelegten Anastomosen angiographisch oder autoptisch gesichert funktionstüchtig waren, verstarben 4 Patienten in der frühen postoperativen Phase unter den Zeichen einer massiven Hirnschwellung. Von anderen

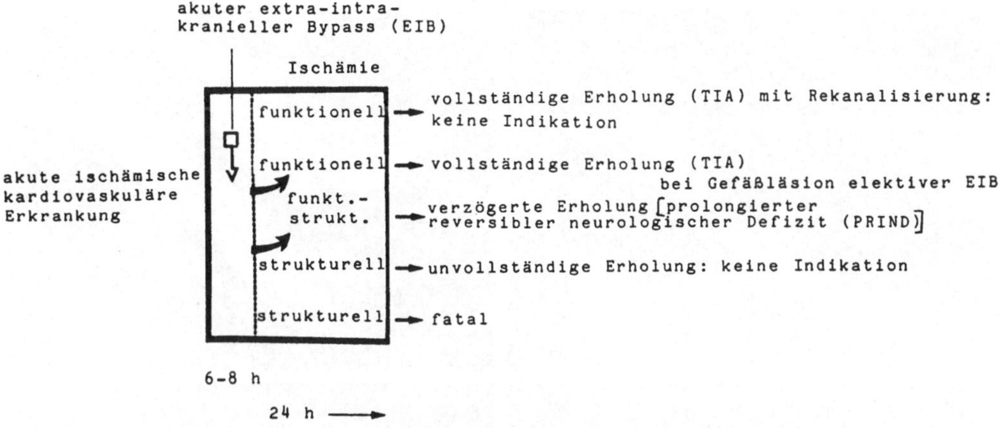

Abb. 1. Schematische Darstellung zur Bypassindikation während der akuten Ischämiephase. Einzelheiten s. Text

Untersuchern wurde auf eine weitere Komplikation, die wir allerdings nicht beobachteten, nämlich auf die Möglichkeit der Umwandlung eines ischämischen in einen hämorrhagischen Infarkt hingewiesen, wenn die Operation während der nichtstabilen Frühphase der Ischämie vorgenommen wurde [8]. Diese Erfahrungen führten zur allgemeinen verbindlichen Ansicht, nur während der chronischen Phase der zerebralen Ischämie, also frühestens 3 Wochen nach Auftreten der akuten Symptomatik, zu operieren. Wir haben die Richtigkeit dieses Konzepts vor 3 Jahren nochmals überprüft und bei einer ausgewählten Gruppe von 7 Patienten akute Bypassoperationen vorgenommen, wobei das Zeitintervall zwischen dem Auftreten der Symptomatik und der Durchführung der Operation zwischen 6 und 24 h schwankte. Obwohl keiner der Patienten postoperativ verstarb, ließen die Ergebnisse nicht auf einen eindeutigen Wert der Akutoperation schließen [17]. Nach unserer Ansicht besteht das Hauptproblem der Akutoperation darin, daß zu dem Zeitpunkt, zu dem die Operation durchgeführt werden muß, der natürliche Verlauf der Erkrankung nicht beurteilt werden kann. Auf der einen Seite besteht die Möglichkeit, daß die Symptomatik sich spontan als voll reversibel erweist und es zu einer Rekanalisation des Gefäßverschlusses kommt, was eine Bypassoperation überflüssig machen würde, auf der anderen Seite kann es sich um eine solche massive Ischämie handeln, daß eine günstige Beeinflussung durch die naturgemäß relativ limitierte zusätzliche Blutversorgung über die neu angelegte Anastomose nicht erwartet werden kann. Eine einzige Indikation für die Akutoperation scheint dann gegeben, wenn es während elektiv durchgeführter neurochirurgischer Eingriffe, z. B. bei der Operation von Hirntumoren oder bei Ausschaltung eines Aneurysmas, zum Verschluß eines größeren Hirngefäßes kommt. In dieser Situation kann durch die umgehende Anlage einer extra-intrakraniellen Kollateralen versucht werden, das sonst mit Sicherheit entstehende ischämische Defizit zu verhindern [11]. Inwieweit hierfür die gleichzeitige Gabe von Barbituraten einen zerebralprotektiven Effekt hat, ist umstritten [18]. Grundsätzlich kann demnach festgestellt werden, daß die Bypassoperation eine prophylaktische Maßnahme darstellt, um weitere ischämische Attacken zu verhindern, daß aber keine Berechtigung besteht, sie während der akuten Ischämie als unmittelbare therapeutische Maßnahme einzusetzen.

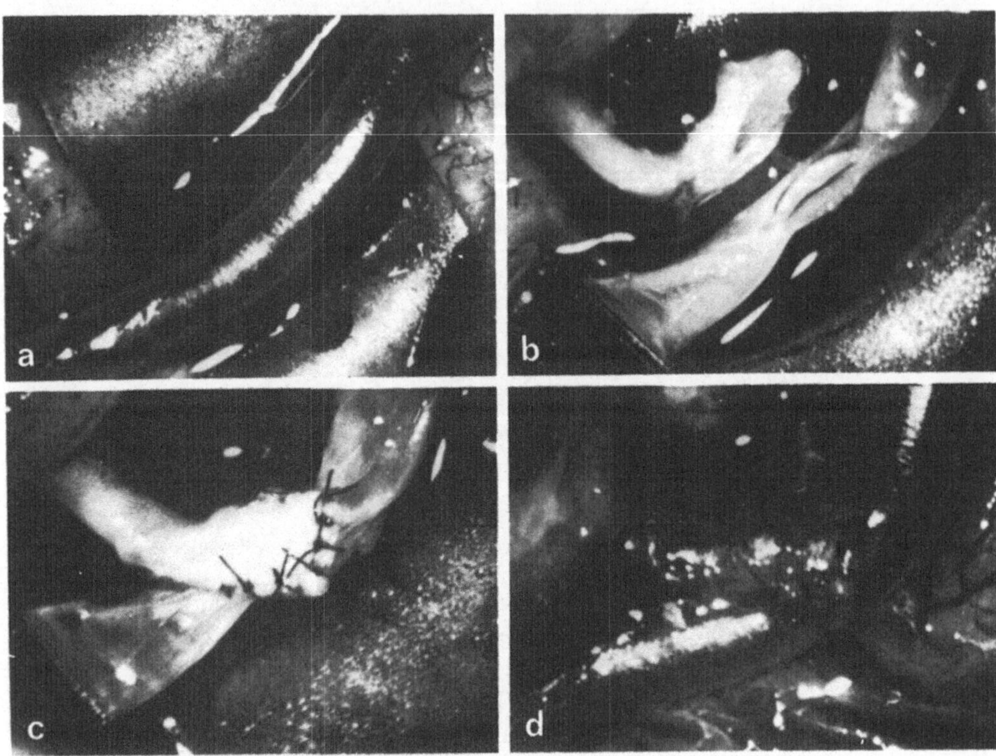

Abb. 2a–d. Operationsphotos zur Bypasstechnik. **a** Kortikaler Mediaast nach Freipräparation aus der Arachnoidea. Zum Schutz des Hirngewebes wurde eine Gummilasche untergelegt. **b** Nach Aufsetzen der temporären Clips und Längseröffnung des Gefäßes. Darüber das extrakranielle Spendergefäß. **c** Nach Fertigstellung der Naht und vor Abnahme der Clips. **d** Nach Abnahme der Clips. Alle Photos wurden bei etwa 15facher Vergrößerung durch das Operationsmikroskop gemacht

Operationstechnik

Das Prinzip der Operation (Abb. 2 und 3) besteht darin, eine zusätzliche extra-intrakranielle arterielle kollaterale Verbindung anzulegen, um dadurch die zerebralen Zirkulationsverhältnisse abzusichern. Das operative Vorgehen wurde im Laufe der Jahre mehrfach modifiziert. Wir führen die Operation jetzt in folgender Weise durch. Nach Anlegen eines kleinen V-förmigen Hautlappens im Bereich der Temporalregion der betroffenen Seite wird im Subkutangewebe entweder der frontale oder der parietale Ast der A. temporalis superficialis dargestellt und über eine ausreichende Wegstrecke nach peripher verfolgt. Danach wird der darunterliegende Temporalmuskel gespalten und nach Einsetzen eines Sperrers dann ein Bohrloch angelegt. Nach osteoklastischer Erweiterung auf etwa Zweimarkstückgröße wird die Dura eröffnet und ausgeschnitten. Ein auf dem Hirnkortex aufliegendes Gefäß der A. cerebri media in der Nähe der Fissura Sylvii wird dann auf eine Wegstrecke von 1–2 cm aus der Arachnoidea herauspräpariert. Danach werden 2 kleine temporäre Gefäßclips mit relativ geringem Schließdruck auf das kortikale Gefäß gesetzt. Das Gefäß wird zwischen den beiden Clips durch eine Längsinzision eröffnet. Das extrakranielle Spendergefäß wird zuvor proximal durch Aufset-

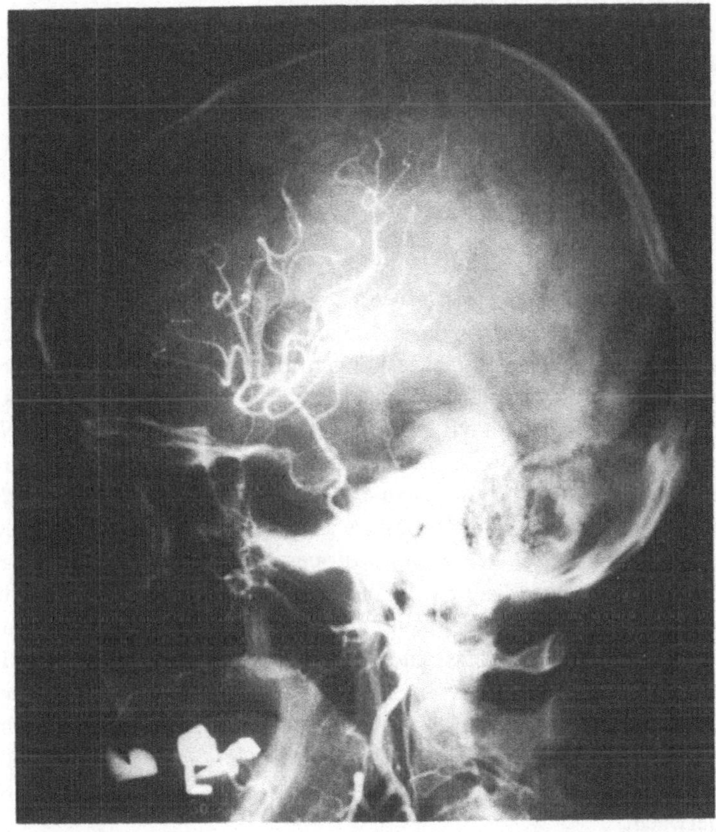

Abb. 3. Postoperative Kontrollangiographie bei Verschluß der A. carotis interna und guter Funktion der Anastomose mit Füllung des gesamten Mediasystems

zen eines Clips unterbrochen, distal durchtrennt und dann nach intrakraniell verlagert. Beide Gefäße, deren Durchmesser in der Größenordnung zwischen 1–2 mm liegen, werden dann in End-zu-Seit-Technik mit ca. 14–18 atraumatischen Einzelnähten der Stärke 10/0 verbunden. Danach werden die temporären Clips vom zuführenden und vom Empfängergefäß entfernt. Kleinere Sickerblutung aus der Anastomosenstelle kommen meist nach kurzer Zeit spontan zum Stehen. Anschließend wird die Wunde in Schichten verschlossen. Der gesamte Eingriff wird unter dem Operationsmikroskop durchgeführt, wobei für die eigentliche Anastomosierung bei 15- bis 20facher Vergrößerung gearbeitet wird.

Peri- und intraoperatives Management

Intraoperatives Management

- Operation in Rückenlage,
- Narkose mit Halothan und Normokapnie,
- Vermeidung von Blutdruckabfällen,
- nach Clipentfernung 5000 E Heparin i.v.,
- niedermolekulares Dextran.

Im Rahmen der präoperativen Vorbereitung empfiehlt sich die internistische Abklärung, da ein Großteil der Patienten eine jahrelange Hypertonusanamnese und zusätzlich kardiale Probleme oder eine eingeschränkte Lungenfunktion aufweisen. Die Operation wird in Rückenlage des Patienten durchgeführt, um die intraoperativen Beatmungsverhältnisse zu verbessern. Für die Narkose verwenden wir Halothan in niedriger Dosierung unter Normokapniebedingung, um dadurch eine mäßige zerebrale Vasodilatation und eine gleichzeitige Reduzierung des zerebralen Sauerstoffverbrauchs zu erreichen. Auf diese Weise läßt sich intraoperativ die Durchblutung minderversorgter Hirnareale sicherstellen. Besonders zu beachten ist, daß es weder intraoperativ noch in der frühen postoperativen Phase zu stärkeren Blutdruckabfällen kommt, die einen ausreichenden zerebralen Perfusionsdruck gefährden könnten. In kritischen Fällen ist die intraoperative Überwachung des Blutdrucks durch Radialispunktion zu empfehlen. Nach Beendigung der Anastomosennaht geben wir 5000 E Heparin i.v. Dies und die Gabe von niedrigmolekularem Dextran während der ersten postoperativen Tage dient zur Verbesserung der Mikrozirkulation und soll insbesondere eine Thrombenbildung im Bereich der Nahtstelle verhindern [13]. Alle Patienten werden nach der Operation für mindestens 2 h im Aufwachraum beobachtet. Besonders gefährdete Patienten werden über Nacht auf der Intensivstation überwacht.

Ergebnisse

Bei Einhaltung der aufgeführten Kriterien für die Indikationsstellung und entsprechender operativer technischer Erfahrung sollte das Operationsrisiko nicht höher als 5% liegen. Bei einer Analyse der letzten 100 Bypassoperationen (August 1982 bis März 1984, Tabelle 1) zeigte

Tabelle 1. Mortalität und Morbidität bei 100 Bypassoperationen (August 1982 bis März 1984)

Todesfälle und Komplikationen	n
Todesfälle	1
Komplikationen	
Bleibendes neurologisches Defizit	1
Transientes neurologisches Defizit	12
Lokaler Abszeß im Operationsgebiet	1
Wundheilungsstörungen	8
Andere Komplikationen (pulmonal) und kardial)	2

sich, daß 1 Patient verstorben war und zwar 1 Woche nach der Operation infolge eines massiven Mediainfarktes, wobei die genaueren Umstände unklar sind und kein Obduktionsergebnis vorliegt. Bei einem Patienten kam es unmittelbar postoperativ zur Ausbildung eines Schlaganfalls mit rechtsseitiger Halbseitenparese und Aphasie. Diese Symptome bildeten sich nur langsam und inkomplett zurück. Ein Patient entwickelte einen umschriebenen Abszeß im Operationsbereich und mußte nachoperiert werden. Er erholte sich vollständig, und die Anastomose war bei der angiographischen Nachkontrolle durchgängig. Bei 12 Patienten wurden postoperativ transiente neurologische Ausfälle beobachtet, wobei es sich fast ausnahmslos um aphasische Störungen bei linksseitig operierten Patienten handelte, die sich in aller Regel nach wenigen Tagen komplett zurückgebildet hatten. Computertomographische Kontrolluntersuchungen zeigten bei 2 Patienten kleinere Hämatome, einmal subdural, einmal intrazerebral, die jedoch nicht operiert werden mußten. Im Hinblick auf das Risiko des natürlichen Verlaufs der Erkrankung und der Tatsache, daß es sich in aller Regel um ältere Patienten mit einer entsprechenden Rate von Begleiterkrankungen handelt, erscheint somit das operative Risiko einer Bypassoperation vergleichsweise gering.

Übereinstimmend wird in allen größeren Serien die angiographisch kontrollierte Durchgängigkeitsrate bei extra-intrakraniellen Bypassoperationen mit etwa 90% angegeben. Dies gilt auch für das eigene Krankengut. Während anfänglich bei fast allen Patienten postoperative Kontrollangiographien durchgeführt wurden, beschränken wir uns jetzt auf solche Patienten, bei denen die Angiographie in Ergänzung zur postoperativen Durchblutungsmessung wichtig erscheint, oder aber auf jene Patienten, bei denen nach der Operation neue neurologische Ausfälle auftreten. Findet sich dabei ein Verschluß der Anastomose oder eine insuffiziente Anastomosenfunktion, so empfiehlt sich die Reoperation, wobei dann der verbliebene 2. Ast der A. temporalis superficialis für die Anastomosierung verwendet wird.

Obwohl langfristige postoperative Verlaufskontrollen, auch wegen der relativ kurzen Zeit, in der dieses Operationsverfahren zur Verfügung steht, bisher kaum vorliegen, gibt es eindeutige Hinweise, die für den klinischen Wert der Operation sprechen. In allen größeren Serien wurde eine deutlich geringere Zahl erneuter zerebralischämischer Ereignisse während des postoperativen Verlaufszeitraums beobachtet. Von einer eigenen Gruppe von 23 Patienten, die über einen Zeitraum von 10 Jahren nach der Operation kontrolliert wurden, war nur 1 Patient infolge eines erneuten Schlaganfalls verstorben [4]. Bei Patienten, die präoperativ transiente ischämische Attacken gehabt hatten, traten postoperativ keine erneuten Attacken auf. Dies steht im deutlichen Gegensatz zu der aufgrund des Spontanverlaufs zu erwartenden Inzidenz weiterer ischämischer Ereignisse. Die Tatsache, daß 3 weitere Patienten dieser Gruppe zwischenzeitlich infolge von Herzinfarkten verstorben waren, weist darauf hin, daß durch die Bypassoperation der organbezogene arteriosklerotische Prozeß zwar beeinflußt werden kann, ohne daß jedoch der Gesamtverlauf der Erkrankung aufgehalten wird.

Zusammenfassung

Nach über 10jähriger klinischer Erfahrung ist es heute möglich, einer Gruppe ausgewählter Patienten mit zerebralischämischen Symptomen eine relativ risikoarme operative Behandlung anzubieten, von der erwartet werden kann, daß die Prognose der Erkrankung dadurch verbessert wird. Gleichzeitig muß aber auch darauf hingewiesen werden, daß viele mit der Bypassoperation verbundene Probleme nach wie vor nicht geklärt sind. Hier sei als Beispiel nur angeführt, daß wir nicht mit Sicherheit wissen, durch Beeinflussung welcher Parameter die Bypassoperation eigentlich wirksam ist. Ursprünglich hatte man angenommen, daß es nach der Operation zu einer Verbesserung der Hirndurchblutung kommt, was nicht zuletzt auch die postoperativen Angiographiebefunde nahelegten, die häufig eine Füllung des gesamten Mediasystems über die neuangelegte Anastomose zeigen. Messungen der Hirndurchblutungen haben jedoch ergeben, daß unter Ruhebedingung die Durchblutung postoperativ nicht oder nur wenig ansteigt [21]. Es wird daher angenommen, daß durch die Bypassoperation die Reservekapazität der Kollateralversorgung des Gehirns verbessert wird. Aber auch diese Hypothese ist bislang nicht schlüssig belegt worden. Dies ist nur ein Beispiel, an dem gezeigt werden soll, daß es hier nicht nur darum geht, zu belegen, daß eine Operation technisch möglich ist, sondern, daß die Anwendung der Operation es auch notwendig macht, sich mit den grundsätzlichen Problemen der zerebralen Ischämie und ihrer therapeutischen Beeinflußbarkeit vertraut zu machen. Dies ist v. a. deshalb notwendig, weil bislang noch nicht mit Sicherheit gesagt werden kann, daß die extra-intrakranielle Bypassoperation eine tatsächlich effektive Behandlungsform der zerebralen Ischämie darstellt. Erst von dem Ergebnis einer noch nicht abgeschlossenen multizentrischen Studie, wobei operierte und nichtoperierte Patienten gegenübergestellt werden, kann hierzu eine verbindliche Aussage erwartet werden [1]. Es ist durchaus denkbar, daß das Resultat der erwähnten Studie zu einer Änderung der Indikationsstellung bei speziellen Untergruppen führen wird. Vielleicht wird es auch zur Folge haben, daß weniger Patienten für die Operation in Frage kommen. Man sollte aber auch berücksichtigen, daß allein durch die Einbeziehung eines Fachgebietes, welches sich zuvor nur am Rande mit den Problemen der zerebralen Ischämie beschäftigt hat, möglicherweise die Voraussetzung für weitere Therapieverbesserungen in Zukunft geschaffen worden ist.

Literatur

1. Barnett HJM, Peerless SJ (1981) Collaborative EC/IC bypass study: The rationale and a progress report In: Moossy J, Reinmuth OM (eds) Cerebrovascular diseases. Raven, New York, pp 271–288
2. Buell U, Moser EA, Kirsch CM, Schmiedek P (1983) 133-Xenon D-Spect (Dynamische Single Photon Emission CT). RÖFÖ 4:351–358
3. Chater N, Popp J (1976) Microsurgical vascular bypass for occlusive cerebral vascular disease: Review of 100 cases. Surg Neurol 6:115–118
4. Gratzl O, Schmiedek P (1983) STA-MCA bypass: Results 10 years postoperatively. Neurol Res 5:11–18
5. Gratzl O, Schmiedek P, Spetzler RF, Steinhoff H, Marguth F (1976) Clinical experience with extra-intracranial arterial anastomosis in 65 cases. J Neurosurg 44:313–324
6. Gratzl O, Schmiedek P, Spetzler RF (1978) Extra-intracranial arterial bypass for cerebral ischemia. Prog Neurol Surg 9:1–29
7. Haas WK, Fields WS, North RR, Kircheff II, Chase NE, Bauer RB (1968) Joint study of extracranial occlusion. II. Arteriography, techniques, sites and complications. JAMA 203:961–968
8. Heros RC, Nelson PN (1980) Hemorrhagic infarction after microsurgical cerebral revascularization. In: Peerless SJ, McCormick CW (eds) Microsurgery for cerebral ischemia. Springer Berlin Heidelberg New York, pp 333–340
9. Kletter G (1979) The extra-intracranial bypass operation for prevention and treatment of stroke. Springer, Wien New York
10. Lassen NA, Henriksen L, Paulson O (1981) Regional cerebral blood flow in stroke by 133-Xenon inhalation and emission tomography. Stroke 12:284–288
11. Lawner PM, Simeone FA (1979) Treatment of intraoperative middle cerebral artery occlusion with pentobarbital and extracranial-intracranial bypass. Case report. J Neurosurg 51:710–712
12. Moser EA, Schmiedek P, Kirsch CM, Buell U (1983) Xe-133 dynamic single photon emission compu-

terized tomography (D-SPECT): Regional cerebral blood flow (rCBF) in normals and patients with cerebrovascular disease (CVD). J Cereb Blood flow Metab 3:25
13. Piepgras DG, Sundt TM Jr, Didisheim P (1976) Effect of anticoagulants and inhibitors of platelet aggregation on thrombotic occlusion of endarterectomized cat carotid arteries. Stroke 7:248–254
14. Reichmann OH (1982) Extra-to-intracranial arterial anastomosis. In: Youmans JR (ed) Neurological surgery, vol 3, 2nd edn. Saunders, Philadelphia, pp 1584–1618
15. Schmiedek P, Gratzl O, Steinhoff H, Olteanu-Nerbe V, Marguth F (1976) Blood flow and cerebral revascularization. Clin Neurosurg 23:270–286
16. Schmiedek P, Lanksch W, Olteanu-Nerbe V, Kazner E, Gratzl O, Marguth F (1977) Combined use of regional cerebral blood flow studies and computerized tomography for the diagnosis of cerebral ischemia. In: Schmiedek P, Gratzl O, Spetzler RF (eds) Microsurgery for stroke. Springer, Berlin Heidelberg New York, pp 67–78
17. Schmiedek P, Gratzl O, Olteanu-Nerbe V, Marguth F (to be published) Clinical experience with extra-intracranial arterial bypass surgery in acute cerebral ischemia
18. Smith AL (1977) Barbiturate protection in cerebral hypoxia. Anesth Analg 47:285–293
19. Tew JM (1975) Reconstructive intracranial vascular surgery for prevention of stroke. Clin Neurosurg 22:264–280
20. Yasargil MG (ed) (1969) Microsurgery applied to neurosurgery. Thieme, Stuttgart
21. Yonekura M, Austin G, Hayward W (1982) Longterm evaluation of cerebral blood flow, transient ischemic attacks and stroke after STA-MCA anastomosis. Surg Neurol 18:123–130

Diskussion

Gerber: Messen Sie für die präoperative Abklärung routinemäßig den zerebralen Blutfluß?

Schmiedeck: Ich glaube, daß wir zwischenzeitlich die Kriterien für diese Operation aus klinischem Befund, Angiographie und Computertomographie zuverlässig erstellen können, so daß wir auf die Durchblutungsmessung in diesem Zusammenhang und für die Indikationsstellung nicht angewiesen sind. Ich glaube nach wie vor, daß die Durchblutungsmessungen wichtig sind, um grundsätzliche Probleme zur Pathophysiologie der zerebralen Ischämie zu untersuchen, aber konkret zu dieser Fragestellung brauchen wir die Durchblutungsmessung nicht.

Arndt: Dazu eine direkte Frage: Haben Sie die Durchblutung nach der Operation gemessen und wie hat sie sich nach der Operation verhalten?

Schmiedeck: Wir waren selbstverständlich daran interessiert. Man geht davon aus, daß man durch diese Operation die Hirndurchblutung verbessern kann. Wir hatten auch den Eindruck, als wir die Gehirndurchblutung noch mit der intraarteriellen Xenonmethode gemessen haben, daß es postoperativ zu einer Verbesserung der Durchblutung kam. Seit letztem Jahr verfügen wir an unserer Klinik über eine neue Methode, und es handelt sich hier um die sog. D-spect-Methode. Auf Einzelheiten möchte ich jetzt hier nicht eingehen, dennoch kann man mit dieser Methode sehr viel genauer und eben v. a. nichtinvasiv die Hirndurchblutung messen. Wir haben jetzt bei 21 Patienten mit Karotisverschlüssen die Durchblutung mit diesem Verfahren untersucht. Wir haben die Patienten 1–2 Wochen und nach einem Zeitraum von 2–6 Monaten nach der Operation nachuntersucht. Wie wir feststellen konnten, änderte sich an der Durchblutung durch die Bypassoperation eigentlich sehr wenig. Es tritt auf jeden Fall nicht das ein, was wir gedacht hatten, nämlich ein signifikanter Anstieg der Durchblutung. Dieses Ergebnis wurde auch von anderen Untersuchern, die auch die Durchblutung, jedoch nicht mit dieser eleganten Methode gemessen haben, bestätigt. Wir können also zum gegenwärtigen Zeitpunkt sagen, daß die Bypassoperation nicht zu einer Verbesserung der Ruhehirndurchblutung führt. Unsere Hypothese lautet nun, daß die Bypassoperation möglicherweise die Reservekapazität der Hirndurchblutung erhöht, aber das müssen wir erstmals noch belegen.

Arndt: Ich hatte eher die regionalen Verhältnisse im minderdurchbluteten Gehirn im Auge. Hat sich daran etwas verändert?

Schmiedeck: Hier handelt es sich nicht um eine Messung der globalen Hirndurchblutung. Man kann die Durchblutung hier mit der Region-of-interest-Methode in ganz kleinen Arealen analysieren, und Sie haben hier einen Farbindex, der Durchblutungswerten entspricht. Sie können also dann sehr wohl sagen, wie groß die Durchblutung in diesem kleinen Areal vor und nach der Operation ist. Es kommt eben unter Ruhetestbedingungen zu keiner Erhöhung der Durchblutung.

Schildberg: Wie verhält sich dies in der klinischen Symptomatik?

Schmiedeck: Wir haben die Erfahrung bei inzwischen 800 Operationen gemacht, daß bei Patienten mit transitorisch-ischämischen Attacken in aller Regel die Inzidenz der neuen transitorisch-ischämischen Attacken wesentlich niedriger ist, wenn nicht sogar überhaupt zum Sistieren kommt. Darüber hinaus beträgt auch die Rate von Schlaganfällen, die nach der Operation aufgetreten sind, weit weniger als im Vergleich zu einer nichtoperierten Gruppe.

Schildberg: Das bereits vorher diskutierte Problem einer intraoperativen Protektion stellt sich bei Ihnen nicht?

Schmiedeck: Wir operieren in der chronischen Phase der zerebralen Ischämie und sehen daher keine Notwendigkeit für spezielle Maßnahmen. Dies käme nur in Frage, wenn man die Operation im Akutstadium durchführt, aber wie gesagt, hiervon sind wir im Augenblick wieder abgekommen.

Schildberg: Gibt es andere Chirurgen, die solche protektiven Maßnahmen einsetzen?

Schmiedeck: Dies ist mir nicht bekannt.

Steinbereithner: Die Gruppe um Michenfelder hat kürzlich eine einschlägige Arbeit unter Verwendung von Isofluran veröffentlicht und meint, daß sich hier auch deutlich hirnprotektive Wirkungen herauskristallisieren; würden Sie dies zum Anlaß nehmen, diese Methode evtl. einzusetzen?

Schmiedeck: Ich kenne diese Arbeit noch nicht, aber selbstverständlich greifen wir jede Anregung auf, die es möglich macht, dieses Verfahren noch sicherer zu gestalten.

Erdmann: Habe ich das richtig verstanden, daß Sie sagten, Sie hätten den Eindruck, daß die Patienten der ersten Gruppe in der Tat weniger transitorisch-ischämische Attacken erleiden? Gibt es noch keine kontrollierten prospektiven Untersuchungen hierzu?

Schmiedeck: Nein. Wir alle warten auf das Ergebnis einer großen kooperativen kontrollierten Untersuchung, die möglicherweise Ende dieses Jahres oder Anfang nächsten Jahres zur Verfügung steht. In dieser Studie werden 1000 Patienten, die eigentlich Operationskandidaten waren, nicht operiert und mit 1000 operierten Patienten verglichen. Diese Patienten sollten über einen mittleren Zeitraum von 5 Jahren verfolgt werden, und erst dann können wir definitiv wissen, ob die Operation auch klinisch effektiv ist. Alle, die diese Operation jedoch durchführen, haben den klinischen Eindruck, daß die Operation in gewisser Weise etwas bringt und nützlich ist, aber sicher belegen können wir es jedoch bislang noch nicht.

Die Bedeutung von Sauerstoffradikalen in der Pathogenese postischämischer Gewebeschäden

M. H. Schoenberg, B. B. Fredholm, U. Haglund, D. Sellin und F. W. Schildberg

Einleitung

Eine Gewebeischämie führt abhängig von ihrer Dauer zu hypoxischen Zellschäden. Sind Endothelzellen betroffen, führt dies zu Kapillarschäden der terminalen Gefäßstrombahn. Nach Wiederherstellung der Gewebedurchblutung entwickelt sich zumeist ein postischämisches Ödem. Dieses Ödem führt zu Mikrozirkulationsstörungen und damit zu irreversiblen Gewebeschäden [10].

Grad und Ausmaß dieses Ödems sind je nach Gewebe unterschiedlich ausgeprägt. Gefäßchirurgische Eingriffe führen beispielsweise nach Wiedereröffnung des vormals abgeklemmten arteriellen Gefäßes je nach Lage des rekonstruktiven Eingriffs in bis zu 89% der Fälle zur Ödematisierung des perivaskulären Gebiets mit Austritt von Plasmabestandteilen und Granulozyten [5]. Ähnliche Veränderungen zeigen sich im Kapillarbereich der Lunge nach Ischämie. Sie sind gekennzeichnet durch ein interstitielles Ödem im perivaskulären und alveolären Bereich, bedingt durch weitgehende Endothelschäden. Dies führt bekanntlich durch Verbreiterung der Blutgasschranke zu Gasaustauschstörungen [22]. Auch am Herzen kommt es am Rande von Infarktarealen zur interstitiellen Ödembildung der Muskelzellen mit einem weitgehenden Funktionsverlust [14]. Ebenso führen Infarkte im Bereich der A. mesenterica superior sowie Inkarzeration oder Strangulation speziell des Dünndarms nach Wiederherstellung seiner Durchblutung zum Ödem der betroffenen Schleimhaut, das sich zu schweren Schäden an der Mukosa ausweitet. Darüber hinaus kommt es oftmals zu bedeutenden intraluminalen Flüssigkeitsverlusten und Freisetzung von sog. kardiodepressiven Substanzen, die zu einer neuerlichen Schocksymptomatik führen können [12].

Der Pathomechanismus dieser postischämischen Schäden ist bislang ungeklärt. Trotz verschiedentlich diskutierter Mechanismen werden hauptsächlich die hypoxischen Schäden der Endothelzellen für diese Veränderung verantwortlich gemacht.

Es gibt indirekte Hinweise, daß ein Großteil dieser Schäden nicht während der hypoxischen Phase entsteht, sondern nach Wiederherstellung der Gewebedurchblutung. Es wird angenommen, daß nach Reperfusion zytotoxische Sauerstoffradikale entstehen, die besonders durch Lipidperoxidation zu irreversiblen Membranschäden führen [11]. Der Ausgangspunkt dieser Sauerstoffradikale scheint das Hypoxanthin-Xanthinoxidase-System zu sein. Dieser sauerstoffabhängige Stoffwechselweg, der zum Abbau von Hypoxanthin zu Harnsäure führt, produziert als Nebenprodukt gleichsam zytotoxische Sauerstoffradikale [20].

Sollten wirklich Sauerstoffradikale eine wichtige Rolle in der Entstehung von postischämischen Schäden spielen, so müßte

1. ein beträchtlicher Anteil der Schäden nicht in der hypotensiven Phase, sondern erst nach Wiederdurchblutung sichtbar werden.

2. Das mögliche Substrat Hypoxanthin sollte aufgrund des Abbaus von energiereichen Phosphaten während der Hypoxie hohe Konzentrationen im Gewebe erreichen.
3. Die kompetitive Hemmung der Xanthinoxidase und damit die Vermeidung des Abbaus von Hypoxanthin zu Harnsäure sowie die intravasale Substitution mit Superoxiddismutase (SOD), ein spezifisches Enzym für den Abbau von Sauerstoffradikalen, müßte die möglichen postischämischen Veränderungen verhindern.

Zur Überprüfung dieser These bedienten wir uns eines Modells der temporären Dünndarmischämie und Reperfusion bei Katzen.

Methodik

Versuchsvorbereitung

21 Katzen beiderlei Geschlechts und zwischen 1,5 und 3,9 kg schwer wurden 24 h nüchtern gehalten. Nach Anästhesie mit Ketamin (Ketanest) und Xylazin (Rompun) wurden die Katzen auf ein beheiztes Kissen gelegt, um die Tiere normotherm zu halten. Danach wurde die linke Femoralvene kanüliert, über die eine Glukose-Ringer-Lösung (5%ige Glukoselösung) infundiert wurde. Über die linke Femoralarterie wurde kontinuierlich der systemische Druck gemessen. Die Katzen wurden tracheotomiert und intubiert. Ihre Beatmung erfolgte mit einer Starling-Pumpe, wobei sich das Atemminutenvolumen sowie die Frequenz nach den CO_2-Vol.-% in der Ausatemluft richteten.

Nach Laparotomie durch Medianschnitt wurde ein Dünndarmsegment, das ausschließlich von der A. mesenterica superior perfundiert wurde, isoliert. Zwecks späterer Probenentnahmen wurde der Dünndarm in 4 Segmente unterteilt. Zur poststenotischen Druckmessung wurde ein Katheter in die A. ileocaecalis eingebracht und mit einem Statham-Element verbunden.

Versuchsablauf

Nach einer Stabilisierungsperiode wurde die A. mesenterica superior der Versuchstiere durch eine Klemme so weit stenosiert, daß der poststenotische Druck 20–30 mmHg betrug. Die so erzeugte Ischämie des Dünndarms wurde für 2 h aufrechterhalten. Danach wurde die Klemme entfernt und die Tiere eine weitere Stunde lang beobachtet.

Gewebeentnahmen aus den 4 vorbereiteten Dünndarmsegmenten erfolgten vor der Stenose, nach 2 h dauernder Dünndarmischämie und 10 min sowie 1 h nach Wiederdurchblutung des Dünndarms. Es wurden die Gewebekonzentrationen der Purinmetaboliten, d. h. des ATP, ADP und AMP, Adenosins, Inosins, Hypoxanthins und der Harnsäure mittels Hochdruckflüssigkeitschromatographie gemessen. Außerdem wurden die Gewebe histologisch untersucht und nach einem Graduierungsschema nach Chin et al. [4] eingeteilt. Dieses Graduierungsschema ist in 5 Stufen eingeteilt; Stufe 0–1 bedeutet eine intakte Mukosa, die lediglich eine Verbreiterung des subepithelialen Raums an den Spitzen der Villi aufzeigt. Stufe 2 liegt vor, wenn das Epithel regelrecht abgehoben erscheint. Bei Stufe 3 sieht man massive Epithelabschilferungen. Bei völligem Verlust des Epithels spricht man von Stufe 4; Stufe 5 ist gekennzeichnet durch eine Desintegration der Lamina propria, Einblutung und Ulzeration bei völlig fehlendem Epithel der Zotten.

Behandlungen

Anhand des gleichen Versuchsmodels wurde 7 Katzen 15000 U/kg KG Superoxiddismutase (SOD) vor Eröffnung der Klemme um die A. mesenterica superior i.v. injiziert. Ebenso erhielten 8 Katzen anhand desselben Modells vor Stenose der Mesenterialarterie 50 mg/kg KG Allopurinol-HCl i.v.

Ergebnisse

Veränderungen der Purinmetaboliten

Nach 2 h Stenose fällt die ATP-Konzentration auf 53% der Kontrollwerte ab. Nach Entfernung der Stenose stieg der ATP-Spiegel nur langsam an und erreichte auch 1 h nach Reperfusion nicht das Kontrollniveau. Im Gegensatz dazu stieg die AMP-Konzentration im Gewebe während der hypoxischen Phase auf das 3- bis 4fache an und fiel nach Eröffnung der Stenose auf Normalwerte ab. Während der Dünndarmhypoxie stieg die Hypoxanthinkonzentration auf das 10- bis 15fache des normalen Gewebespiegels an und führte bereits während der hypotensiven Phase und nach Reperfusion mit 2,2 nmol/mg Protein zu einer etwa 10fach erhöhten Harnsäurekonzentration im Dünndarmgewebe. Erst 1 h nach Eröffnung der Klemme fiel die Hypoxanthinkonzentration deutlich ab (Abb. 1).

Entwicklung der Mikosaschäden während des Versuchs

Eine 2 h dauernde Ischämie des Dünndarms führte nur zu gering ausgeprägten histologischen Veränderungen am Darm. Nach dem Graduierungsschema hatten die sichtbaren Schäden im Mittel den Grad 2. Nach Reperfusion jedoch entwickelt sich ein deutliches Ödem im Bereich der Zotten und eine Zunahme der Epithelschäden. Nach Wiederdurchblutung sind diese Schäden nach 1 h noch ausgeprägter. Sie werden anhand des Einteilungsschemas mit Grad 4–5 beurteilt, d. h. vollständiger Epithelverlust, Verkürzung der Zotten und hämorrhagische Ulzerationen in diesem Bereich (Abb. 2).

Auswirkung der jeweiligen Behandlung auf die Dünndarmschäden und den Purinstoffwechsel

Die intravasale Substitution mit SOD, dem hochspezifischen Schutzenzym, beeinflußt nicht den Abbau der energiereichen Phosphate des Dünndarmgewebes. Ebenso schützt die Gabe von SOD nicht vor den Gewebeschäden, die nach 2 h dauernder Ischämie sichtbar werden. *Nach* Reperfusion jedoch sind diese Schäden weit weniger ausgeprägt. Eine Stunde nach Wiederdurchblutung sind die schweren Mukosaläsionen nicht zu beobachten, es kommt lediglich

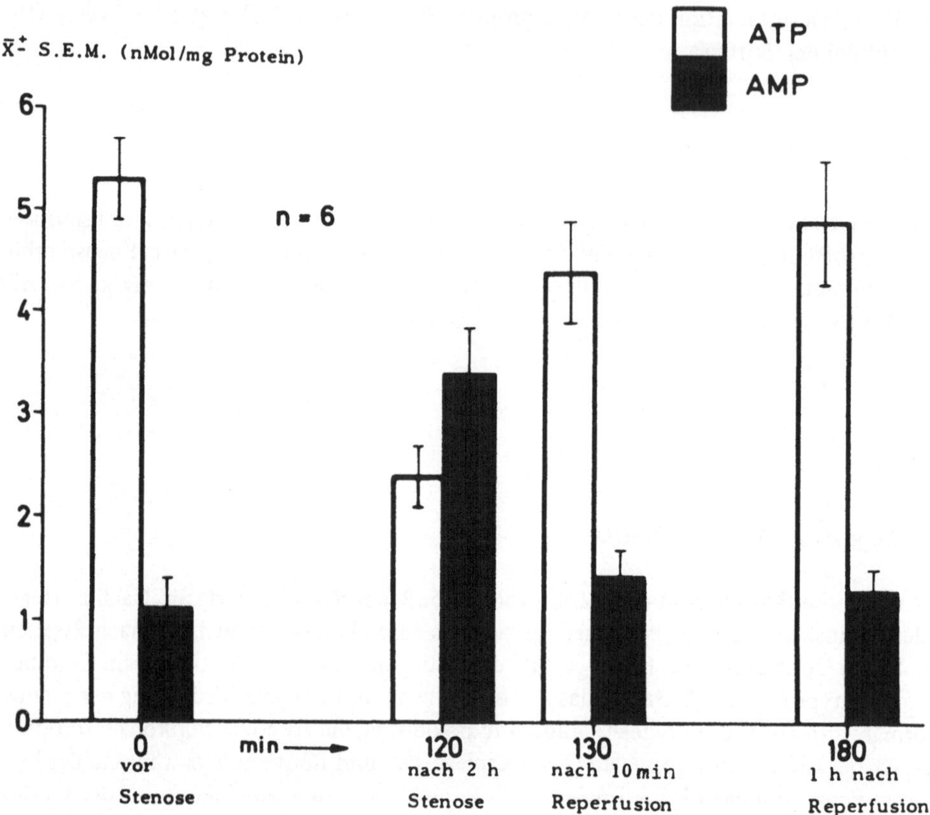

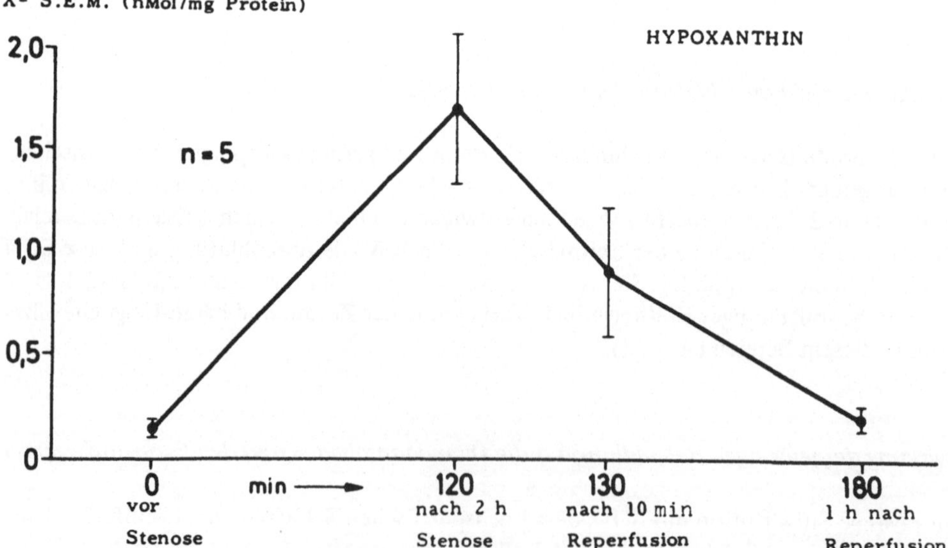

Abb. 1. Verlauf der Gewebekonzentrationen von ATP, AMP und Hypoxanthin nach 2 h dauernder Stenose und Reperfusion

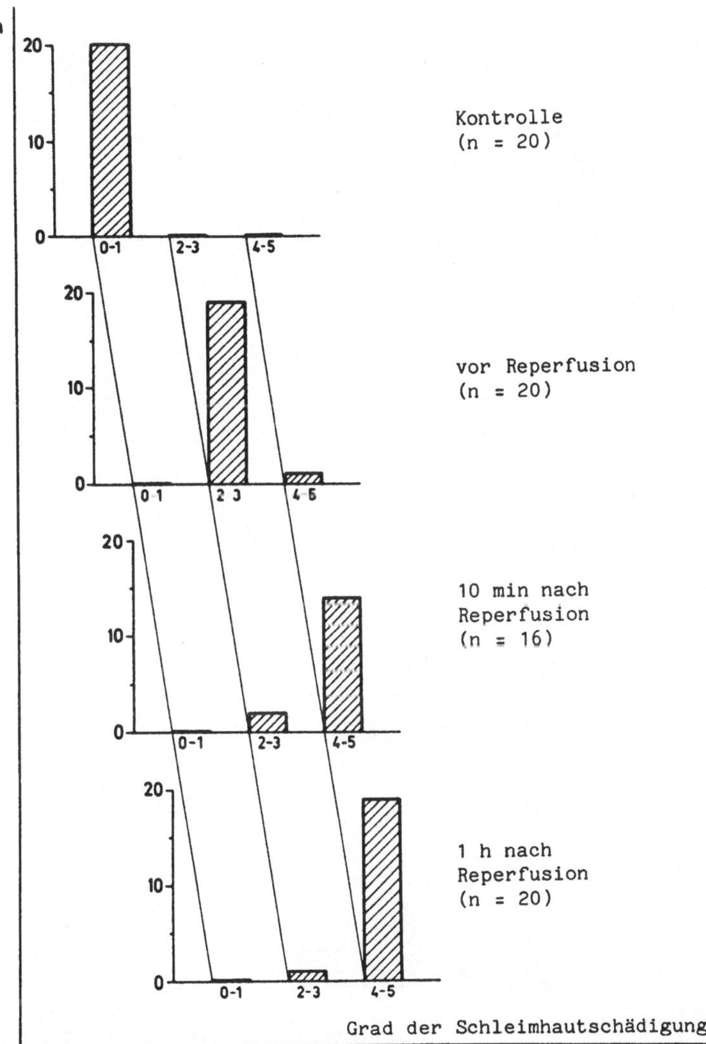

Abb. 2. Einteilung der Schleimhautschäden unbehandelter Katzen nach dem Graduierungsschema im Versuchsablauf

zu einer arealweise zu beobachtenden Epithelabhebung an den Zottenspitzen. Dies bedeutet im Mittel Stufe 2–3 (Abb. 3).

Die kompetitive Hemmung des Enzyms Xanthinoxidase durch Allopurinol verhindert den deutlichen Abfall des ATP und den Anstieg des AMP während der Ischämie. Trotzdem erhöht sich die Hypoxanthinkonzentration im gleichen Maße wie bei den unbehandelten Katzen. Weder vor noch nach Reperfusion jedoch kommt es zum Anstieg der Harnsäurewerte im Gewebe (Abb. 4).

Die Schleimhaut des Dünndarms zeigte identische Schäden nach 2 h dauernder Ischämie im Vergleich zu allen anderen Katzen, gleichgültig ob sie behandelt oder nicht behandelt worden waren. Nach Reperfusion jedoch verhindert die Allopurinolbehandlung, ähnlich wie das

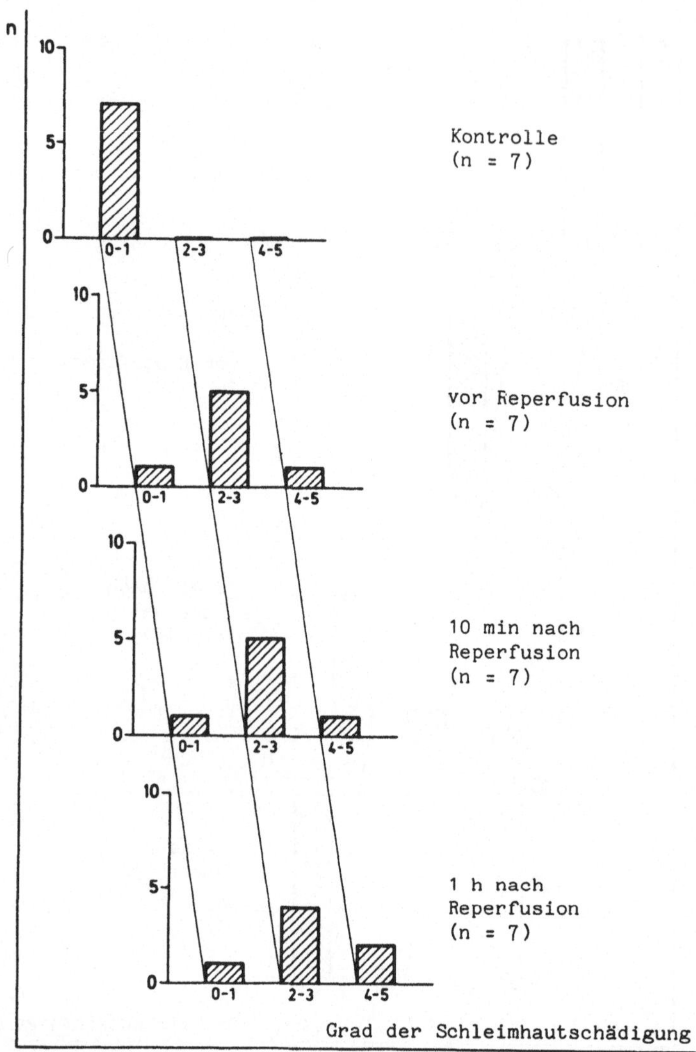

Abb. 3. Einteilung der Schleimhautschäden SOD-behandelter Katzen im Versuchsablauf

SOD, größtenteils die Ödematisierung der Mukosa und den Epithelverlust. Auch 1 h nach Reperfusion konnten hämorrhagische Ulzerationen nicht beobachtet werden. Der Schädigungsgrad beträgt in dieser Phase im Mittel etwa 3 (Abb. 5).

Pathologische Konsequenzen

Schleimhautschäden des Dünndarms werden heute nicht nur nach Infarkten der A. mesenterica superior oder nach Inkarzeration und Strangulation des Dünndarms gesehen, sondern auch bei Patienten, die nur kurzfristig einen hämorrhagischen oder kardiogenen Schock über-

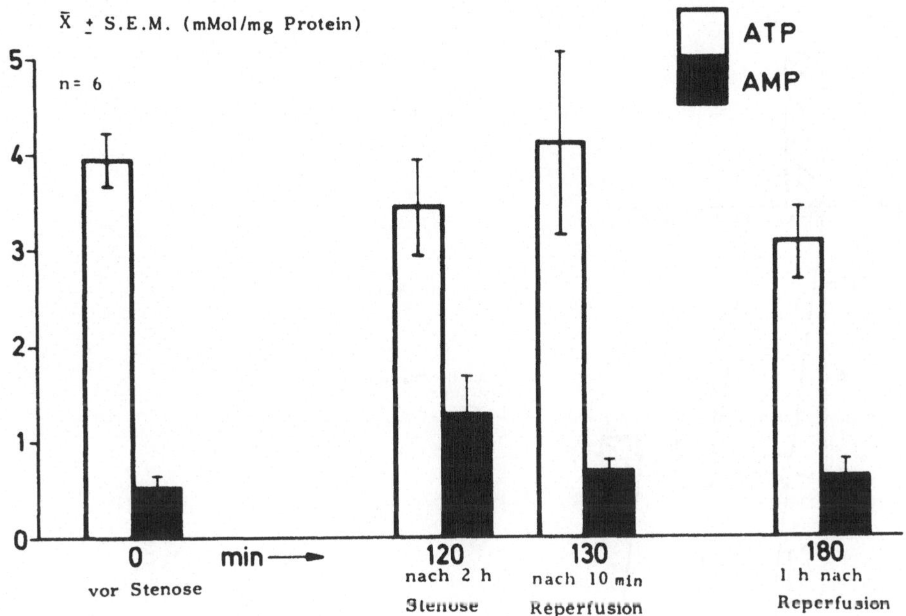

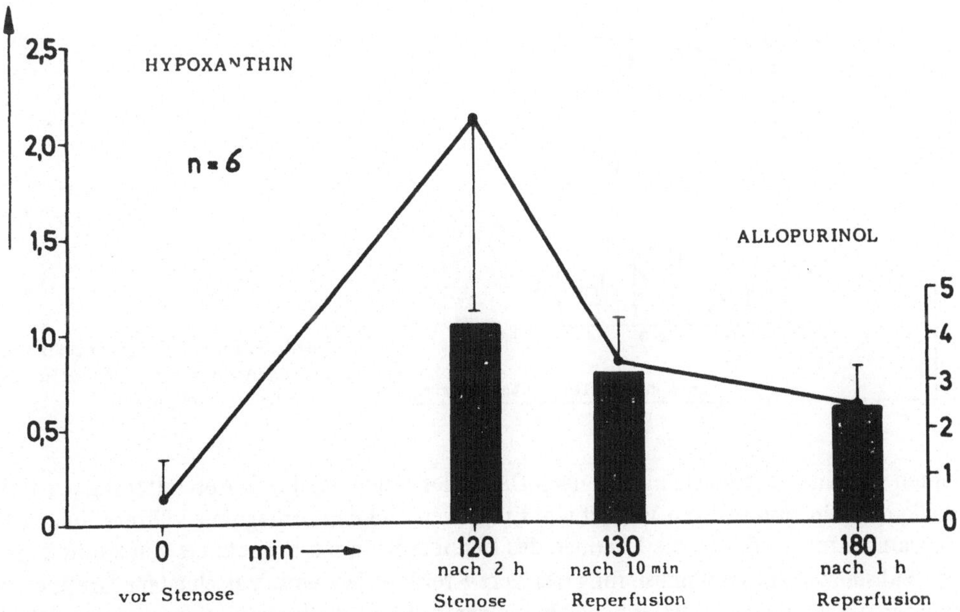

Abb. 4. Entwicklung von ATP-, AMP-, Hypoxanthin- und Allopurinolkonzentrationen im Dünndarmgewebe allopurinolbehandelter Katzen im Versuchsablauf

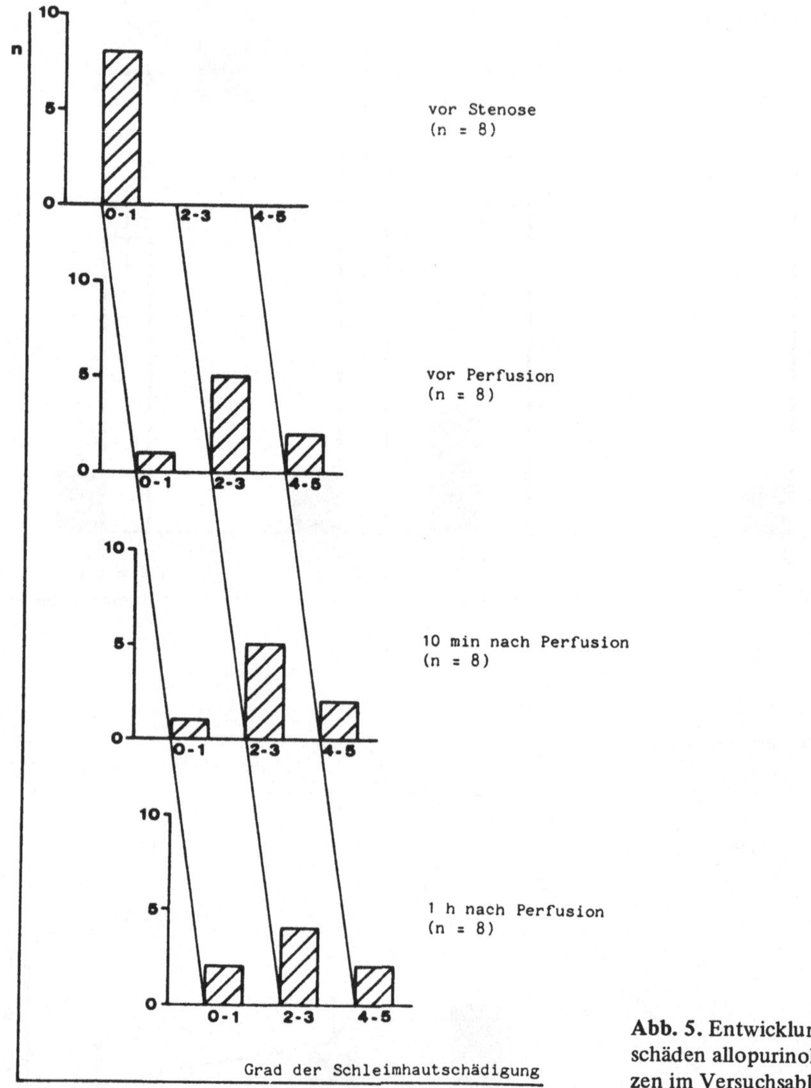

Abb. 5. Entwicklung der Schleimhautschäden allopurinolbehandelter Katzen im Versuchsablauf

lebten. Sie sind gekennzeichnet, je nach Dauer der Ischämie, durch Abschilferung der Epithelien bis hin zum völligen Verlust von Epithelien und hämorrhagischen Ulzerationen [4].

Darüber hinaus führen die Läsionen des Dünndarms durch Freisetzung von kardiodepressiven Substanzen zur Destabilisierung des Herz-Kreislauf-Systems. Verschiedene Gruppen versuchten die Pathogenese dieser Schäden zu klären. Es wird allgemein angenommen, daß hauptsächlich die Gewebehypoxie diese Veränderungen hervorruft [1]. Zum Beweis dazu konnten Haglund et al. [13] zeigen, daß die intraluminale Perfusion des Dünndarmlumens mit oxygenierten Kochsalzlösungen während Ischämie diese beschriebenen Schäden verhindert. Die Autoren unterschieden jedoch nicht, welche Auswirkungen ausschließlich auf die Ischämie zurückzuführen sind und welcher Anteil der histologischen Schäden nach Reperfusion entsteht. Tatsächlich kommt es, wie bei allen anderen Geweben, nach 2stündiger Stenose der A. mesenterica superior zu einem Abfall des Energiezustandes durch Hypoxie des Dünndarmgewebes. Dies wird deutlich im Abfall des ATP und im Anstieg des AMP in dieser Phase. Insgesamt fiel die Energiebilanz der Zelle, die man errechnen kann durch einen von Atkinson [2] eingeführten Quotienten aus ATP, ADP und AMP, um 30% ab.

AMP wird weiter zu Adenosin abgebaut und diffundiert passiv in den interstitiellen und intravasalen Raum. Dort wird Adenosin weiter zu Hypoxanthin metabolisiert. Ein weiterer Abbau zu Harnsäure ist aufgrund des fehlenden Sauerstoffs nicht möglich. Folglich steigt die Gewebekonzentration von Hypoxanthin, wie in unseren Untersuchungen, auf das 10- bis 15fache an.

Trotz der deutlichen ischämischen Zeichen in der Energiebilanz des Gewebes sind die strukturellen Veränderungen vergleichsweise gering. Nach 2 h Stenose, jedoch noch vor Reperfusion, sind die lichtmikroskopischen Schäden gekennzeichnet durch eine leichte Abschilferung der Epithelien von den Zottenspitzen. Nach Reperfusion und Zufuhr von Sauerstoff jedoch nehmen die histologischen Schäden deutlich zu. Diese Läsionen aggravieren trotz ausreichender Durchblutung und Sauerstoffversorgung 1 h nach Wiederdurchblutung. Dies kann nicht durch eine erneute ischämische Schädigung erklärt werden, zumal der systemische sowie der in der A. ileocalica gemessene Blutdruck weit über der Grenze liegen, die zumindest lokalisierte hypoxische Bezirke der Gewebe vermuten lassen [15]. Dieses paradoxe Weiterbestehen bzw. die Verstärkung der ischämischen Schäden während der Wiederdurchblutungsphase wurde auch von den Autoren anhand ischämischer und anderer Ischämiemodelle beobachtet [19, 21, 23].

Fridovich sowie McCord u. Fridovich [8, 18] beschrieben einen möglichen Pathomechanismus von Reperfusionsschäden. Danach entstehen in vitro bei der Umwandlung von Hypoxanthin zur Harnsäure, katalysiert durch das Enzymsystem Xanthinoxidase, zytotoxische Sauerstoffradikale. Diese lösen eine kaskadenartige Reaktion aus, die letztlich durch Lipidperoxidation zu irreversiblen Membranschäden der Zellen führt.

Die im Mikrozirkulationsmodell der Hamsterbackentasche ermittelten Verhältnisse treffen vielleicht auch für unsere Untersuchungen zu [16]. Nach Wiedereröffnung der A. mesenterica superior und nach erneuter Zufuhr von Sauerstoff ist die Umwandlung von Hypoxanthin zu Harnsäure möglich. Als Nebenprodukt könnten ebenfalls zytotoxische Sauerstoffradikale entstehen und damit die funktionellen und strukturellen postischämischen Mukosaschäden erklären. Die Zellen sind jedoch nicht schutzlos. Das hochspezifische Enzym SOD verhindert die Umwandlung von Sauerstoffradikalen zu hochreaktiven Hydroxylradikalen und baut sie zu weniger schädlichen Verbindungen ab [17]. Intrazellulär liegen diese Enzymsysteme in hohen Konzentrationen vor. Extrazellulär jedoch ist ihre Konzentration sehr niedrig, so daß interstitiell und intravasal entstehende Superoxidradikale ungehindert schädigend wirken können.

Aufgrund der Veränderung der Purinmetaboliten und insbesondere der Entwicklung der Schleimhautschäden scheint uns eine Beteiligung von Sauerstoffradikalen und ihren Verbindungen möglich. Ein direkter Beweis in vivo ist aufgrund der raschen Reaktionszeiten nicht möglich. Nur durch indirekte Beweisführung kann die pathophysiologische Bedeutung der Sauerstoffradikale umrissen werden. Deshalb wurde durch Injektion von SOD hohe intravasale Spiegel hergestellt. Tatsächlich verhinderte SOD die Entstehung der postischämischen Dünndarmläsionen. Ähnliche Ergebnisse werden anhand eines ähnlichen Versuchsmodells von Granger et al. und Parks et al. [11, 20] beschrieben. Aufgrund der Wirkungsweise und hohen Spezifität des Enzyms SOD können diese Ergebnisse als ein indirekter Beweis gelten, daß tatsächlich Sauerstoffradikale an der Entstehung der postischämischen Schäden des Dünndarms und anderer Gewebe beteiligt sind.

Ungeklärt ist bislang, welcher Anteil der Sauerstoffradikale durch den – durch Xanthinoxidase katalysierten – Abbau von Hypoxanthin zu Harnsäure entsteht. Zur Klärung dieser Frage bedienten wir uns wiederum einer indirekten Beweismethode. Wir behandelten die Versuchstiere mit Allopurinol, das durch spezifische, kompetitive Hemmung des Enzyms Xanthinoxidase die Umwandlung von Hypoxanthin zu Harnsäure verhindert [7]. Obwohl sich bei diesen Versuchstieren die Hypoxanthinkonzentration im ischämischen Dünndarmgewebe wiederum um das 15fache erhöhte, führte diese weder während Hypotension noch nach Reperfusion zu erhöhten Harnsäurespiegeln. Höchstwahrscheinlich wurde Hypoxanthin über den sog. "salvage pathway", einem Wiedergewinnungsstoffwechselweg, in energiereiche Phosphate wie ADP und ATP umgewandelt [25]. Dafür spricht die nahezu unveränderte Konzentration des ATP und die niedrigen AMP-Gewebespiegel. Führt man diese Werte in den Quotienten nach Atkinson ein, so zeigt sich, daß trotz Ischämie und Reperfusion die Energiebilanz der Zellen nahezu unverändert bleibt.

Die biochemischen Ergebnisse finden ihre Entsprechung in den histologischen Schäden. Trotz deutlich verbesserter Energiebilanz der Zellen während Ischämie sind die Schleimhautschäden vor der Reperfusion ähnlich wie bei den unbehandelten oder SOD-behandelten Katzen gering ausgeprägt. Nach Reperfusion verhindert die Allopurinolbehandlung eine weitere Zunahme der Schäden. Bei 7 von 8 Katzen erscheinen 1 h nach Stenoseeröffnung die Villi der Mukosa etwas verbreitet, bedingt durch ein verstärktes interstitielles Ödem. Nur bei einer Katze führte die Allopurinoltherapie nicht zur ausreichend hohen Gewebekonzentration und war somit nicht effektiv. Daraus erklärt sich bei dieser Katze eine deutliche Zunahme der Schäden nach Wiederdurchblutung des Darms. Trotzdem vermag die alleinige Hemmung des Enzyms Xanthinoxidase nicht die Schleimhaut im gleichen Maße wie die SOD-Behandlung zu schützen.

Die eingangs gestellte Forderung können wir anhand unserer Ergebnisse wie folgt beantworten:

1. Der Hauptteil der Schleimhautschäden wird erst nach Reperfusion sichtbar.
2. Eine 2stündige Stenose der Mesenterialarterie führt zum Abbau von energiereichen Phosphaten. Dies bedingt einen etwa 10- bis 15fach erhöhten Hypoxanthinspiegel. Nach Reperfusion wird Hypoxanthin hauptsächlich zu Harnsäure abgebaut.
3. Eine SOD- und Allopurinolbehandlung verhindern größtenteils die postischämischen Schäden der Schleimhaut. Ihre Wirkung erklärt sich einerseits durch die verhinderte Entstehung von schädlichen Radikalen, andererseits durch die kompetitive Hemmung des Hypoxanthin-Xanthinoxidase-Systems.

Nicht nur der Dünndarm, sondern auch andere Organe wie Herz [3], Niere [9], Gehirn und Leber sowie Skelettmuskulatur [6] weisen nach Hypoxie hohe Hypoxanthinkonzentrationen auf. Des weiteren konnte gezeigt werden [24], daß Patienten, die sich einem gefäßrekonstruktiven Eingriff im Abschnitt 5 der Aorta unterzogen, nach Wiedereröffnung der Gefäßstrombahn eine 20fach erhöhte Konzentration an Hypoxanthin im Blut der V. femoralis aufwiesen.

Anhand unserer Ergebnisse könnte man somit an eine Beteiligung von zytotoxischen Sauerstoffradikalen an den beobachteten postischämischen Veränderungen auch an diesen oben genannten Organen denken.

Zusammenfassung

Hämorrhagische Schleimhautläsionen des Dünndarms werden häufig nach Wiederdurchblutung vormals ischämischen Dünndarmgewebes beobachtet. Im allgemeinen wurden die hypoxischen Schäden der Mukosa dafür verantwortlich gemacht. In letzter Zeit macht man auch toxische O_2-Moleküle, sog. Superoxidradikale, die nach Reperfusion entstehen, für diese Schäden verantwortlich. Diese Superoxidradikale führen hauptsächlich durch Lipidperoxidation zu irreversiblen Membranschäden. Ausgangspunkt der O_2-Entstehung ist der O_2-abhängige Abbau von Hypoxanthin, der unter hypoxischen Bedingungen hohe Gewebekonzentrationen erreicht, zu Harnsäure. Es wurde an 4 Katzen die A. mesenterica superior stenosiert und damit ein Dünndarmsegment einer 2stündigen lokalen Hypotension unterzogen. Vor und nach 2 h dauernder Hypotension sowie 10 min und 1 h nach Stenoseneröffnung wurde Dünndarmgewebe entnommen. Dieses wurde histologisch beurteilt. Des weiteren wurden Gewebekonzentrationen der Purinmetaboliten, d. h. des ATP, ADP, AMP, Adenosins, Hypoxanthins und der Harnsäure, gemessen. Eine 2 h dauernde Stenose der A. mesenterica superior führte zum deutlichen Abfall der energiereichen Phosphate und zu einem 15fachen Anstieg von Hypoxanthin in den Geweben. Auch histologisch zeigte die Mukosa nach 2 h dauernder Ischämie kaum Schäden. Zehn Minuten nach Stenoseneröffnung kam es jedoch zu hämorrhagischen Läsionen, die sich 1 h nach Reperfusion verstärkten. In 2 Gruppen wurde mit Superoxiddismutase, einem hochspezifischen Schutzenzym, sowie mit Allopurinol, das den Hypoxanthinstoffwechsel kompetitiv hemmt, jeweils 7 bzw. 8 Katzen behandelt. In beiden Gruppen blieben die nach Hypoxie gezeigten Mukosaschäden des Dünndarms unverändert. Die Schleimhautschäden, wie sie nach Reperfusion bei unbehandelten Katzen sichtbar werden, traten jedoch nicht auf. Zusammenfassend kann festgestellt werden, daß schockspezifische Mukosaschäden des Dünndarms erst nach Reperfusion sichtbar werden. Die Behandlung mit Superoxiddismutase sowie mit Allopurinol verhindert diese Schäden. Dies kann dahingehend interpretiert werden, daß nach Reperfusion zytotoxische Superoxidradikale aus dem Hypoxanthin-Xanthinoxidase-Stoffwechsel entstehen und einen Teil der Schleimhautläsionen verursachen.

Literatur

1. Ahren L, Haglund U (1973) Mucosal lesions in the small intestine of the cat during low flow. Acta Physiol Scand 387:1–10
2. Atkinson DE (1968) The energy of the adenylate pool as a regulatory parameter. Interaction with feedback modifiers. Biochemistry 7:4030–4037
3. Berne KM (1963) Cardiac nucleotides in hypoxia: Possible role in regulation of coronary blood flow. Am J Physiol 204:317–322
4. Chin CJ, McArdle AH, Brown R, Scott HJ, Curd FN (1970) Intestinal mucosal lesions in low-flow states. I. A morphological, hemodynamic and metabolic reappraisal. Arch Surg 101:478–483
5. Denk H (1971) Häufigkeit und Ursachen des sogenannten postischämischen Ödems nach Gefäßrekonstruktionen im Bereich der Becken- und Beinschlagader. Vortrag 4. Intern. Kongreß für Phlebologie, Luzern
6. Deuticke B, Gerlach E, Dickermann R (1966) Abbau freier Nucleotide im Herz, Skelettmuskel, Gehirn und Leber der Ratte bei Sauerstoffmangel. Pflügers Arch 192:239–245
7. Elion GB (1966) Enzymatic and metabolic studies with allopurinol. Ann Rheum Dis 25:608–615
8. Fridovich I (1979) Hypoxia and oxygen toxicity. Neurol 26:255–270

9. Gerlach E, Deuticke B, Dreisbach RH (1963) Zum Verhalten von Nucleotiden und ihren dephosphorylierten Abbauprodukten in der Niere bei Ischämie und kurzzeitiger postischämischer Wiederdurchblutung. Pflügers Arch 278:296–315
10. Gidlöf A, Hammersen F, Larson J, Lewis DH (1982) Is capillary endothelium in human skeletal muscle an ischemic shock tissue? In: Lewis DH (ed) Induced skeletal muscle ischemia in man. Karger, Basel, pp 63–79
11. Granger DN, Rutili G, McCord JM (1981) Superoxide radical in feline intestinal ischemia. Gastroenterology 81:22–27
12. Haglund U, Lundgren O (1972) The effects of vasoconstrictor fibre stimulation on the consecutive vascular section of the small intestine of the cat during prolonged local hypotension. Acta Physiol Scand 88:95–101
13. Haglund U, Abe T, Ahren C, Brasch I, Lundgren O (1976) The intestinal mucosal lesions in shock. I. Studies on the pathogenesis. Eur Surg Res 8:435–441
14. Heine H (1975) Morphological changes during experimental myocardial infarction. In: Breddin K, Eisenbach J, Haberland GL, Scheller G (eds) New aspects of trasylol therapy. Schattauer, Stuttgart, pp 151–163
15. Lundgren O, Svanvik J (1973) Mucosal hemodynamics in the small intestine of the cat during reduced perfusion pressure. Acta Physiol Scand 88:551–558
16. Del Maestro R, Thaw HH, Björk J, Arfors K (1980) Free radicals as mediators of tissue injury. Acta Physiol Scand 492:43–57
17. McCord JM, Fridovich I (1969) Superoxide dismutase: An enzymic function for erythrocuprein. J Biol Chem 244:6049–6055
18. McCord JM, Fridovich I (1978) The biology and pathology of oxygen radicals. Ann Intern Med 89: 122–129
19. Neglen P, Carlsson C, Eklöf B, Gustafson D, Thomson D (1980) Skeletal muscle metabolism and central hemodynamics during temporary incomplete ischemia induced by aortic clamping in man. Acta Chir Scand 146:323–329
20. Parks DA, Bulkley GB, Granger N, Hamilton SR, McCord JM (1982) Ischemic injury in the cat small intestine: Role of superoxide radicals. Gastroenterology 82:9–15
21. Redfors S, Hallbäck DA, Haglund U, Jodal M, Lundgren O (to be published) Blood flow distribution, villous osmolality and fluid and electrolyte transport in the cat small intestine during regional hypotension. Acta Physiol Scand
22. Riede UN, Mittermeyer C (1979) Pathologisch-anatomische Untersuchung der Schocklunge. I. Diagnostik und Abgrenzung der Frühstadien. In: Mayrhofer-Kramel O, Schlag G, Stöckel H (Hrsg) Akutes progressives Lungenversagen. Thieme, Stuttgart, S 16–21
23. Schoenberg MH, Younes M, Muhl E, Haglund U, Sellin D, Schildberg FW (1983) Free radical involvement in ischemic damage of the small intestine. In: Greenwald RA, Cohen G (eds) Oxyradicals and their scavenger systems. Cellular and medical aspects, vol II. Elsevier, New York, pp 154–158
24. Schoenberg MH, Fredholm BB, Hohlbach G, Schildberg FW (1983) Veränderungen im Säure-Basen-Status, der Serum-Laktat-Konzentration und im Purinstoffwechsel bei arteriellen Gefäßrekonstruktionen. Chirurg 54:728–733
25. Seegmüller JE (1975) Purine metabolism. Arthritis Rheum 18/6:681–686

Allgemeine Anästhesietechniken beim Gefäßpatienten

H. van Aken und G. Dormann

Einleitung

Bei der Narkoseführung bei Patienten mit generalisierten Gefäßveränderungen ist eine ausreichende Perfusion aller lebenswichtigen Organe von besonderer Bedeutung.

Liegt eine generalisierte Arteriosklerose vor, werden eine akute Myokarddepression ebenso wie eine periphere Vasodilatation häufig schlecht toleriert. Kardiovaskuläre Stabilität während der Narkoseeinleitung und der gesamten Anästhesie ist also von äußerster Wichtigkeit.

Besonders bei diesen Patienten, die oft unter einer koronaren Herzerkrankung leiden, müssen generell nicht nur die typischen Anforderungen an die Anästhesie, wie Amnesie, Analgesie, Relaxation und vegetative Dämpfung, erfüllt werden, sondern es gilt zusätzlich eine optimale Sauerstoffversorgung des Myokards zu sichern, um den verstärkten Streß der perioperativen Phase zu überstehen. Dazu ist die genaue Kenntnis der physiologischen und pharmakologischen Grundprinzipien erforderlich, welche die myokardiale O_2-Bilanz bestimmen.

Die verschiedenen Faktoren, die die O_2-Bilanz des Myokards bestimmen, sind in Tabelle 1 dargestellt.

Die Anästhesie soll so durchgeführt werden, daß hämodynamische Veränderungen während des chirurgischen Vorgehens schnell normalisiert werden können. Um dieses Ziel zu erreichen, müssen gelegentlich Pharmaka benutzt werden, die eine nachhaltige neuromuskuläre Wirkung, eine Depression der Atmung und des zentralvenösen Systems bewirken. Unter Umständen müssen Antagonisten verwendet werden, um gegen Operationsende eine rasche Wiederkehr aller unterdrückten Organfunktionen zu erzielen. Jedoch kann eine Antagonisierung gefährliche Veränderungen in der Hämodynamik verursachen. In diesen Fällen soll man hierauf ver-

Tabelle 1. Sauerstoffbilanz des Myokards

O_2-Angebot	O_2-Verbrauch
1. Koronare Durchblutung	1. Herzfrequenz
– Durchgängigkeit der Koronararterien	2. Kontraktilität des Myokards
– Diastolische Füllungszeit (Herzfrequenz)	3. Myokardiale Wandspannung
– Enddiastolischer Druck im linken Ventrikel	(Preload, Afterload, Wanddicke)
– Diastolischer Aortendruck	
– p_aCO_2	
2. Arterieller Sauerstoffgehalt	
– Sauerstoffsättigung	
– Hämatokrit	

zichten. Die Aufrechterhaltung einer optimalen Hämodynamik ist immer oberstes Ziel während der gesamten Anästhesieführung.

Einflüsse der Beatmung auf das kardiovaskuläre System

Der Abfall des Herzzeitvolumens während einer Anästhesie mit intermittierender positiver Druckbeatmung wurde früher auf erhöhte Atemwegsdrücke und den gleichzeitigen Abfall des venösen Rückflusses zurückgeführt. Dies mag für mittlere Atemwegsdrücke zutreffen, die mehr als 10 cm H_2O betragen. In den meisten Fällen jedoch werden die Veränderungen des Herzzeitvolumens durch niedrige p_aCO_2-Werte verursacht, wie sie unter Hyperventilation vorliegen [14].

Der koronare Blutfluß wird durch einen erniedrigten p_aCO_2 ebenfalls ungünstig beeinflußt [4].

Auch der zerebrale Blutfluß sinkt während einer Hyperventilation. Somit kann der zerebrale Metabolismus beeinträchtigt sein [1, 18]. Darüber hinaus kommt es durch die Linksverschiebung der O_2-Hb-Dissoziationskurve bei einer respiratorischen Alkalose zu einer schlechteren O_2-Abgabe an das Gewebe.

Eine Hyperventilation mit daraus resultierender Hypokapnie muß also bei den arteriosklerotischen Patienten vermieden werden.

Physiologische Änderungen bei gefäßchirurgischen Eingriffen an der abdominellen Aorta

1. Das Abklemmen der Aorta verursacht deutliche hämodynamische Veränderungen. Meloche et al. berichten von einem signifikanten Anstieg des systemischen arteriellen Blutdrucks und des peripheren vaskulären Widerstandes (SVR) mit gleichzeitigem Abfall des "cardiac index" (CI) [7].

In einer ähnlichen Untersuchung konnte Schmucker [12] feststellen, daß es während der Abklemmphase der Aorta zu einem signifikanten Anstieg des pulmonalkapillären Verschlußdrucks (PCWP) kam, ohne daß ein gleichzeitiger Anstieg des rechtsatrialen Drucks (RAP) festzustellen war. Ebenfalls wurde gefunden, daß durch Gabe von Vasodilatatoren (Nitroglycerin) diese Änderungen wieder normalisiert werden konnten. Bemerkenswert ist, daß während der Untersuchungen der Druck im rechten Vorhof und die Herzfrequenz weitgehend unverändert blieben. Diese Parameter lassen demnach keine ausreichende Beurteilung der hämodynamischen Situation zu und sind in diesen kritischen Situationen zur Überwachung sog. gefährdeter Patienten ungenügend. Diese Änderungen, d. h. ein Anstieg des PCWP und des SVR, führen zu einer erhöhten linksventrikulären Wandspannung und damit zu einer Erhöhung des myokardialen O_2-Verbrauchs. Es kann also zu einer Verschlechterung der myokardialen O_2-Bilanz bis hin zur Myokardischämie kommen (Abb. 1).

2. Das Öffnen der Aortenklemmen ging früher in typischer Weise mit Blutdruckabfall einher und wurde als "declamping shock" bezeichnet [13]. Die Häufigkeit und das Ausmaß dieser akuten Hypotonie kann durch ein stufenweises Öffnen der Aortenklemme, durch Freigabe

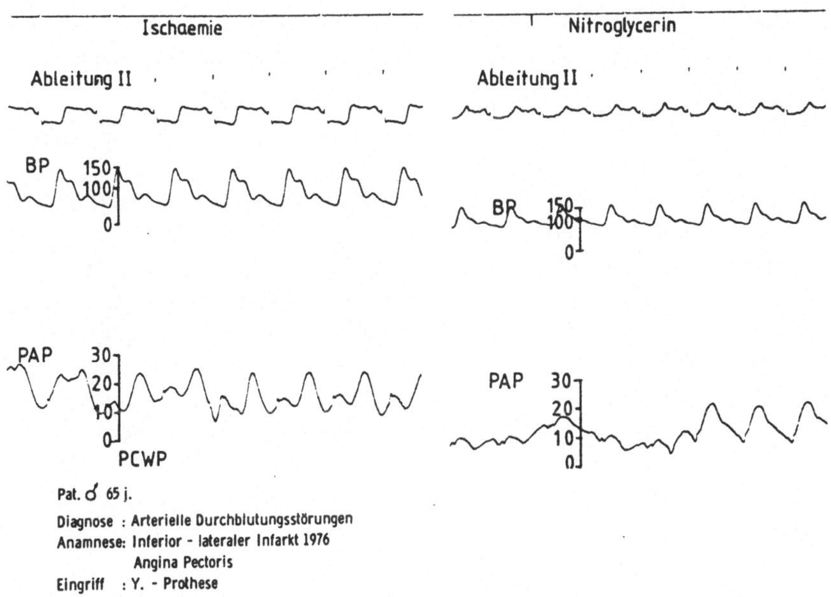

Abb. 1. EKG, arterielle und pulmonalarterielle Blutdruckkurve eines Patienten vor und nach Abklemmen der Aorta abdominalis bei Einsetzen einer Y-Prothese. Der deutlichen ST-Senkung in Ableitung II nach Abklemmen der Aorta geht eine Erhöhung der v- und a-Wellen in der Wedgedruckkurve als frühes Zeichen einer drohenden myokardialen Ischämie voraus. Nach Einsatz von Nitroglycerin verschwinden die a- und v-Wellen in der Verschlußdruckkurve und die ST-Senkung erreicht wieder ihren Ausgangswert

des Blutflusses zuerst durch einen Schenkel der Bifurkationsprothese und durch rechtzeitige Volumensubstitution vor Öffnen der Aortenklemmen unter Überwachung des PCWP verringert werden.

3. Die Nierenfunktion hängt u. a. vom renalen Blutfluß, vom arteriellen Druck und vom renalen Gefäßwiderstand ab. Alle diese Parameter können während eines chirurgischen Eingriffs an der abdominalen Aorta verändert werden. Der renale Blutfluß ist direkt abhängig vom Herzzeitvolumen und wird somit durch jede Abnahme dieses Parameters vermindert.

Der Sympathikus kontrolliert den renalen Gefäßwiderstand. Gesteigerte Aktivität, etwa als Antwort auf einen Zug am Mesenterium durch Schmerzen oder Hypovolämie, verursacht eine erhebliche renale Vasokonstriktion. Ein gesteigerter renaler Gefäßwiderstand verringert die Nierenperfusion. Folglich kommt es durch Reduzierung der Perfusion des juxtaglomerulären Apparates zur Freigabe von Aldosteron durch das Nebennierenmark. Ebenso wird durch die gesteigerte sympathikoadrenale Aktivität das antidiuretische Hormon (ADH) freigesetzt. Intraoperative Oligurie ist in hohem Maße hormonbedingt, wobei ADH eine bedeutende Rolle spielt. Während ein präoperativ bestehender Volumenmangel die ADH-Aktivität steigert, ist dies bei Narkoseeinleitung nicht festzustellen. Jedoch führt der Operationsstreß zu einer Freisetzung von ADH. So finden sich während der Operation Konzentrationen, die 50- bis 100mal höher sind als präoperativ [10]. Die Plasmakonzentrationen sinken abrupt gegen Operationsende, erreichen jedoch erst am 3.–5. postoperativen Tag Normwerte. Gesteigerte ADH-Sekretion bewirkt Wassenretention, Dilutionshyponatriämie und Oligurie.

Die Aufrechterhaltung der Nierenfunktion während einer Operation der abdominalen Aorta muß deshalb unter Berücksichtigung folgender Ziele angestrebt werden:

1. Aufrechterhaltung eines ausreichenden Herzminutenvolumens;
2. Ersatz von Extrazellulärvolumen, das über den Darm durch Perspiration oder in den dritten Raum ("third space") verloren wurde;
3. Vermeidung von Faktoren, die eine sympathikoadrenale Aktivität und somit eine massive Hormonfreisetzung verursachen;
4. gezielte Wahl fluorhaltiger Anästhetika. Fluorhaltige Anästhetika sind potentiell nephrotoxisch, da Fluorid Tubulusschädigung mit Oxalateinlagerung verursacht. Die Einschränkung der Nierenfunktion ist proportional dem Spitzenfluoridspiegel:
   - 50–100 μmol F^-/l: geringe Nierenfunktionseinschränkung,
   - 100–150 μmol F^-/l: schwere Nierenfunktionseinschränkung,
   - 150 μmol F^-/l: permanente Nierenfunktionseinschränkung.

Die Spitzenfluoridspiegel sind abhängig vom Metabolismus des verabreichten volatilen Anästhetikums:
Methoxyfluran (10) $\geqslant$ Enfluran (2) $\geqslant$ Isofluran (1).
Die Isofluranfluoridspitzenspiegel sind am niedrigsten und Isofluran somit sicher und nicht nephrotoxisch.

Intravenöse vs. Inhalationsanästhesie

In den letzten Jahren hat die intravenöse Anästhesie in vielen Zentren Inhalationsverfahren für größere chirurgische Eingriffe bei Patienten mit kardiovaskulären Erkrankungen verdrängt. Alle Inhalationsanästhetika, einschließlich N_2O sind myokarddepressiv und somit nur mit Vorsicht bei Patienten mit Herzerkrankungen anzuwenden. Jedoch müssen Veränderungen des Herzzeitvolumens (HZV) immer in Relation zum Bedarf des Körpers als Ganzes betrachtet werden. Es besteht natürlich die Tendenz zu glauben, daß einige Gewebe, wenn das HZV reduziert ist, ischämisch werden und somit ein Mangel an essentiellen Nährstoffen besteht. Dies ist jedoch nicht immer der Fall, da nicht das HZV in sich ausschlaggebend ist, sondern die Relation zwischen dem metabolischen Grundbedarf und dem spezifischen HZV, das das Gewebe zur Versorgung benötigt. So ist es möglich [17], daß ein Abfall des HZV kein relevantes O_2-Defizit bewirkt. Unter diesen Umständen sind PvO_2 und SvO_2 normal und damit die besten Indikatoren, um zu entscheiden, ob das Herzzeitvolumen angehoben werden muß oder nicht. Andererseits können Anästhesieverfahren, die eine mäßige Myokarddepression hervorrufen, Patienten mit koronaren Erkrankungen bei normaler Ventrikelfunktion nützen. Die Myokarddepression kann die myokardiale Sauerstoffbilanz verbessern, und somit kann es sich um ein vorteilhaftes Anästhesieverfahren bei koronaren Herzerkrankungen handeln.

Bei der Auswahl des Anästhesieverfahrens bei Patienten mit generalisierten Gefäßerkrankungen ist es wichtig, daß Myokardkontraktilität, Preload, Afterload und Herzfrequenz nur individuell und kontrolliert verändert werden dürfen.

Berücksichtigt man die spezifische Pathologie der bestehenden Herzerkrankung, die spezifische präoperative Medikation sowie die durchzuführende Operation und die dann nötige Lagerung, wird man schnell das richtige Anästhesieverfahren finden. Falls eine prolongierte postoperative Behandlung angezeigt ist, kann eine intravenöse Anästhesie das Verfahren der Wahl sein.

Der alte Ausspruch von Sir Robert MacIntosh ist angemessen [17]: "It is not the drug that is dangerous, it's the man who gives it."

Die Erfahrung eines Anästhesisten zuzüglich seiner Kenntnis der spezifischen Pathologie der peripheren, zerebralen, kardialen oder anderen Organsysteme sowie die Aufrechterhaltung der wichtigen physiologischen Parameter sind wichtiger als eine Entscheidung zu finden, ob eine Inhalations-, eine intravenöse oder eine "balanced" Anästhesie für den Patienten optimal ist.

Mit anderen Worten, die ideale Anästhesie kann bei den meisten Patienten mit Gefäßerkrankungen durch eine Vielzahl von Methoden erreicht werden.

In unserer Klinik verwenden wir als Anästhesietechnik die "balanced anaesthesia". Bei allen Patienten wird präoperativ in Lokalanästhesie die A. radialis punktiert und ein Pulmonaliskatheter über die V. jugularis interna gelegt. Arterieller Druck, zentralvenöser Druck und pulmonalkapillärer Verschlußdruck können so bestimmt werden. Das Herzzeitvolumen wird mit Hilfe der Thermodilutionstechnik gemessen. Zur hamodynamischen und respiratorischen Beurteilung werden zusätzlich die arteriellen und gemischtvenösen Blutgasanalysen herangezogen [15]. Bei besonders kritisch Kranken wird präoperativ eine Starling-Kurve bestimmt, um eine bessere Beurteilung der myokardialen Leistungsreserve zu erhalten [16]. Besonders wichtig ist es, vor Einleitung der Anästhesie eine ausgewogene Flüssigkeitszufuhr durchzuführen, da sehr viele dieser Patienten bereits mehrere Tage im Krankenhaus liegen und oft relativ hypovolämisch sind. Hierdurch lassen sich die hypotensiven Phasen nach Narkoseeinleitung meistens umgehen. Die hämodynamischen Veränderungen, die normalerweise beim Abklemmen und Öffnen der Aorta auftreten können, werden durch frühzeitige Gabe von Vasodilatatoren bzw. durch rechtzeitige Volumengabe und gezielte Narkosesteuerung zu umgehen versucht.

Spezielle anästhesiologische Probleme in der Karotischirurgie

Die Karotischirurgie ist ein operatives Vorgehen, bei dem der zerebrale Blutfluß einseitig zeitweise unterbrochen ist. Somit droht eine erhöhte Morbidität als Konsequenz der Perfusionsunterbrechung. Die Technik des chirurgischen Managements sowie das Anästhesieverfahren müssen so angelegt sein, daß der zerebrale Blutfluß, sobald Zeichen der Hypoperfusion vorliegen, was am besten durch plötzliche Veränderungen im EEG festzustellen ist, verbessert werden kann.

Die beiden Kardinalprinzipien beim Anästhesieverfahren für einen solchen Eingriff sind die Aufrechterhaltung der zerebralen Perfusion und die Herabsetzung des zerebralen Sauerstoffverbrauchs. Der zerebrale Blutfluß steigt linear mit dem p_aCO_2. Theoretisch könnte eine Hyperkapnie in Fällen von Karotisstenosen durch einen Anstieg des Kollateralblutflusses vorteilhaft sein. Jedoch sind ischämische Hirnbereiche aufgrund der regionalen Autoregulation schon maximal dilatiert, und eine Gefäßwiderstandsreduktion in nichtischämischen Bezirken kann ein "steal"-Phänomen verursachen [6].

Die Hypokapnie hat einen gegenteiligen Effekt und läßt den Widerstand in nichtischämischen Arealen ansteigen, was zur Folge hat, daß Blut direkt zu ischämischen Arealen fließt. Jedoch gefährdet dies das gesunde Gehirn und läßt den Widerstand in den Kollateralgefäßen ansteigen, die die ischämischen Areale versorgen [9]. Darüber hinaus kommt es durch die Linksverschiebung der O_2-Dissoziationskurve bei einer respiratorischen Alkalose zu einer schlechteren O_2-Abgabe an das Gewebe. Für diese Patienten sollte die Ventilation dem präoperativen p_aCO_2 angepaßt werden: Normoventilation [11]. Da die Autoregulationskurve der zerebralen Durchblutung für Patienten mit einem Hypertonus nach rechts verschoben ist, müssen hypotone Phasen absolut vermieden werden [3].

Vor einigen Jahren wurde von einigen Autoren eine mäßige Hypertension angestrebt, um den zerebralen Blutfluß zu steigern. Einige neuere Untersuchungen weisen aber darauf hin, daß eine induzierte Hypertension bei Vorhandensein von zerebraler Ischämie Hirnödeme hervorrufen kann [2]. Außerdem verursacht die Hypertension einen Anstieg des Afterload und einen erhöhten myokardialen Sauerstoffverbrauch. Da viele dieser Patienten generalisierte Gefäßprobleme haben, kann sich eine myokardiale Ischämie oder ein akutes Linksherzversagen einstellen. Der ideale Weg ist, den Blutdruck auf dem präoperativen bzw. präanästhetischen Niveau zu halten und Hypotension und Bradykardien absolut zu vermeiden. Dies kann den Einsatz von Vasopressoren nötig machen, wenn z. B. Inhalationsanästhetika benutzt wurden.

Die Frage ist nun: Verwendet man intravenöse oder Inhalationsanästhetika zur Durchführung der Anästhesie?

Barbiturate bewirken einen Abfall des zerebralen Sauerstoffverbrauchs, aber auch einen Abfall des zerebralen Blutflusses [5]. Droperidol und Fentanyl senken den zerebralen Blutfluß mehr als den Sauerstoffverbrauch, und deshalb fürchten einige Autoren diese Anästhetika in der Karotischirurgie [8]. Jedoch gibt es keine eindeutigen Untersuchungen, die zeigen, daß diese Anästhetika gefährlicher sind als andere intravenöse oder Inhalationsanästhetika. Halothan senkt den zerebralen Sauerstoffverbrauch und steigert den Blutfluß [5].

Wie auch bei anderen Eingriffen, gibt es in der Karotischirurgie kein Anästhesieverfahren der Wahl.

Wichtig jedoch scheint es zu sein, ein solches Anästhesieverfahren auszusuchen, bei dem der arterielle Druck auf dem präoperativ bestehenden Niveau gehalten werden kann und bei dem der Patient postoperativ sofort wach und ansprechbar ist.

Literatur

1. Allen GD, Monis LE (1962) Central nervous system effects of hyperventilation during anaesthesia. Br J Anaesth 34:296
2. Ekström-Jodal B, Häggendal E, Johansson B, Linder LE, Nilsson NJ (1975) Acute arterial hypertension and the blood-brain barriere. An experimental study in dogs. In: Langfitt TW, McHenry LC, Reiviehm M, Wollman H (eds) Cerebral circulation and metabolism. Springer, Berlin Heidelberg New York
3. Farkat SM, Schneider RC (1967) Observations on the effect of systemic blood pressure on intracranial circulation in patients with cerebrovascular insufficiency. J Neurosurg 27:441
4. Foex (1980) Effects of carbon dioxide on the systemic circulation. In: Prys-Roberts C (ed) The circulation in anaesthesia. Blackwell, Oxford, p 295
5. McDowall DG (1965) The effects of general anaesthetics on cerebral blood flow and cerebral metabolism. BJ Anaesth 37:236
6. McKay RD (1981) Improvement in blood flow during carotid artery surgery: Hypercapnea, anesthetic agents and vasodilatation. In: Rügheimer E, Zindler M (eds) Anesthesiology intern long series No. 538. Excerpta Medica, Amsterdam Oxford Princeton, p 482
7. Meloche R, Pottecher T, Audet J et al. (1977) Hemodynamic changes due to clamping of the abdominal aorta. Can Anaesth Soc J 24:30–34

8. Michenfelder JD, Theye RA (1971) Effects of fentanyl, droperidol and innovar on canine cerebral metabolism and blood flow. Br J Anaesth 43:630
9. Mohr LL, Smith DB, Hinshaw (1976) Blood gas and carotid pressure. Factors in stroke risk. Ann Surg 184:723
10. Moran WH, Miltenberger FW, Shuayb WA et al. (1964) The relationship of antidiuretic hormone to surgical stress. Surgery 56:99
11. Pasch T (1982) Anästhesie bei der Karotischirurgie. Anästh Intensivmed 23:114–123
12. Schmücker P, Franke N, Vogel H et al. (1982) Hämodynamische Veränderungen bei der Operation infrarenaler Bauchaortenaneurysmen. Anaesthesist 31:155–160
13. Silverstein PR, Caldera DL, Cullen D et al. (1979) Avoiding the hemodynamic consequences of aortic cross-clamping and unclamping. Anesthesiology 50:462–466
14. They RA, Milde JH, Michenfelder JD (1966) Effect of hypocapnia on cardiac output during anaesthesia. Anesthesiology 27:778–782
15. Van Aken H, Puchstein C (1983) Perioperative Beurteilung der hämodynamischen Situation bei aortenfemoralen Bypassoperationen. In: Nobbe F, Rudolfsky G (Hrsg) Probleme der Vor- und Nachsorge und der Narkoseführung bei invasiver angiologischer Diagnostik und Therapie. Pflaum, München, S 457–460
16. Van Aken H, Baum J, Lawin P (1982) Präoperative Bestimmung der Starling-Kurve bei kritisch Kranken. Dtsch Med Wochenschr 107:735–740
17. Van de Walle J (1978) Are anesthetic accidents unavoidable? Acta Anaesthesial Belg 29:31–93
18. Wollmann H, Smith TC, Stephen CW (1968) Effects of extremes of respiratory and metabolic alkalosic on cerebral blood flow in men. J Appl Physiol 24:60

Diskussion

Peter: Herr van Aken, ich möchte noch auf einen spezifischen Punkt eingehen. Sie haben in Ihren Ausführungen dargelegt, daß die Fluoridspiegel möglicherweise über 20–30 μmol/l ansteigen. Aber sicherlich steigen diese Spiegel nicht in nephrotoxische Bereiche von 50 μmol/l an. Dies hat Sie aber dennoch veranlaßt, Enfluran als relativ kontraindiziert anzusehen.

van Aken: Enfluran ist relativ kontraindiziert bei Patienten mit präoperativ bestehender Nierenfunktionseinschränkung, mit erhöhten Kreatininwerten von über 1,5 mg/dl oder deutlich erniedrigter Kreatininclearance. Bei Patienten mit normaler Nierenfunktion kann es ohne Einschränkung angewendet werden.

Gerber: In einer Arbeit von Mazze, die im Februar 1984 erschienen ist, konnte bei Patienten mit präoperativ eingeschränkter Nierenfunktion eine leichte Verbesserung postoperativ sowohl nach Enfluran- als auch nach Halothananästhesie gefunden werden.

Erdmann: Sie haben (Abb. 1 im Beitrag von van Aken) gezeigt, daß der pulmonalkapilläre Verschlußdruck ansteigt und Sie noch nichts im EKG gesehen haben. Die EKG-Veränderungen kamen also erst später. Sie haben dies besonders hervorgehoben. Dann möchte ich doch an das anschließen, was wir vorhin diskutiert haben. Ist es nicht so, daß wir 2 ganz verschiedene Dinge messen? Mit dem EKG messen wir die Ischämie. Ich glaube, darüber besteht Einigkeit. Und mit dem Anstieg des pulmonalkapillären Verschlußdrucks messen wir in Wirklichkeit die Funktion des Myokards. Wenn jetzt eine Kardiomyopathie oder Myokardnarben bestehen, dann werden wir zuerst einen übermäßigen Anstieg des pulmonalkapillären Verschlußdrucks messen und eher keine EKG-Veränderungen sehen. Wenn wir aber vorwiegend eine koronare Herzkrankheit haben, dann werden wir erst EKG-Veränderungen sehen und als Auswirkung der Ischämie dann später den Anstieg des pulmonalkapillären Verschlußdrucks.

van Aken: Wir sehen das öfters, daß bei Patienten nach Abklemmen der Aorta in der Verschlußdruckkurve sofort deutliche A- und V-Wellen („giant AV-waves") auftreten, was möglicherweise auf eine subendokardiale Ischämie zurückzuführen und in der Standard-EKG-Ableitung nicht sicher erkennbar ist. Die aufgrund der subendokardialen Ischämie verminderte Myokardfunktion mit Einschränkung der Compliance des linken Ventrikels macht sich durch Auftreten dieser A- und V-Wellen sofort bemerkbar.

Erdmann: Das ist genau das, was ich meine.

van Aken: Natürlich ist es die eingeschränkte Myokardfunktion, die Störung der linksventrikulären Compliance, die man als Ausdruck der subendokardialen Ischämie als erstes wahrnimmt. Der Vorteil liegt darin, daß umgehend eine enstprechende Therapie durchgeführt werden kann.

Erdmann: Die Ischämie muß damit überhaupt nichts zu tun haben. Stellen wir uns mal vor, jemand hat einen Hinterwandinfarkt erlitten und die ganze Hinterwand ist ausgefallen. Ebenso sei die rechte Koronararterie verschlossen. Dann wird dieser Patient bei übermäßiger peripherer Widerstandserhöhung nicht zuerst die Ischämie bekommen, sondern er wird zuerst den übermäßigen Anstieg des pulmonalkapillären Verschlußdrucks aufweisen.

van Aken: Es ist richtig, daß die Ischämie nicht immer die Ursache der Funktionsänderung sein muß, was oft bei koronarkranken Patienten jedoch häufig ist.

Erdmann: Wenn dieser Patient eine hochgradige Koronarstenose hätte, dann würden wir zuerst bei peripherer Druckerhöhung die Ischämiereaktion und sekundär den Anstieg des Verschlußdrucks haben. Darauf wollte ich nur hinweisen.

Martin: Im Gegensatz zu der erwähnten induzierten Hypertension während des Abklemmens des Karotisgefäßes bevorzugen wir bei diesen Patienten die präoperativ erhobenen Blutdruckwerte intraoperativ zu halten und streben eine Normoventilation an.

van Aken: Auch das ist gerade unser Vorgehen, nämlich den Bluckdruck auf dem präoperativen Wert zu halten. Bei einem eingestellten Hypertoniker mit Blutdruckwerten von z. B. 220/100 mmHg ist es unser Ziel, diesen Blutdruck zu halten, da es sich bei diesem Patienten mit hochgradiger Karotisstenose um eine Hypertonie handelt, für die eine ausreichende Hirnperfusion erforderlich ist.

Thomson: Sie haben in Ihrem Material 10 Patienten mit Aneurysmen und über 40 mit Okklusion. Gibt es Unterschiede zwischen diesen beiden Gruppen?

van Aken: Die 56 gezeigten Patienten hatten wir in 5 Gruppen unterteilt: 4 Gruppen nach Fontaine (klinische Einteilung des Schweregrads der arteriellen Durchblutungsstörung) und 1 Gruppe mit elektiven Eingriffen bei Aortenaneurysmen. Bei diesen Patienten konnten wir keine unterschiedlichen hämodynamischen Veränderungen feststellen.

Thomson: Die Patienten mit Okklusion haben meistens einen kollateralen Kreislauf ausgebildet und reagieren weniger auf das Abklemmen der Aorta als die Patienten mit Aneurysmen.

van Aken: Das ist richtig. Aber die Tatsache, daß wir keine Unterschiede festgestellt haben, meine ich, darauf zurückführen zu müssen, daß wir bei den ersten Anzeichen hämodynamischer Änderungen sofort eine Therapie eingeleitet haben. Das bedeutet, daß die Behandlung bereits begonnen worden war, bevor ein komplettes hämodynamisches Profil der verschiedenen Operationsstadien durchgeführt werden konnte.

van Ackern: Ich möchte noch einmal den Standpunkt, den Herr Arndt aufgeworfen hat, erneut aufnehmen. Herr Arndt, wenn vermehrt Blut in den Thorax zurückströmt, kommt es dann bei einem gesunden linken Ventrikel zu einer langfristigen Erhöhung des enddiastolischen Drucks? Das glaube ich nicht. Ein gesunder Ventrikel kann dies ohne Druckänderung bewältigen.

Arndt: Herr van Ackern, diese Vorstellung von der Flußabhängigkeit der kardialen Füllungsdrücke ist m. E. doch revisionsbedürftig. Ein anschauliches Beispiel sind hier die Kreislaufverhältnisse bei arteriovenösen Fisteln. Dabei ist der zentrale Venendruck völlig normal, während das Herzzeitvolumen um das Mehrfache erhöht ist. Wird schließlich die Fistel abgeklemmt, dann normalisiert sich von einem Schlag zum anderen das Herzminutenvolumen ohne irgendwelche Änderungen des zentralvenösen Drucks. Die flußabhängige Druckeinstellung geht prinzipiell nur, wenn wie auf der Hochdruckseite der Fluß auf ein Widerstandsgebiet trifft. Dies ist offensichtlich auf der Niederdruckseite nicht der Fall. Ich glaube schon, daß für die Interpretation des Verhaltens des enddiastolischen Ventrikeldrucks die Berücksichtigung des Blutvolumens und seiner Verteilung zwischen intra- und extrathorakalen Gefäßabschnitten den wirklichen Verhältnissen nahekommt und für die Interpretation hilfreich ist [s. Arndt JO (1983) Funktions- und Regelprinzipien des Niederdrucksystems-Wertigkeit und Grenzen der zentralvenösen Druckmessung. In: Jesch F, Peter K (Hrsg) Hämodynamisches Monitoring. Springer, Berlin Heidelberg New York].

Postoperative Betreuung nach gefäßchirurgischen Eingriffen

M. Zimpfer, B. Niederle und K. Steinbereithner

Einleitung

Gefäßoperationen können dynamische Änderungen der Funktion aller Organsysteme verursachen. So ist das kardiovaskuläre System von Patienten, die sich chirurgischen Eingriffen unterziehen müssen, zahlreichen Belastungen ausgesetzt, die sich zunächst aus einer Abnahme der myokardialen Kontraktilität und einer Atemdepression ergeben [18]. Änderungen der ventrikulären Füllungsdrücke, des arteriellen Drucks und des Blutvolumens, Hypothermie und neurale und neurohumorale Änderungen bedeuten nahezu obligat zusätzliche Belastungen. Oft ist die kardiovaskuläre Homöostase in der perioperativen Periode auch durch Komplikationen, wie Blutverlust, Infektion, Fieber, Pulmonalembolie und Myokardischämie, beeinträchtigt. Schließlich kann ein perioperatives Kreislaufversagen durch sekundäre Organinsuffizienzen mit nachfolgendem Circulus vitiosus kompliziert werden. – Es ist daher nicht weiter verwunderlich, daß selbst bei präoperativ weitgehend kompensierter kardiovaskulärer Grundkrankheit postoperativ, aufgrund der oben angeführten Belastungen und Wechselwirkungen, mit Komplikationen und Zwischenfällen gerechnet werden muß. So dürfte etwa die Hälfte aller Todesfälle nach nicht kardiochirurgischen Eingriffen auf kardiovaskuläre Komplikationen zurückzuführen sein [18]. – Die Früherkennung und richtige Einschätzung von Risikofaktoren mit Erstellung entsprechender therapeutischer Richtlinien bildet daher die Grundlage für die Reduktion postoperativer Komplikationen und postoperativer Mortalität.

Im vorliegenden Beitrag sollen als tabellarische Übersicht sowie anhand von Fallberichten typische postoperative Verlaufsformen und Komplikationen nach Embolektomie an den unteren Extremitäten [3, 7, 11], Femoralis-Poplitea-Bypass [8, 13, 14], aortofemoraler Bifurkationsprothese (Fallbericht 1, S. 145) [4, 5, 10, 12, 15, 16] sowie nach Karotisendarteriektomie (Fallbericht 2, S. 146) [6, 17, 19] dargestellt werden.

Typische postoperative Verlaufsformen und Komplikationen nach gefäßchirurgischen Eingriffen

- **Embolektomie an den unteren Extremitäten**

1. Üblicher postoperativer Verlauf

- *Spitalverweildauer postoperativ:* 5–10 Tage, jedoch von Voroperationen abhängig.
- *Operationsmortalität:* Bis zu 30% der Patienten sterben innerhalb eines Monats aufgrund der kardiovaskulären Grundkrankheit.

- *Monitoring:* Fußpulse, Doppler-Flowmessungen, um neuerliche Okklusionen frühzeitig zu erkennen.
- *Mobilisierung:* nach 24 h möglich, jedoch ist langes Sitzen und Stehen zu vermeiden.
- *Ernährung:* voll oral ab dem 1. postoperativen Tag.
- *Antibiotische Abschirmung:* vielfach perioperativ empfohlen.
- *Antikoagulation:* postoperativ bis zur Behebung der auslösenden Ursache.

2. Frühkomplikationen

- *Embolie.*
- *Muskuläres Kompartimentsyndrom:* Ursache: Ödem durch Reperfusion. Falls Gewebedruck den Perfusionsdruck übersteigt: Gefäßokklusion, Gewebenekrosen, permanente Nervenschädigung. Therapie: Früherkennung, Fasziotomie.
- *Myoglobinurie:* Therapie: Alkalisierung des Urins verzögert, Myoglobinausfällung.
- *Metabolische Azidose.*
- *Postischämische neurologische Symptome:* evtl. therapieresistent.

3. Spätkomplikationen

- *Falsches Aneurysma.*
- *Claudicatio intermittens oder Ruheschmerz.*

• Femoralis-Poplitea-Bypass

1. Unkomplizierter postoperativer Verlauf

- *Spitalverweildauer postoperativ:* 7–10 Tage.
- *Operationsmortalität:* 2–4% der Patienten.
- *Monitoring:* Fußpulse, Hautfarbe und Hauttemperatur, Doppler-Flowmessungen zur Erkennung von Anastomosenverschlüssen.
- *Mobilisierung:* Bettruhe für 1–2 Tage zur Vermeidung mechanisch bedingter Anastomosendehiszenz.
- *Ernährung:* voll oral ab dem 1. postoperativen Tag.
- *Antibiotische Abschirmung:* nur bei Kunststoffgraft obligat.

2. Postoperative Frühkomplikationen

- *Graftthrombose:* oft aufgrund technischer Probleme. Therapie: a) Thrombektomie, b) Thrombektomie und lokale Revision des Grafts, c) Thrombektomie und Verlagerung der Anastomose nach weiter distal.
- *Beinödem:* Ursache: Behinderung des Lymphabflusses. Differentialdiagnose: tiefe Venenthrombose: Dopplerflowuntersuchung, Phlebographie.
- *Hämatom.*
- *Infektion:* in weniger als 4% der Fälle. Bei tiefer Infektion radikale chirurgische Therapie.

3. Postoperative Spätkomplikationen

- *Graftstenose:* Früherkennung durch Angiographie, da evtl. transluminale Dilatation möglich.

- *Graftthrombose.*
- *Beinödem.*
- *Falsches Aneurysma.*

• Aortofemorale Bifurkationsprothese

1. *Unkomplizierter postoperativer Verlauf*

- *Spitalverweildauer postoperativ:* 8–14 Tage.
- *Operationsmortalität:* 1–5% der Patienten; falls Notfalloperation wegen Ruptur: 40–60% der Patienten. Arrhythmie, Myokardinfarkt, hypovolämischer Schock, Multiorganversagen.
- *Invasives hämodynamisches Monitoring:* AP, ZVD, PAP, PWD.
- *Mobilisierung:* Falls möglich Querbettsitzen am 2. postoperativen Tag.
- *Ernährung:* Da oft Darmparalyse intravenös über 2–5 Tage, Magensonde zur Entlastung obligat.
- *Antibiotische Abschirmung:* perioperativ.
- *Flüssigkeitssequestration:* Therapie: Sorgfältiger Kolloid-Kristalloid-Ersatz; später spontane Mobilisierung. *Cave:* additiver Effekt bei gleichzeitiger rascher Respiratorentwöhnung.
- *Tracheobronchiale Sekretretention:* Ursache: Wundschmerz, abdominelle Distension mit Zwerchfellhochstand. Therapie: Respiratortherapie, physikalische Krankenpflege.
- *Renale Funktionseinschränkung* durch intraoperative Hypoperfusion oder Mikroembolisation. Therapie: Optimierung des Herzzeitvolumens, Sicherstellung eines ausreichenden renalen Perfusionsdrucks, osmotische Diuretika, Benzothiadiazinderivate (?).
- *Subjektive postoperative Beschwerden:* stark, Analgetika vom Morphintyp.

2. *Postoperative Frühkomplikationen*

- *Herz-Kreislauf-System:* Arrhythmie, Myokardischämie.
- *Pulmonale Komplikationen:* tracheobronchiale Sekretretention, Atelektase, Bronchopneumonie.
- *Renale Komplikationen:* akutes Nierenversagen.
- *Gastrointestinale Komplikationen:* Ileus, Ischämie der A. mesenterica inferior, Hyperperistaltik, Mukosablutung, transmuraler Infarkt.
- *Zerebraler Insult:* selten.
- *Infektionen:* a) im Operationsbereich (weniger als 1% der Fälle), b) aufsteigende Infektion im Urogenitalsystem, c) pulmonale Infektionen.
- *Hämatom:* Als ausgedehntes intraperitoneales Hämatom selten.
- *Embolisationen:* Mikroembolie, bei Verschluß eines größeren Gefäßes Embolektomie.

3. *Postoperative Spätkomplikationen*

- *Persistierende Anämie:* durch inadäquaten Blutersatz.
- *Thrombophlebitis und Pulmonalembolie.*
- *Infektionen:* selten.
- *Ureterenkompression:* selten signifikant.
- *Potenzstörungen:* bei ausgedehnter Dissektion im kleinen Becken.
- *Aortoenterale Fistel.*

- *Graftokklusion:* 5–10% der Fälle.
- *Falsches Aneurysma.*

- **Karotisendarteriektomie**

1. Unkomplizierter postoperativer Verlauf

- *Spitalverweildauer postoperativ:* 5–7 Tage.
- *Operationsmortalität:* 1–2% der Patienten. Ursache: Herzversagen oder zerebrale Komplikationen.
- *Invasives hämodynamisches Monitoring:* direkte Blutdruckmessung, Pulmonaliskatheter nur bei gleichzeitiger schwerer Myokarderkrankung.
- *Mobilisierung:* 1. postoperativer Tag.
- *Ernährung:* voll oral ab dem 1. postoperativen Tag.
- *Antibiotische Abschirmung:* nicht erforderlich.
- *Subjektive postoperative Beschwerden;* mäßig und von kurzer Dauer.

2. Frühkomplikationen

- *Herz-Kreislauf-System:* Arrhythmie, Myokardischämie, evtl. sekundär neurologisches Defizit.
- *Zentralnervensystem:* durch intraoperative fokale Ischämie, Atheromembolisation, reaktives Ödem durch Reperfusion, postoperative Thrombose.
- *Lokale neurologische Komplikationen:* N. hypoglossus, N. laryngeus recurrens, R. laryngeus superior des N. vagus.
- *Karotissinuseffekte:* a) Hypotension und Bradykardie, b) Hypertension durch Denervation (bis 33% der Fälle).
- *Denervation der Karotiskörperchen:* Herabsetzung der kardiopulmonalen Hypoxieantwort.
- *Hämatom:* Bei Trachealkompression Ausräumung erforderlich.
- *Infektion:* üblicherweise mild, in weniger als 1% der Fälle.

3. Spätkomplikationen

- *Persistierender Halbseitenkopfschmerz:* durch Schädigung periarterieller Nervenplexus oder durch die intrakraniell geänderten Druckverhältnisse.
- *Neuerliche Stenose:* selten.

Fallberichte

Fallbericht 1 (Patient H. W., männlich, 70 Jahre): Bereits 4 Jahre vor der nunmehrigen Aufnahme ergab eine Durchuntersuchung wegen unklarer abdomineller Beschwerden den Verdacht auf ein infrarenales Aortenaneurysma. Aufgrund zahlreicher Risikofaktoren (anamnestisch 1958 und 1963 Herzinfarkt, Nephrosklerose mit eingeschränkter Nierenfunktion) wurde damals ein abwartendes Vorgehen mit kurzfristigen Kontrollen beschlossen. Eine ultrasonographisch diagnostizierte Größenzunahme des Aneurysmas zwang jedoch zu einer chirurgischen Sanierung. Nach entsprechender interner Vorbereitung wurde in einer 5½ stündigen Operation transperitoneal eine Bifurkationsprothese implantiert. Intraoperativ wurden insgesamt 3000 ml Zucker- bzw. Elektrolytlösungen infundiert und 6 Blutkonserven transfundiert. Schon 2 h nach Operationsbeginn kam es zu einer Oligurie, die mit Dopamin behandelt wurde. Eine Oligurie, erklärt durch ein Volumendefizit, komplizierte auch den postoperativen Verlauf auf der Intensivstation. Aufgrund ausreichender Stundenharnmengen nach einer Plusbilanz von insgesamt 1500 ml erfolgte 12 h später die Überführung des Patienten auf die Normalstation. In der Folge entwickelte sich bei weiteren Plusbilanzen, trotz Dopaminbypass, eine arterielle Hypotonie mit neuerlicher Verschlechterung der Nierenfunktion. Am 3. postoperativen Tag trat plötzlich Kreislaufverfall, Lungenödem und Herzstillstand auf. Nach erfolgreicher Reanimation erfolgte eine neuerliche Überführung auf die Intensivstation. Dort kam es am 4. postoperativen Tag 2mal zu Kammerflimmern, das jeweils durch Defibrillation behoben werden konnte. Der Patient wurde schließlich einige Tage an der kardiologischen Klinik nachbehandelt und in häusliche Pflege entlassen. Etwa 2 Monate nach Entlassung verstarb der Patient an der kardiovaskulären Grunderkrankung.

Fallbericht 2 (Patient M. W., männlich, 63 Jahre): Unklare, rechtsseitige Oberbauchbeschwerden waren Anlaß für eine Durchuntersuchung, die eine Cholezystolithiasis, periphere arterielle Gefäßverschlüsse und als Zufallsbefund rechtsseitig eine Stenose der A. carotis interna (klinisch Stadium I, Stenosefluß Stadium III) ergab. Als zusätzlicher Risikofaktor wurde eine asthmoide Bronchitis diagnostiziert. – Um bei einem etwaigen Blutdruckabfall im Rahmen der Bauchoperation keine zerebrale Minderdurchblutung zu riskieren, erfolgte zunächst, trotz klinischen Stadiums I der Karotisstenose, eine prophylaktische Endarteriektomie (Klemmzeit 3½ min, Shuntzeit 48 min). Der postoperative Verlauf nach dieser Operation war klinisch völlig unauffällig. Bei angiographisch dokumentierter offener Karotisrekonstruktion erfolgte nun am 7. postoperativen Tag in einer knapp 1½ stündigen Operation bei problemlosem Anästhesieverlauf die geplante Cholezystektomie. Während der Operation und auch postoperativ wurde der arterielle Druck diskontinuierlich nach Riva-Rocci-Krotkoff gemessen. 24 h später trat eine zerebrale Verschlechterung mit Ausbildung einer linksseitigen Hemiparese auf. Die Computertomographie ergab einen frischen, parietookzipitalen Insult.

Zusammenfassung

In der unmittelbar postoperativen Periode ergeben sich größte Anforderungen an das kardiovaskuläre und respiratorische System [2]. So sind die meisten postoperativen Todesfälle innerhalb der ersten 24 h nach einem chirurgischen Eingriff zu verzeichnen [9]. Trotz oft hohen Operationsrisikos kann jedoch durch rationelle und individuelle Patientenführung die Morbidität und Mortalität nach gefäßchirurgischen Eingriffen niedrig gehalten werden.

Die allgemeine Zielsetzung der postoperativen Betreuung ist zunächst, normale intravaskuläre Volumenverhältnisse herzustellen und so bei ausreichender myokardialer Auswurfleistung sekundäre Organinsuffizienzen, im besonderen prärenales Nierenversagen, zu vermeiden. Später muß die Mobilisation sequestrierter Flüssigkeit aus dem Interstitium erkannt und, zur Hintanhaltung kardiopulmonaler Komplikationen, in Form einer geänderten Flüssigkeitsbilanzierung berücksichtigt werden. Die Lungenpflege ist in erster Linie auf eine Restitution der funktionellen Residualkapazität mit Vermeidung von Atelektase und Hypoxie ausgerichtet.

I	Linksventrikulärer Druck	
N	Linksvorhofdruck	
V	Pulmonalisdruck	
A	Intraventrikulärer Hirndruck	
S	Zentraler Aortendruck	
I	Zentralvenöser Druck	
V	A.-radialis-Druck	
	Blasenkatheter	
	Rektal-, Ösophagustemperatur	
	Ösophagusstethoskop	
	Massenspektrometrische Gasanalyse	
	Kardiovaskuläre Isotopenuntersuchungen	N
	Peripherer Nervenstimulator	I
	Transkutane Blutgasanalyse	C
	Computertomographie	H
	Fingerpulstransducer	T
	Systolische Zeitintervalle	I
	Doppler-Analysen	N
	Riva-Rocci-Korotkoff-Blutdruckmessung	V
	Elektrokardiogramm	A
	Elektroenzephalogramm	S
	Echokardiographie	I
	Perkussion, Auskultation	V

Abb. 1. Invasives und nichtinvasives Monitoring. (Nach Blitt [1])

Die beiden hier präsentierten Fallberichte verdeutlichen die große Wichtigkeit adäquaten postoperativen Monitorings für die Erlangung der Erholung von Anästhesie und akutem chirurgischem Trauma einerseits und für die Wiederherstellung stabiler, nicht mehr überwachungs- bzw. therapiebedürftiger Organfunktionen andererseits.

Durch Einsatz neuer Kathetertechniken und durch Verwendung von modernen elektronischen Überwachungsgeräten können prinzipiell kontinuierliche Messungen und Aufzeichnungen vieler Organfunktionen gewonnen werden. Allerdings muß vermerkt werden, daß allgemein eine Proportionalität von Meßgenauigkeit und Invasivität des erwünschten Monitorings besteht (Abb. 1). Aus diesem Grund ergibt sich die Forderung, daß in der postoperativen Periode – bei sorgfältiger physikalischer Krankenuntersuchung und klinischer Beurteilung der einzelnen Patienten – die Indikation für ein komplexeres Monitoring gezielt dargestellt werden muß. Daher bildet, auch bei idealen räumlichen Voraussetzungen und dem Einsatz elektronischer und computerisierter Patientenüberwachungssysteme, ein Stab erfahrener, interessierter und wachsamer Ärzte und Schwestern die fundamentale Grundlage einer erfolgreichen Patientenbetreuung.

Literatur

1. Blitt CD (1982) Invasive monitoring in non-cardiac surgery. In: ASA Annual refresher course lectures, lecture number 103
2. Carlsten A, Norlander O, Torell L (1954) Observations on the postoperative circulation. Surg Gynecol Obstet 92:227–233
3. Cranley JJ, Krause RJ, Strasser ES, Hofner CD, Fogarty TJ (1964) Peripheral arterial embolism: Changing concepts. Surgery 55:57–63

4. DeBakey ME, Crawford ES, Cooley DA, Morris GC (1958) Surgical considerations of occlusive disease of the abdominal aorta an iliac and femoral arteries: Analysis of 803 cases. Ann Surg 148:306–324
5. Dubost C, Allary JM, Oeconomos N (1952) Resection of an aneurysm of the abdominal aorta; reestablishment of continuity by preserved human arterial graft with result after 5 months. Arch Surg 64: 405–408
6. Estcott HHG, Pickering GW, Rob CG (1954) Reconstruction of internal carotid artery in a patient with intermittent attacks of hemiphlegia. Lancet II:994–996
7. Hight DW, Tilney NL, Cough NP (1976) Changing clinical trends in patients with peripheral arterial emboli. Surgery 79:172–176
8. Imparato AM, Bracco A, Kim GEB (1973) Comparisons of three techniques for femoro-popliteal arterial reconstruction: (1) vein bypass, (2) open endarterectomy, (3) semi-closed endarterectomy. Ann Surg 117:375–380
9. Lubin MF, Walker HK, Smith RB (1982) Medical management of the surgical patient. Butterworths, Boston London
10. Malone JM, Moore WS, Goldstone J (1975) The natural history of bilateral aortofemoral bypass grafts for ischemia of the lower extremities. Arch Surg 110:1300–1306
11. Mehigan JT, Stoney RJ (1976) Lower extremity atheromatous embolization. Am J Surg 132:163–167
12. Moore WS, Cafferata HT, Hall AD, Blaisdell FW (1968) In defense of grafts across the inguinal ligament. An evaluation of early and late results of aorto-femoral bypass grafts. Arch Surg 168:207–214
13. Ramsburgh SR, Lindenauer SM, Weber TR, Kroft RO, Schmidt CM, Fry WJ (1977) Femoropopliteal bypass for limb salvage. Surgery 81:453–458
14. Reichle FA, Rankin KP, Tyson RR, Finestone AJ, Shuman C (1979) Long-term results of 474 arterial reconstructions for severely ischemic limbs: A 14-year-follow-up. Surgery 85:93–100
15. Szilagy DE, Smith RF, De Russo FJ, Elliot JP, Sherrin FW (1966) Contribution of abdominal aortic aneurysmextomy to prolongation of life. Ann Surg 164:678–699
16. Thompson JE, Vollman RW, Austin DJ, Kartchner MM (1968) Prevention of hypotensive and renal complications of aortic surgery using balanced salt solutions: Thirteen-year experience with 670 cases. Ann Surg 167:767–778
17. Thompson JE, Austin DJ, Patman RD (1970) Carotid endarterectomy for cerebrovascular insufficiency: Long-term results in 592 patients followed up to thirteen years. Ann Surg 172:663–679
18. Wolf MA, Braunwald E (1980) In: Braunwald E (ed) Heart disease. A textbook of cardiovascular medicine. Saunders, Philadelphia London Toronto
19. Wylie EJ, Ehrenfeld WK (1970) Extracranial occlusive cerebro-vascular diseases. Saunders, Philadelphia

Indikation zur Vasodilatation bei gefäßchirurgischen Eingriffen

K. van Ackern

Die Thematik, Indikation zur Vasodilatation, soll in folgendem auf rekonstruktive Eingriffe an der Aorta abdominalis beschränkt werden. Operationen an der abdominellen Aorta sind sehr viel häufiger als am thorakalen Abschnitt dieses Gefäßes – so wurden z. B. im Jahre 1983 am Klinikum Großhadern der Ludwig-Maximilians-Universität München 19 Eingriffe an der thorakalen gegenüber 135 an der abdominellen Aorta durchgeführt. Während die Aneurysmen und Läsionen der Aorta thoracalis häufiger traumatologischen Ursprungs sind, liegt den Aneurysmen im abdominellen Bereich dieses Gefäßes am häufigsten eine arteriosklerotische Pathogenese zugrunde.

Patienten mit operationsbedürftigen Aneurysmen der Aorta abdominalis leiden in einem hohen Prozentsatz im Rahmen einer mehr oder weniger generalisierten Gefäßsklerose v. a. an einer koronaren Herzerkrankung.

In einer eigenen Untersuchung von Patienten mit infrarenalen Bauchaortenaneurysmen lag die Inzidenz einer koronaren Herzerkrankung bei 72% [12]. In der Literatur wird sie mit ca. 60–70% angegeben [1, 9, 13].

Intraoperativ treten bei diesen Patienten im Rahmen der anästhesiologischen Betreuung 2 kritische Phasen auf:

1. beim Abklemmen der Aorta,
2. beim Wiedereröffnen der abgeklemmten Aorta.

Wiedereröffnen der abgeklemmten Aorta kann zu einem plötzlichen Abfall des Blutdrucks führen ("declamping syndrom"). Dies kann jedoch in der Regel durch langsames Freigeben des Blutstromes in das vorher abgeklemmte Gefäßgebiet und v. a. durch vorherige großzügige Volumenzufuhr beherrscht werden [8, 13].

Die bedrohlichste Situation ist offensichtlich das Abklemmen der Aorta abdominalis. Es führt zu einem abrupten Anstieg der Impedanz, des Widerstandes also, gegen den sich der linke Ventrikel entleeren muß.

Dies kann wegen der dadurch erhöhten systolischen Wandspannung des linken Ventrikels 2 Komplikationen nach sich ziehen:

1. Myokardischämie,
2. Versagen des linken Ventrikels.

In Abb. 1 sind die hämodynamischen Veränderungen, wie sie typischerweise nach Abklemmen der Aorta auftreten können, dargestellt [12]. Der periphere Gesamtwiderstand steigt an. Das bewirkt einen zumindest kurzfristigen Anstieg des arteriellen Drucks. Bei insuffizientem linken Ventrikel, wie er bei den hier untersuchten 11 Patienten vorliegt, führt dies zum An-

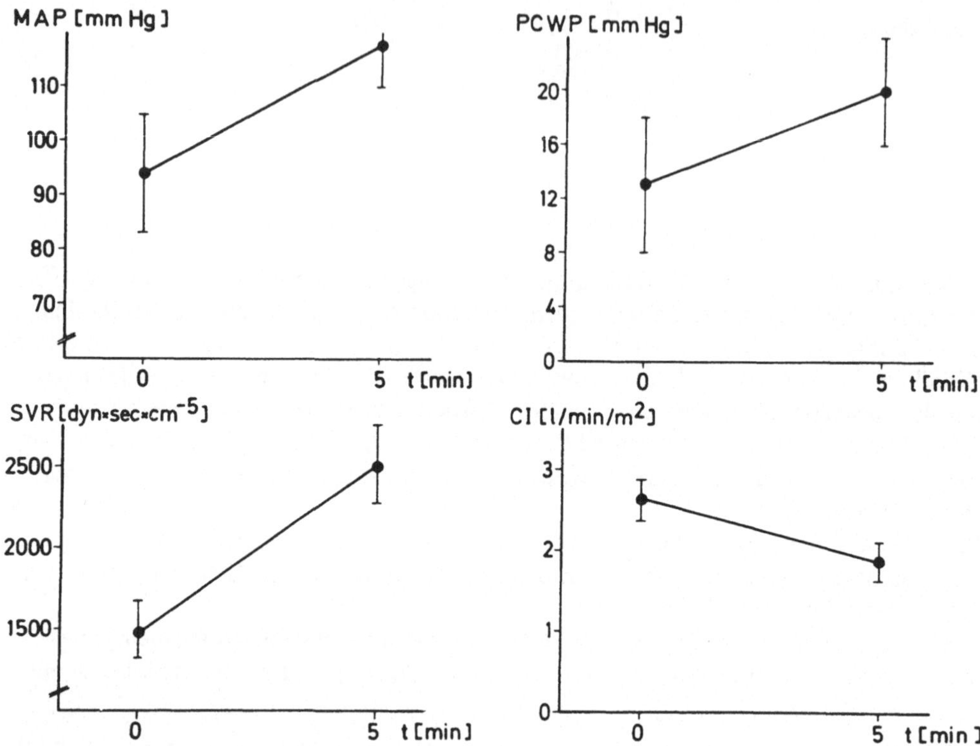

Abb. 1. Verhalten von mittlerem arteriellem Druck (*MAP*), peripherem Gesamtwiderstand (*SVR*), pulmonalkapillärem Verschlußdruck (*PCWP*) und "cardiac index" (*CI*) vor (*0*) und 5 min (*5*) nach Abklemmen der Aorta

stieg des linksventrikulären enddiastolischen Füllungsdrucks, gekennzeichnet durch die Erhöhung des pulmonalkapillären Verschlußdrucks bei gleichzeitiger Verminderung der Auswurfleistung.

Anstieg des arteriellen Drucks sowie des linksventrikulären enddiastolischen Füllungsdrucks bedeuten jedoch eine erhöhte Wandspannung für den linken Ventrikel und damit einen vermehrten myokardialen Sauerstoffverbrauch – dies bei Patienten, die in der Mehrzahl eine koronare Herzerkrankung zeigen. Attia et al. [1] konnten zeigen, daß bei Patienten mit einer koronaren Herzerkrankung in der Vorgeschichte nach infrarenalem Abklemmen ein deutlich erhöhter linksventrikulärer enddiastolischer Druck im Vergleich zu Patienten ohne koronare Herzerkrankung auftritt (Abb. 2).

Bei Patienten mit koronarer Herzerkrankung in der Vorgeschichte, die die hier aufgezeigten hämodynamischen Reaktionen nach Abklemmen der Aorta zeigen, ist eine Indikation zur medikamentösen Vasodilatation gegeben, um die Gefahr sowohl einer Myokardischämie als auch eines Versagens des vorgeschädigten linken Ventrikels zu verhindern.

Ein solches intraoperatives Vorgehen soll im folgenden beispielhaft anhand der oben zitierten eigenen Untersuchung dargestellt werden [12]: Untersucht wurden insgesamt 11 Patienten mit einem mittleren Alter von 66 ± 5 Jahren, bei denen elektiv ein infrarenales Bauchaortenaneurysma operiert wurde. Bei 8 Patienten (72%) wurde aufgrund der Anamnese und des präoperativen EKG die Diagnose einer koronaren Herzerkrankung gesichert. Zwei dieser Pa-

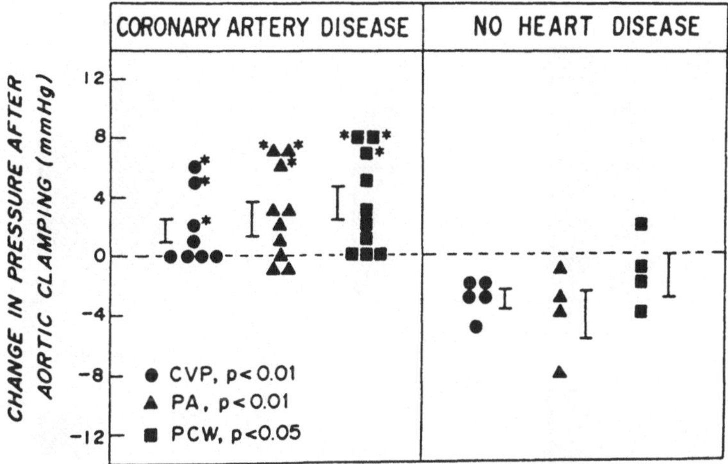

Abb. 2. Vergleich der Änderungen von zentralem Venendruck (*CVP*), pulmonalem Druck (*PA*) und pulmonalkapillärem Verschlußdruck (*PCWP*) und Abklemmen der Aorta bei Patienten mit und ohne koronare Herzerkrankung. Werte mit * bedeuten, daß diese Patienten Zeichen einer Myokardischämie entwickelten. (Nach [1])

tienten hatten bereits einen Myokardinfarkt überstanden, der zum Zeitpunkt der Operation länger als 2 Jahre zurücklag. Bei diesen Patienten trat unmittelbar nach infrarenalem Abklemmen der Aorta ein Anstieg des peripheren Widerstandes und des linksventrikulären Füllungsdrucks auf. Mit einer kontinuierlichen Infusion von Nitroglycerin über einen Perfusor wurde versucht, den stets erhöhten pulmonalkapillären Verschlußdruck und den mittleren arteriellen Druck in den Bereich des Ausgangswerts zu senken. Die benötigte Nitroglycerindosis war individuell unterschiedlich. Es wurde stets mit einer Dosis von 0,5 µg/kg KG/min begonnen. Die Dosis wurde dann solange gesteigert, bis der gewünschte Effekt erzielt war. Zwanzig Minuten nach Beginn der Nitroglycerininfusion, während die Aorta noch abgeklemmt war, wurden die hämodynamischen Parameter erneut gemessen. In Abb. 3 und 4 ist das Verhalten von mittlerem arteriellem Druck und peripherem Gesamtwiderstand sowie vom "cardiac index" und pulmonalkapillärem Verschlußdruck dargestellt. Aufgrund der relativ schnell eintretenden Wirkung des Nitroglycerins wurde in allen Fällen bereits wenige Minuten nach Beginn der Infusion ein Absinken des linksventrikulären Füllungsdrucks, des peripheren Gesamtwiderstands und des mittleren arteriellen Drucks in den Bereich des Ausgangsniveaus beobachtet.

Eine Vasodilatation, hier durchgeführt mit Nitroglycerin, vermindert den erhöhten peripheren Widerstand, gegen den sich das Herz entleeren muß, ebenso wie den linksventrikulären enddiastolischen Füllungsdruck. Damit wird auch die Auswurfleistung des insuffizienten linken Ventrikels wieder normalisiert. Die linksventrikuläre Insuffizienz konnte also durch Vasodilatation aufgehoben werden.

Wieweit eine Myokardischämie aufgetreten bzw. durch die Therapie verhindert worden ist, läßt sich nicht mit Sicherheit aussagen. Da jedoch alle hämodynamischen Situationen, die eine Myokardischämie nach sich ziehen können, hier also der Anstieg der linksventrikulären Wandspannung durch Vasodilatation, beseitigt worden sind, besteht Grund zur Annahme,

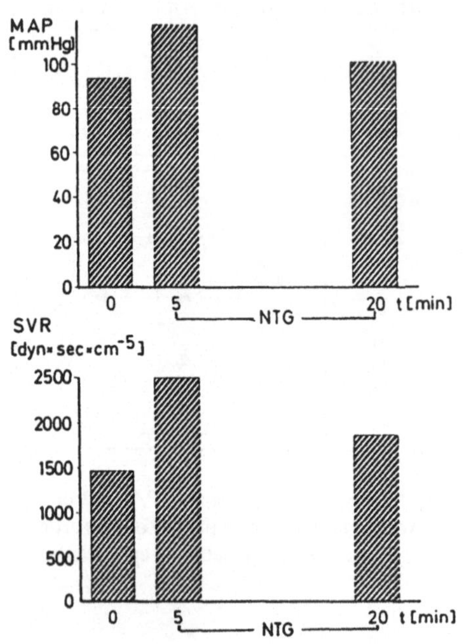

Abb. 3. Der Verlauf von mittlerem arteriellem Druck (*MAP*) und peripherem Gesamtwiderstand (*SVR*) vor Abklemmen der Aorta (*0*), 5 min nach Abklemmen (*5*) und nach 20minütiger Nitroglycerininfusion (*20*)

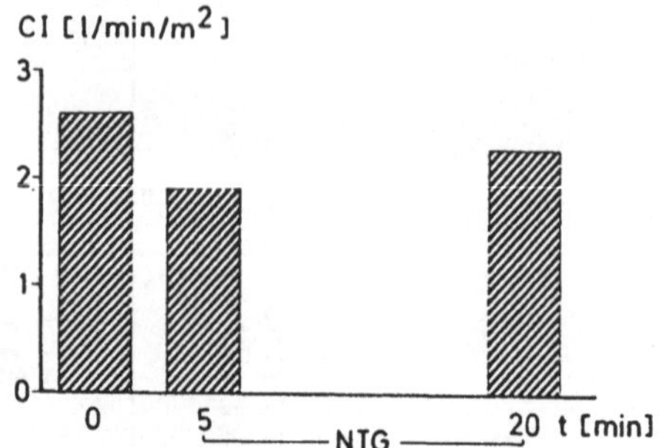

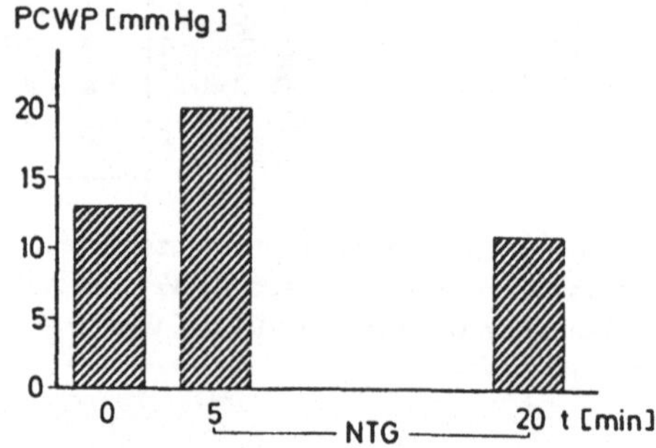

Abb. 4. "Cardiac index" (*CI*) und pulmonalkapillärer Verschlußdruck (*PCWP*) vor Abklemmen der Aorta (*0*), 5 min nach Abklemmen (*5*) und nach 20minütiger Nitroglycerininfusion (*20*)

daß eine Myokardischämie nach Abklemmen der Aorta verhindert worden oder allenfalls nur kurzfristig aufgetreten ist.

Eine medikamentöse Vasodilatation ist also immer dann durchzuführen, wenn die Gefahr eines Linksherzversagens oder einer Myokardischämie vorliegt.

Die hier beschriebenen hämodynamisch-kardialen Änderungen nach Abklemmen der Aorta treten individuell unterschiedlich in ihrer Häufigkeit und ihrem Ausmaß auf. Je nach Vorschädigung des Patienten sind sie unterschiedlich zu bewerten. Danach muß die Indikation zur Vasodilatation gestellt werden. Neben einer sorgfältigen präoperativen Anamnese und Voruntersuchung des Patienten ist hierzu ein invasives Monitoring notwendig, das eine zentralvenöse Druckmessung zur Abschätzung einer Volumentherapie und v. a. eine kontinuierliche, direkte arterielle Druckmessung beinhalten soll. Ein Pulmonaliseinschwemmkatheter erleichtert durch Messung des pulmonalkapillären Verschlußdrucks und gegebenenfalls des Herzzeitvolumens das Erkennen einer kritischen hämodynamischen Situation und das Steuern einer notwendig gewordenen therapeutischen Intervention, wie etwa einer Vasodilatation, nicht nur intraoperativ, sondern auch in der postoperativen Phase. Sicherlich vermag ein erfahrener Anästhesist auch ohne einen solchen Einschwemmkatheter auszukommen. Das Risiko eines Pulmonaliskatheters ist jedoch um so geringer, je ausgeprägter die Vorschädigung und damit die Gefährdung des Patienten ist.

Mit diesem Monitoring sind jedoch regionale Myokardischämien, wenn sie nicht zu ausgeprägten myokardialen Reaktionen, wie einer verminderten Pumpfunktion des linken Ventrikels führen, nicht zu erkennen. Gerade jedoch diesen regionalen Ischämien kommt, selbst wenn sie nur kurzfristig auftreten, besondere Bedeutung zu.

Dies geht aus folgendem hervor: Lange Zeit wurde angenommen, daß eine Myokardischämie abhängig vom Ausmaß und der Dauer 2 Reaktionen nach sich zieht:

1. Beim völligen Verschluß einer Koronararterie von mehr als 20 min kommt es sowohl im Tierexperiment wie in der Klinik zu einer irreversiblen Schädigung von Myokardzellen, gekennzeichnet durch Nekrose und Freiwerden von Enzymen sowie Versagen der Funktion, die auch durch Reperfusion nicht wieder herzustellen ist.
2. Kürzere Perioden einer Myokardischämie führen zu einer Verminderung der Myokardfunktion.

Diese Schädigungen sind jedoch, wenn sie nicht sehr ausgeprägt und nur von kurzer Dauer sind, nach Wiederherstellung der Perfusion – wenn auch z. T. erst nach Tagen [10] – reversibel mit einer Rückkehr der normalen Zellstruktur und -funktion sowie des Stoffwechsels.

Neuere Untersuchungen zeigen jedoch eindeutig, sowohl im Tierexperiment wie in der Klinik, daß auch nach kurzen Ischämien Struktur, Metabolismus und Funktion der reversibel geschädigten Myokardzellen über längere Zeit, d. h. bis zu Tagen, gestört bleiben [4, 7]. Intermittierend auftretende kurze Perioden einer Ischämie, die jede für sich genommen keine Myokardnekrose zur Folge haben, haben einen kumulativen Effekt und können dadurch zu definitiven Myokardnekrosen führen [2, 4, 7]. Wenn dieses Konzept stimmt, wie es im Tierexperiment eindeutig nachweisbar ist, dann kommt intraoperativ auftretenden Myokardischämien auch für den postoperativen Verlauf eine besondere Bedeutung zu. Dies ergibt sich auch aus den Untersuchungen, die von Erdmann über den postoperativen Verlauf mitgeteilt werden [5].

Wie sind nun diese Myokardischämien diagnostisch zu erfassen? Wie schon erwähnt, führen massive Myokardischämien auch zu einem Anstieg des linksventrikulären enddiastolischen Füllungsdrucks, erfaßbar mit einem Pulmonaliseinschwemmkatheter. Eine weitere diagnostische Aussage über das Auftreten auch von regional beschränkten Ischämien erlaubt die präkardiale EKG-Brustwandableitung V_2–V_6. Nach Blackburn werden etwa 90% der ST-Segmentänderungen im EKG bei einer 12-Kanal-Ableitung in V_5 gefunden [3]. Aus diesem Grunde empfahlen 1974 erstmals Foex u. Prys-Roberts bei Patienten mit Hypertonie zur Erfassung intraoperativer Myokardischämien eine präkardiale EKG-Ableitung [6]. Mit einer präkardialen EKG-Ableitung, vorzugsweise V_5, sind sowohl transmurale wie subendokardiale Ischämien auch unter operativen Bedingungen zu erfassen. Eine solche Ableitung ist nicht invasiv und leicht durchzuführen. Deshalb soll bei den hier beschriebenen Patienten nicht darauf verzichtet werden. Wieweit in Zukunft durch echokardiographische Messungen regionale Myokardwandänderungen intraoperativ erfaßt werden können (s. [11]), ist z. Z. nicht sicher zu beurteilen. Eine solche Methode ist in ihrer technischen Durchführung zum augenblicklichen Zeitpunkt zumindest sehr aufwendig.

Die Hauptgefährdung von Patienten, die sich einer abdominellen Aneurysmektomie unterziehen müssen, ist das Linksherzversagen und v. a. die Myokardischämie bei intraoperativem Abklemmen der Aorta. Es muß deshalb das Ziel sein, hämodynamische Veränderungen, die zu solchen kardialen Reaktionen führen, zu vermeiden und, wenn sie auftreten, sofort zu therapieren. Die Gefährdung dieser Patienten kann reduziert werden durch sorgfältige präoperative Anamnese und Voruntersuchung, v. a. hinsichtlich einer koronaren Herzerkrankung, angepaßtes Monitoring, wie präkardiales EKG (V_5), kontinuierliche, arterielle Druckmessung, einen zentralvenösen Katheter, abhängig von der Vorerkrankung und dem Ausmaß des Eingriffs, einen Pulmonaliseinschwemmkatheter, um mögliche hämodynamische Reaktionen unmittelbar zu erfassen, und konsequente und frühzeitige pharmakologische Intervention beim Auftreten dieser hämodynamisch-kardialen Reaktionen.

Literatur

1. Attia RR, Murphy JD, Snider MD, Lappas DG, Darling RC, Lowenstein E (1976) Myocardial ischemia due to infrarenal aortic crossclamping during aortic surgery in patients with severe coronary artery disease. Circulation 53:961–965
2. Biagini A, Carpeggiani C, Mazzei G, Zuchelli GC, Buzzigoli G, L'Abbate A, Maseri A (1980) Myocardial cell damage during vasospastic anginal attacks with promptly reversible electrocardiographic changes. Am J Cardiol 45:455
3. Blackburn H (1967) The exercise electrocardiogram: Technical, procedural and conceptual developments. In: Blackburn H (ed) Measurements and exercise electrocardiographic. Thomas, Springfied
4. Braunwald E, Kloner RA (1982) The stunned myocardium: Prolonged, postischemic ventricular dysfunction. Circulation 66:1146–1149
5. Erdmann E (1985) Typische Begleiterkrankungen des Gefäßpatienten und ihre Vorbehandlung vor operativen Eingriffen aus internistischer Sicht. In: Martin E, Jesch F, Peter K (Hrsg) Anästhesiologische Probleme in der Gefäßchirurgie. Springer, Berlin Heidelberg New York (Anaesthesiologie und Intensivmedizin, Band 177)
6. Foex P, Prys-Roberts C (1974) Anaesthesia and the hypertensive patient. Br J Anaesth 46:575–588
7. Geft IL, Fisbein MC, Ninomiya K et al. (1982) Intermittend periods of ischemia have a cummulative effect and may cause myocardial necrosis. Circulation 66:1151–1158
8. Grindlinger GA, Vegas AM, Manny J, Bush HL, Mannick JA, Hechtmann HB (1980) Volume loading and vasodilators in abdominal aortic aneurysmectomy. Am J Surg 139:480–486
9. Kaplan JA, Dunlar RW (1979) Anesthesia for noncardiac surgery in patients with cardiac disease. In: Kaplan JA (ed) Cardiac surgery. Grune & Stratton, New York
10. Kloner RA, De Boer LWV, Darsee JR, Ingwall JS, Hale S, Braunwald E (1981) Recovery of cardiac function and adenosine triphosphate requiring 7 days of reperfusion following 15 minutes of ischemia. Clin Res 29:562 A
11. Schmitz E, Martin E (1985) Intraoperatives Monitoring, Organfunktion und deren Beeinflussung während Operationen. In: Martin E, Jesch F, Peter K (Hrsg) Anästhesiologische Probleme in der Gefäßchirurgie. Springer, Berlin Heidelberg New York (Anaesthesiologie und Intensivmedizin, Band 177)
12. Schmucker P, Franke N, Vogel H, Martin E, van Ackern K, Laubenthal H, Becker HM (1982) Hämodynamische Veränderungen bei der Operation infrarenaler Bauchaortenaneurysmen. Anesthesiology 31:155–160
13. Silverstein PR, Caldera DL, Cullen DJ, Davison JK, Darling RC, Emesson CW (1979) Avoiding the hemodynamic consequences of aortic crossclamping and unclamping. Anesthesiology 50:462–466

Diskussion

Gerber: Wenn Sie intraoperativ Zeichen einer Ischämie sehen, wie z. B. eine ST-Depression, ziehen Sie daraus Konsequenzen für die weitere postoperative Behandlung?

van Ackern: Grundsätzlich ist festzustellen, daß bei intraoperativ auftretenden Ischämien das Ausmaß der Vorschädigung des Hyokards nicht bekannt ist. Was jedoch anhand der bisher vorliegenden Untersuchungen abgeleitet werden kann, ist die Tatsache, daß auch selbst bei kurz auftretenden Ischämiereaktionen es nicht zu einer vollständigen Erholung der Funktion kommt. Hierfür werden verschiedene Hypothesen angenommen. Es kommt u. a. durch die Ischämie zu einem Abfall des ATP. Kommt es im Anschluß daran zu einer ausreichenden Reperfusion, erfolgt eine Auswaschung der Metaboliten, wie z. B. des Hypoxanthins, des Inosins und des Adenosins. Im Bereich der Ischämieregion muß dann das ATP aus weit niedrigeren Vorstufen neu gebildet werden, was einen längeren Zeitraum in Anspruch nimmt. Dieses Phänomen erklärt unter anderem das Auftreten des sog. „stunned-myocardium“. In diesem Zusammenhang möchte ich noch die von Herrn Stelter aufgeworfene Frage, ob denn der Pulmonaliskatheter intraoperativ für den Anästhesisten entscheidende Hinweise vermittelt, damit auch noch beantworten, daß unabhängig von der EGK-Diagnostik, die u. U. intraoperativ Myokardischämien nicht unbedingt erfaßt, ein Anstieg der Faktoren, die für den koronarkranken Patienten die Wandspannung erhöhen, registriert wird. Das bezieht sich sowohl auf die Erhöhung der Nachlast als auch auf die Erhöhung der Vorlast. Ob in jedem Fall eine Erhöhung dieser Größen zu einer Myokardischämie führt, kann nicht gesagt werden. Man sollte jedoch in der postoperativen Behandlung daran denken, daß ein solches ischämisches Myokard nicht voll arbeiten kann.

Lawin: Ich finde das sehr wichtig, daß Sie nochmals herausgestellt haben, daß der Pulmonaliskatheter doch eine conditio sine qua non bei diesen Untersuchungen ist. Wir haben vor einigen Jahren nicht alle Patienten mit einem Katheter versorgt. Dabei haben wir feststellen müssen, daß bei normaler Blutdruckmessung oft nichts Auffallendes am Bluckdruckverhalten nach dem Clamping passierte. Man kann die gefährlichen Durckanstiege nur am pulmonalkapillären Verschlußdruck („wedged pressure“) feststellen und muß dann auch sofort therapieren. Ich glaube daher, daß es sehr wichtig ist, routinemäßig einen Pulmonaliskatheter bereits präoperativ zu legen.

Gerlach: Sie zeigten auf Abb. 4 in Ihrem Beitrag den Begriff der gezielten pharmakalogischen Intervention. Was meinen Sie mit dieser Intervention? Welche Maßnahmen sollten definitiv hier eingesetzt werden?

van Ackern: Ich meine den von mir erwähnten gezielten Einsatz von Vasodilatatoren. D. h. jeder Anstieg des Afterload, z. B. durch Erhöhung des peripheren Widerstandes, muß bei solch vorgeschädigten Patienten mit einer Drucksenkung z. B. in Form von Vasodilatanzien beantwortet werden.

Lawin: Sehen Sie Indikationen für Natriumnitroprussid (NNP) und wenn, wann?

van Ackern: Grundsätzlich kann man alle vasodilatatorisch wirkenden Substanzen, wie NNP, Nitroglycerin, Hydralazin usw., einsetzen. Ich sehe jedoch 2 wesentliche Gründe für den Einsatz von Nitroglycerin. Erstens gibt es eindeutige klinische Befunde, daß unter dem Einsatz von Nitroglycerin das Declampingsyndrom weniger ausgeprägt ist, da auch auf der venösen Seite eine Vasodilatation unter Nitroclycerin stattfindet und hierdurch eine größere Volumensubstitution vor dem Declamping notwendig wird. Auch zeigen die Untersuchungen von Herrn Franke, daß unter Nitroglycerin im Gegensatz zu NNP sowohl die arteriellen als auch die venösen Sphinkteren geöffnet werden, wohingegen beim NNP nur die arterillen Sphinkteren geöffnet werden und somit den Antransport des Sauerstoffs in das periphere Gewebe gefährden.

Peter: Was wäre zu den vasodilatierenden Wirkungen der Inhalationsanästhetika hierzu zu sagen?

van Ackern: Die Inhalationsanästhetika wie Enfluran, als auch Isofluran haben eine ausgeprägte vasodilatierende Wirkung. Wenn genügend Zeit in solchen Situationen zur Verfügung stünde, könnte man eine solche periphere Dilatation auslösen. Das bedeutet aber, daß Sie entsprechend Zeit zur Verfügung haben müssen, und dies würde auch nur bei mäßigem Anstieg der arterillen Drücke effektiv sein. Bei der speziellen Problematik der thorakalen Aneurysmen müssen jedoch die Drücke sehr rasch gesenkt werden, so daß hier nur die Vasodilatatoren wie NNP und Nitroglycerin zum Einsatz kommen können.

Martin: Noch ein Kommentar hierzu, obwohl er schon in der vorherigen Diskussion abgegeben wurde. Wir sehen leider sehr oft, daß wir bei den thorakalen Aneurysmen mit Nitroglycerin den Druck eben nicht rasch genug und effektiv senken können.

van Ackern: Ich wollte auch nicht hier nur von Nitroglycerin sprechen, sondern eigentlich den Gegensatz intravenös wirkender Vasodilatatoren im Vergleich zu Inhalationsanästhetika darstellen. Über die ineffektive Drucksenkung unter Nitroglycerin bei thorakalen Aneurysmen besteht eigentlich kein Dissens.

Allgemein- und Regionalanästhesie in der Gefäßchirurgie

H. Gerber und D. Thomson

Die Operationsmortalität bei rekonstruktiver Chirurgie der Abdominalaorta ist dank verbesserter Anästhesie- und Operationstechniken in den letzten Jahren deutlich gesunken. Dennoch ist sie auch heute noch bei elektiven Aneurysmektomien hoch [4]. Im Vergleich zu Patienten mit einer Verschlußkrankheit der Abdominalaorta haben Aneurysmapatienten einen schlecht ausgebildeten Kollateralkreislauf und sind durchschnittlich 10 Jahre älter. Für beide Gruppen typisch ist eine generelle Arteriosklerose, bei der oft Koronar- und Zerebralgefäße mit betroffen sind. Die kritischen Momente während der Operation sind das infrarenale Abklemmen und das Öffnen der Aorta. Beim Abklemmen sind etwa 30% des Kreislaufs momentan abgeschaltet, was zu einer akuten Steigerung des sog. Afterload des Herzens führt. Patienten mit koronarer Herzkrankheit und/oder Herzinsuffizienz sind besonders gefährdet [2]. Die Entfernung der Aortaklemme führt oft zu einem bedeutenden Abfall des mittleren arteriellen Drucks mit eventuellen Konsequenzen für die Koronar-, Zerebral- und Nierenperfusion. Eine direkte myokarddepressive Wirkung von distal der Klemme angesammelten Metaboliten bei Aneurysmapatienten ohne Kollateralkreislauf oder eine durch die Azidose bedingte reaktive Hyperämie sind Erklärungen für diesen “declamping shock”. Eine optimierte Volumenzufuhr in Kombination mit einer adrenergen Blockade kann die großen Kreislaufschwankungen verhindern. Dieser Bericht zeigt die verschiedenen Möglichkeiten, dieses Ziel mit Allgemein- und Regionalanästhesie zu erreichen und diskutiert die dabei auftretenden Probleme.

Allgemeinanästhesie

Die Wahl der Anästhesietechnik ist von sekundärer Bedeutung und soll wie immer dem Patienten angepaßt werden. Die intravenöse Anästhesie mit hohen Dosen von Opiaten bei der Einleitung bringt den Vorteil einer stabilen Basalanästhesie, die z. T. vor plötzlichen Blutdruckerhöhungen beim Abklemmen der Aorta schützt. Hohe Dosen von Opiaten führen zu einer elektiven postoperativen Beatmung – kein Nachteil bei diesen oft auch lungenkranken Patienten. Damit wird z. B. das Zittern verhindert, der Patient bleibt ruhig, gut ventiliert und die Aufmerksamkeit kann sich somit auf die Kreislaufsituation konzentrieren. Die intravenöse Anästhesie läßt sich mit der Inhalationsanästhesie in kleinen Dosen kombinieren; Halothan oder Enfluran (0,5–1 Vol.-%) ermöglichen eine Steuerung des Blutdrucks. Gefährlich ist jedoch die Behandlung von Blutdruckerhöhungen beim Abklemmen der Aorta mit z. B. hohen Dosen Halothan. Diese Patienten sind durch eine akute Linksinsuffizienz gefährdet; daher ist die negative inotrope Wirkung hochdosierter Inhalationsanästhetika zu vermeiden [2].

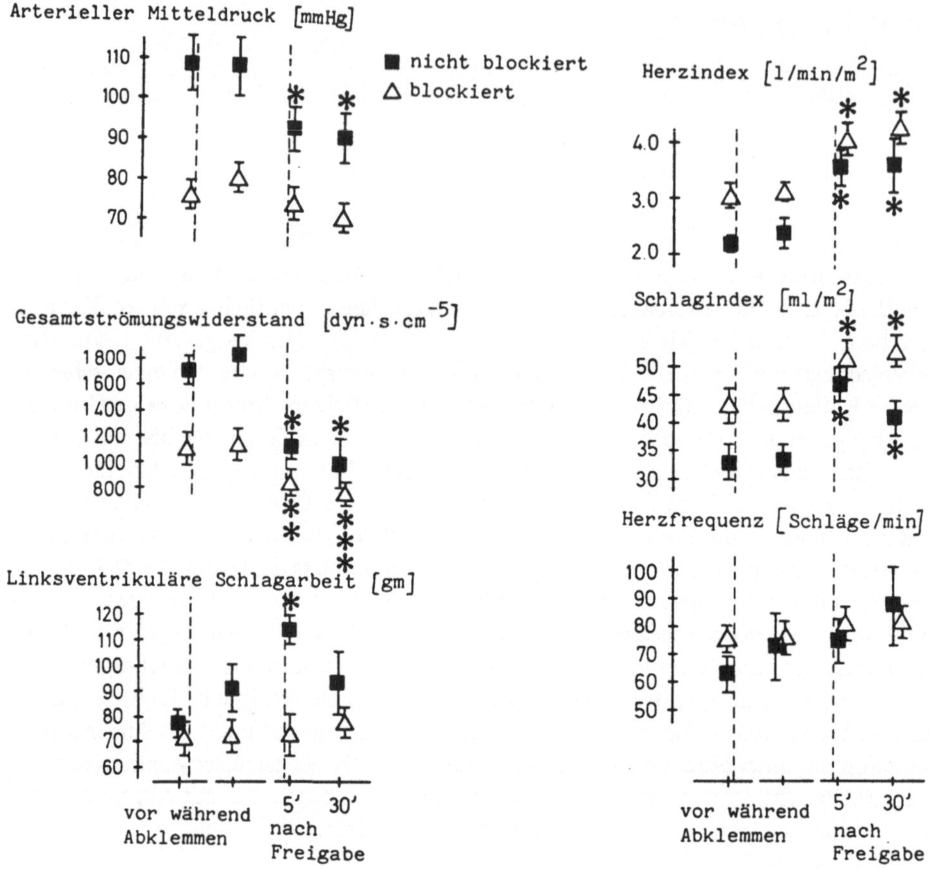

Abb. 1. Hämodynamische Parameter vor und 5 bzw. 30 min nach Öffnen der Aortenklemme im Vergleich zu den Werten vor der Aortenabklemmmung bei 6 Patienten ohne und bei 13 Patienten mit adrenerger Blockade. Mittelwert ± SEM, * $p < 0{,}05$, ** $p < 0{,}001$. (Nach [11])

Adrenerge Blockade

Eine adrenerge Blockade ist bei Risikopatienten indiziert, um den Kreislauf in der perioperativen Phase zu stabilisieren. Diese Blockade (Abb. 1) muß schon prophylaktisch präoperativ mit β-selektiven Blockern und langwirkenden α-Blockern (z. B. Phenoxybenzamin) etabliert werden [11]. Eine langwirkende Blockade, auch in der postoperativen Phase, hat den Vorteil einer Kreislaufadaptation bei den großen intraoperativen Volumenverschiebungen. Ein Nachteil ist der primär erhöhte Volumenbedarf, der notwendig ist, um eine Hypotonie zu verhindern.

Monitoring

Die Überwachung während und nach der Operation erfolgt immer mit der EKG-Ableitung V_5 oder, falls ein präoperatives Belastungs-EKG gemacht worden ist, mit einer Ableitung, die Ischämiezeichen aufgedeckt hat [8]. Notwendig ist ebenfalls eine intraarterielle Blutdruckmessung, besonders bei Gabe von vasoaktiven Substanzen. Eine Pulmonaliskatheterisierung ist nur für kardiale Risikopatienten mit Angina pectoris und Zeichen einer präoperativen Linksinsuffizienz indiziert. Andernfalls genügt ein zentraler Venenkatheter für die ZVD-Bestimmung und die Gabe von vasoaktiven Substanzen. Temperatur und Diurese sind ebenfalls zu überwachen.

Volumenzufuhr

Die Volumenzufuhr soll so reguliert werden, daß der Füllungsdruck des Herzens vor der Aortaabklemmung eher niedrig ist. Während der Ischämiephase sind die Füllungsdrücke mit Zufuhr von Kristalloiden und Kolloiden langsam bis zu einem ZVD oder PCWP von 15–18 mmHg kurz vor Öffnen der Aortenklemme zu erhöhen. Bei einer optimierten Volumenzufuhr ist eine routinemäßige Gabe von Diuretika nicht nötig [21].

Regionalanästhesie

Regionale rückenmarknahe Anästhesiemethoden finden heute bei gefäßchirurgischen Eingriffen vermehrt Anwendung [13]. Die Vorteile liegen v. a. bei peripheren gefäßchirurgischen Eingriffen in der perioperativen Sympathikusblockade und damit einer Durchströmung der operierten Extremität [17], den geringen hämodynamischen Veränderungen bei diesen Patienten, wenn die Blockade auf die unteren thorakalen und lumbalen Segmente beschränkt bleibt, und in der Möglichkeit der Weiterführung der rückenmarknahen Analgesie in der postoperativen Periode. Im Gegensatz dazu wird bei Allgemeinanästhesieverfahren wegen der Begleiterkrankungen von gefäßchirurgischen Patienten, wie Hypertonie, pulmonalen Veränderungen und der Möglichkeit anderer Gefäßerkrankungen an den Koronararterien und/oder den Karotiden [5], ein aufwendigeres Management notwendig, um die Homöostase zu erhalten.

Werden regionale Anästhesieverfahren bei großen intraabdominellen gefäßchirurgischen Eingriffen angewendet, wie z. B. bei einem aortofemoralen Bypass oder einer Aneurysmaresektion, ergeben sich größere hämodynamische Veränderungen durch die hohe segmentale Blockade, die für eine schmerzfreie Operation notwendig ist, sowie durch das Abklemmen bzw. die Öffnung der großen Gefäße.

Bei der rückenmarknahen Anästhesie (in der Regel eine Periduralanästhesie) sind folgenden Punkten besondere Beachtung zu schenken:

1. Massive Volumenverschiebung durch segmentale Sympathikusblockade,
2. Antikoagulation und rückenmarknahe Anästhesie,
3. Toxizität der Lokalanästhetika.

Volumenverschiebungen und Sympathikusblockade

Die hämodynamischen Auswirkungen der Periduralanästhesie (PDA) sind wesentlich durch die segmentale Höhe der Sympathikusblockade bestimmt. Beim flachliegenden, normovolämischen Patienten wird eine segmentale Sympathikusblockade unterhalb Th 5 keine wesentlichen hämodynamischen Veränderungen hervorrufen, obwohl es bei dieser Blockadenhöhe schon zu einer Umverteilung des Blutes vom Thorax zu den Extremitäten und dem Splanchnikusgebiet kommt (s. Beitrag von Arndt, S. 181). Steigt die segmentale Blockade über Th 5 und erreicht die präganglionären Fasern von Th1, fallen peripherer Widerstand und Mitteldruck ab, während je nach enddiastolischer Füllung das Herzminutenvolumen noch normal sein kann [26].

Bei gefäßchirurgischen Patienten können sich durch die meist vorbestehende Hypertonie oder durch die mit der Behandlung der Hypertonie durch Diuretika verursachte Reduktion des intravasalen Volumens (s. Diskussion, S. 69) schon bei einer segmentalen Sympathikusblockade unterhalb Th 5 erhebliche hämodynamische Veränderungen ergeben. Dadurch kann der initiale Volumenbedarf im Vergleich zu einer Allgemeinanästhesie erheblich sein.

In einer Studie ergab sich bei der Epiduralanästhesiegruppe ein durchschnittlicher Volumenbedarf an Ringer-Laktat von 2853 ml zum Erreichen eines linksventrikulären Füllungsdrucks von 3–4 mmHg über dem Ausgangswert, während bei der Allgemeinanästhesiegruppe mit Morphin und Lachgas nur 1581 ml benötigt wurden [16]. Dieser erhöhte Volumenbedarf bei Eingriffen an den großen Gefäßen unter Epiduralanästhesie verglichen mit einer Halothan- bzw. Neuroleptanästhesie spiegelt sich auch in der Zunahme des Blutvolumens bei der PDA wider [29]. Während unter der Neuroleptanästhesie Blutdruckspitzen häufiger auftreten als unter einer PDA, wird eine Hypotension etwa mit gleicher Häufigkeit beobachtet [24]. Die genaue Beachtung der links- und rechtsventrikulären Füllungsdrücke ist bei dem Management dieser Patienten sehr wichtig [10] und kann evtl. auch die Möglichkeit eines Reinfarkts bei vorhandener symptomatischer koronarer Herzkrankheit senken. Im Vergleich zur Neuroleptanästhesie scheint die Epiduralanästhesie die Häufigkeit einer Myokardischämie zu vermindern ([24], Tabelle 1).

Antikoagulation und rückenmarknahe Anästhesie

Rückenmarknahe Anästhesietechniken sind bei voll antikoagulierten Patienten kontraindiziert. Die Gabe von Antikoagulantien, wie sie für die Thromboseprophylaxe benutzt werden,

Tabelle 1. Vergleich von NLA und NLA plus Epiduralanästhesie bei Koronar-Patienten. (Nach [24])

	NLA		NLA + PDA	
	n	[%]	n	[%]
Pulmonalkapillärer Verschlußdruck [mmHg]	16	73	4	17
Hypoxanthinproduktion	9	41	1	4
Myokardialer O_2-Verbrauch (MVO_2) ↑ > 25%	22	100	1	4
ST-Segment ↑ > 1 mm	11	50	3	13
Ventrikuläre Arrhythmien	8	36	2	8

Tabelle 2. Gabe von Heparin i.v. bei 4015 Patienten mit rückenmarknaher Anästhesie. (Nach [23])

Ausschluß	Leukämie, Hämophilie, Thrombozytopenie Präoperative Antikoagulationstherapie
Präoperative Abklärung	Hämoglobin, Hämatokrit, Thrombozytenzahl Prothrombinzeit, partielle Thromboplastinzeit
Anästhesietechnik	Lumbal 17 g Touhy und Katheter 1–2 cm Wenn Blutaspiration, wird der Fall verschoben In 50% der Fälle Adrenalinzusatz 1 : 200000 Periphere Gefäßchirurgie
Heparingabe	60 min nach epiduraler Punktion 500 E alle 2 min unter Kontrolle der aktivierten Gerinnungszeit (ACT) bis zur Verdopplung der ACT Entfernung des Epiduralkatheters nach 24 h
Komplikationen	Von 3168 Patienten mit Lumbal-Epidural-Anästhesie 4 Patienten Parästhesien während 3 Wochen 9 Patienten Rückenschmerzen am 3. und 4. Tag Von 847 Patienten mit kontinuierlicher Spinalanästhesie 1 Patient Sensibilitätsverlust am Oberschenkel für 6 Monate 6 Patienten Rückenschmerzen am 3. und 4. Tag

Tabelle 3. Gabe von Heparin i.v. bei 950 Patienten mit Epidural- plus Allgemeinanästhesie. (Nach [22])

Ausschluß	Neurologische Krankheiten Thrombozytopenie Leukämie Vollheparinisierung Salizylate
Präoperative Abklärung	Neurologische Untersuchung Partielle Thromboplastinzeit Kaolin-Cephalin-Gerinnungszeit
Anästhesietechnik	Intubation plus Epiduralanästhesie N_2O-O_2, Halothan Bupivacain ohne Zusatz
Heparingabe	4000 E i.v.-Bolus plus Heparininfusion mit 300 E/min Entfernung des Epiduralkatheters nach 48 h
Komplikationen	100 Patienten mit Rückenschmerzen während 3–5 Tagen 40% der Patienten Hypotension unter 100 mmHg systolisch

galt anfänglich als Kontraindikation; eine Blutungskomplikation mit neurologischen Folgen wurde jedoch bisher nicht beschrieben, obwohl der Anteil der Blutungskomplikationen im Operationsbereich sowohl nach Dextran als auch nach Heparin in niedriger Dosierung gleich groß war [1].

Da heute bei den meisten gefäßchirurgischen Eingriffen nicht auf Heparin verzichtet wird, wurde in 2 größeren Studien die Kombination von Heparin i.v. mit einer Epiduralanästhesie evaluiert ([22, 23], Tabellen 2 und 3).

In der ersten Studie wurde bei 3168 Patienten eine kontinuierliche Epiduralanästhesie und bei 847 Patienten eine kontinuierliche Spinalanästhesie durchgeführt. Die Patienten wurden nach 50–60 min langsam mit Heparin so antikoaguliert, daß die aktivierte Gerinnungszeit den doppelten Ausgangswert erreichte. Nach 24 h wurde der Katheter genau 1 h vor der Repetitionsdosis Heparin wieder gezogen. Als Komplikationen wurden Parästhesien und Rückenschmerzen gefunden, die ein eventueller Hinweis auf kleine epidurale oder subdurale Blutungen sein könnten.

Klinische Symptomatik des epiduralen Hämatoms:

1. Rückenschmerzen
2. Urin- und Stuhlinkontinenz
3. Neurologische Ausfälle

Cave: Spontane Remissionen sind äußerst selten.

Während in der ersten Studie [23] Patienten mit peripheren Gefäßeingriffen untersucht wurden, wurden in der zweiten Studie [22] sowohl Patienten mit Eingriffen an der Aorta als auch an den Extremitäten unter einer Kombination von Epiduralanästhesie und Intubation mit N_2O-O_2-Halothan erfaßt.

Jedem Patienten wurde eine fixe Dosis vor dem Abklemmen verabreicht und anschließend für einige Stunden eine Heparininfusion gegeben. Rückenschmerzen traten bei 10% der Patienten auf. Neurologische Komplikationen wurden nicht beobachtet (Tabelle 3).

Andere Untersucher haben inzwischen die Durchführbarkeit einer i.v.-Heparinisierung bei vorher angelegter Epiduralanästhesie in einigen tausend Fällen bestätigt [28]. Ob bei dem Einsatz einer Epiduralanästhesie für gefäßchirurgische Eingriffe überhaupt eine Heparinisierung notwendig ist, ist umstritten. Während beim Abklemmen der großen Gefäße (Aorta) mindestens eine regionale Heparinisierung durchgeführt wird, ist die Antikoagulation bei den peripheren Gefäßeingriffen nicht unbedingt notwendig. Die Argumente gegen eine Heparinisierung beziehen sich auf das bessere Flowverhalten nach einer Epiduralanästhesie, die aber wahrscheinlich nicht nur durch die Sympathikusblockade hervorgerufen wird, sondern auch durch die β-adrenerge Wirkung des Adrenalinzusatzes der Lokalanästhesielösung [17, 26]. Außerdem wurde bei Patienten unter Epiduralanästhesie im Gegensatz zu Patienten unter Allgemeinanästhesie eine bessere fibrinolytische Funktion nachgewiesen [18].

Wird eine rückenmarknahe Anästhesie und eine anschließende Antikoagulation durchgeführt, müssen die Patienten postoperativ besonders intensiv überwacht werden.

Die Symptome eines komprimierenden epiduralen Hämatoms sind Rückenschmerzen, Urin- und Stuhlinkontinenz und neurologische Ausfälle, beginnend mit Sensibilitäts- und Reflexverlust bis zur Querschnittslähmung. Die Diagnose und die Indikation zum entlastenden operativen Eingriff muß früh gestellt werden, da eine spontane Remission selten ist.

Welche Abklärungen sollten vor der Durchführung einer rückenmarknahen Regionalanästhesie erfolgen, um eine anschließende Heparinisierung ohne Schaden durchzuführen? Blutungen im Anästhesiebereich sind besonders bei Störungen der primären Hämostase zu erwarten, weshalb besonders bei Patienten mit Thrombozytopenien und -pathien sowie mit Erkrankungen des Knochenmarks (Leukämie) Vorsicht geboten ist. Besteht ein Verdacht auf eine präoperativ bestehende Blutungsstörung, muß eine labormäßige Abklärung erfolgen, die die Blutungszeit, die Thrombozytenzahl, die aktivierte partielle Thromboplastinzeit, die Pro-

Tabelle 4. Abklärung vor der Gabe von Heparin i.v. bei rückenmarknaher Anästhesie. (Nach [27])

Ausschluß	Thrombozytopenien Thrombozytopathien v.-Willebrand-Syndrom Hyperfibrinolyse (Streptokinase)
Labor	Blutungszeit, Thrombozytenzahl Aktivierte partielle Thromboplastinzeit, Prothrombinzeit (Quick-Wert) Fibrinogen
Intervention	Blutungszeit um 50% verlängert Quick-Wert unter 50% Fibrinogengehalt unter 100 mg/dl

thrombinzeit (Quick-Wert) und die Fibrinogenkonzentration berücksichtigt. Eine Intervention sollte präoperativ vor der Gabe von Heparin bei einer Verlängerung der Blutungszeit um 50%, bei einem Quick-Wert von weniger als 50% und bei einem Fibrinogengehalt von weniger als 100 mg/dl erfolgen. Wird Heparin gegeben, ohne die erniedrigten Werte zu korrigieren, ist ein engmaschiges Monitoring z. B. der aktivierten Gerinnungszeit erforderlich ([27], Tabelle 4).

Bei der Beurteilung auftretender neurologischer Störungen nach Antikoagulation, rückenmarknaher Anästhesie und Gefäßoperationen ist zu bedenken, daß sowohl epidurale Hämatome spontan auftreten können [25] als auch neurologische Ausfälle nach Eingriffen an der Aorta z. B. durch Einschränkung der Blutversorgung des Rückenmarks verursacht werden können [6, 7].

Toxizität der epidural applizierten Lokalanästhetika

Die Toxizität der Lokalanästhetika manifestiert sich am ZNS und am Herzen. Die Beobachtung des wachen Patienten liefert einen guten Parameter für eine evtl. erhöhte Blutkonzentration, die sich meist durch Klagen über Ohrensausen, Taubheitsgefühl an der Zunge, Euphorie und Sehstörungen äußert. Diese zentralnervösen Symptome einer erhöhten Lokalanästhetikakonzentration treten bei Resorption oder i.v.-Gabe vor den kardialen Nebenwirkungen auf, die in einer Verlängerung der Reizleitungszeit und einer Verringerung der myokardialen Kontraktion bestehen. Alle gebräuchlichen Lokalanästhetika, wie Lidocain, Mepivacain, Bupivacain und Etidocain, bewirken nach einer i.v.-Applikation eine starke Kreislaufdepression: Die Kardiotoxizität ist dabei direkt proportional zu der in vivo anästhetischen Wirksamkeit [15]. Bupivacain scheint insofern eine Ausnahme unter diesen Lokalanästhetika zu machen, als konvulsiv wirkende Blutspiegel schwere Arrhythmien auslösen können, die mit Lidocain nicht gesehen werden [14]. Im Gegensatz zu Lidocain liegen beim Bupivacain Konvulsionen und Kreislaufkollaps im Tierexperiment sehr dicht beieinander [20].

Mit welchem Blutspiegel ist bei einer epiduralen Anästhesie mit Reinjektion von Bupivacain alle 90–120 min zu rechnen?

Wir haben bei 16 Patienten, die eine kombinierte Anästhesie mit thorakaler Epiduralanästhesie und Intubation (N_2O-O_2-Beatmung) erhielten, die Bupivacainblutspiegel gemessen und einen durchschnittlichen Wert von 0,81 μg/ml (0,21–3,3 μg/ml) gefunden. Bei der post-

Tabelle 5. Blutspiegel von Bupivacain [μg/ml] nach thorakaler Epiduralanästhesie bei 16 Patienten

Intraoperativ	Postoperativ nach		
	24 h	48 h	72 h
38 Messungen (16 Patienten)	16 Patienten	16 Patienten	12 Patienten
0,81 ± 0,66 (SD) (0,21–3,3)	0,94 ± 0,51 (0,08–2,33)	1,2 ± 0,67 (0,4–3,02)	0,89 ± 0,68 (0,35–2,4)

operativen epiduralen Infusion von 15 mg/h (12 ml 0,125%ige Lösung) Bupivacain fanden wir nach 24 h einen venösen Blutspiegel von 0,94 μg/ml (0,08–2,33 μg/ml), nach 48 h von 1,2 μg/ml (0,4–3,0 μg/ml) und nach 72 h von 0,89 μg/ml (0,35–2,4 μg/ml) Bupivacain (Tabelle 5). Klinisch fand sich bei keinem dieser Patienten ein Hinweis auf eine zentralnervöse oder kardiale Intoxikation. Nach Befunden am isolierten Herzen und am isolierten Vorhof muß jedoch auch bei Blutspiegel von Bupivacain in der oben erwähnten Höhe mit einer 25- bis 50%igen Verlängerung der intrakranialen Reizleitung und mit einer Verminderung der Kontraktilität um 25–30% gerechnet werden [3, 12]. Klinisch werden diese Wirkungen kaum beobachtet, da durch zentrale Wirkungen der Lokalanästhetika, durch die chirurgische bzw. Schmerzstimulation und durch Zusätze zu den Lokalanästhetika wie Adrenalin ein Teil dieser negativen Wirkungen aufgehoben wird [19, 26].

Die Regionalanästhesie hat heute den Vorrang bei den peripheren Gefäßeingriffen, bei denen sich durch die geringen anästhesieinduzierten Veränderungen bei einer auf die unteren thorakalen Segmente beschränkten Blockade intraoperativ und durch das bessere Flowverhalten postoperativ Vorteile für den Risikopatienten ergeben.

Obwohl auch bei den großen intraabdominellen Gefäßeingriffen sich ein Trend zur Kombination von Epiduralanästhesie mit einer leichten Allgemeinanästhesie abzeichnet [9], ist hier von Bedeutung, daß das Prinzip der adrenergen Blockade entweder bei der Allgemeinanästhesie mit der intravenösen Gabe von α- und β-Blockern oder bei der Regionalanästhesie mit einer hohen Sympathikusblockade durchgeführt wird. Es gibt bisher keinen Hinweis, daß bei Anwendung der adrenergen Blockade ein Unterschied in der postoperativen Morbidität oder Mortalität zwischen Patienten besteht, die unter Allgemein- oder Regionalanästhesie operiert werden.

Literatur

1. Allemann BH, Gerber H, Gruber UF (1983) Rückenmarknahe Anaesthesie und subkutan verabreichtes low-dose Heparin-Dihydergot zur Thromboembolieprophylaxe. Anaesthesist 32:80–83
2. Attia RR, Murphy JD, Snider M, Lappas DG, Darling RC, Lowenstein E (1976) Myocardial ischemia due to infrarenal aortic cross-clamping during aortic surgery in patients with severe coronary artery disease. Circulation 53:961–965
3. Block A, Covino BG (1981) Effect of local anesthetic agents on cardiac conduction and contractility. Reg anaesth 6:55–61
4. Christenson JT, Eklöf B, Gustafson I (1977) Abdominal aortic aneurysms: Should they all be resected? Br J Surg 64:767

5. Comaingue CM, Davies MJ, Cronin KD (1982) Cardiovascular risk factors in patients for vascular surgery. Anaesth Intensive Care 10:324–327
6. Costello TG, Fisher A (1983) Neurological complications following aortic surgery. Anaesthesia 38: 230–236
7. Crock HV, Yoshizawa H (1977) The blood supply of the vertebral column and spinal cord in man. Springer, Berlin Heidelberg New York
8. Cullen D (1981) Anaesthesia for aortic aneurysm surgery. In: 32nd ASA Annual Refresher Course Lectures, New Orleans 1981, pp 206–217
9. Cunningham FO, Egan JM, Inahara T (1980) Continuous epidural anesthesia in abdominal vascular surgery. Am J Surg 139:624–627
10. Darling RC, Brewster D (1980) Elective treatment of abdominal aortic aneurysms. World J Surg 4: 661–667
11. Eklöf B, Neglén P, Thomson D (1981) Temporary incomplete ischemia of the legs induced by aortic clamping in man. Effects on central hemodynamics and skeletal muscle metabolism by adrenergic block. Ann Surg 193:89
12. Feldman HS, Covino BM, Sage DJ (1982) Direct chronotropic and inotropic effects of local anesthetic agents in isolated Guinea Pig atria. Reg Anaesth 7:149–156
13. Fuchs JCA, Fagraeus L, Lumb PD (1982) The emerging role of epidural anesthesia in arteriography and in vascular operations. Ann Surg 195:781–785
14. Kotelko DM, Shnider SM, Dailey PA et al. (1984) Bupivacain-induced cardiac arrhythmias in sheep. Anesthesiology 60:10–18
15. Liu P, Feldman HS, Covino BM, Giasi R, Covino BG (1982) Acute cardiovascular toxicity of intravenous amide local anesthetics in anesthetized ventilated dogs. Anesth Analg 61:317–322
16. Lunn JK, Dannemiller FJ, Stanley TF (1979) Cardiovascular responses to clamping of the aorta during epidural and general anesthesia. Anesth Analg 58:372–376
17. Modig J, Malmberg P, Karlström G (1980) Effect of epidural versus general anaesthesia on calf blood flow. Acta Anaesthesiol Scand 24:305–309
18. Modig J, Borg T, Bagge L, Saldeen T (1983) Role of extradural and of general anaesthesia in fibrinolysis and coagulation after total hip replacement. Br J Anaesth 55:625–629
19. Moore DC, Scurlock JE (1983) Possible role of epinephrine in prevention or correction of myocardial depression associated with bupivacaine. Anesth Analg 62:450–453
20. Morishima HO, Pedersen H, Finster M et al. (1983) Is bupivacaine more cardiotoxic than lidocaine. Anesthesiology [Suppl] 59:A409
21. Neglén P (1980) Aortic clamping) Skeletal muscle metabolism and renal circulation during abdominal reconstructive vascular surgery for arteriosclerotic disease. Bulletin No 23, Dep of Surgery, University of Lund, Sweden
22. Odoom JA, Sih IL (1983) Epidural analgesia and anticoagulant therapy. Experience with one thousand cases of continuous epidurals. Anaesthesia 38:254–259
23. Rao TLK, El-Etr AA (1981) Anticoagulation following placement of epidural and subarachnoid catheters: An evaluation of neurologic sequelae. Anesthesiology 55:618–620
24. Reiz S, Balfors E, Sørensen MB, Häggmark S, Nyhman H (1982) Coronary hemodynamic effects of general anesthesia and surgery. Modification by epidural analgesia in patients with ischemic heart disease. Reg anaesth [Suppl] 7:8–18
25. Scott BB, Quisling RG, Miller CA, Kindt GW (1976) Spinal epidural hematoma. JAMA 235:513
26. Stanton-Hicks Md'A (1975) Cardiovascular effects of extradural anaesthesia. Br J Anaesth 47:253–261
27. Vinazzer H, Blauhut B (1983) Komplikationen der rückenmarknahen Regionalanaesthesie, Gerinnungsproblematik. Anaesthesist [Suppl] 32:43–44
28. Wüst HJ (1982) Anticoagulants and regional anaesthesia. Proceedings First General Meeting of the European Society of Regional Anaesthesia. Publ.: Astra Pharmaceutical, p 58
29. Wüst HJ, Freiereis HW, Sandmann W, Florack G (1982) Blutvolumen bei aortofemoralen Bypass-Operationen. Anaesthesist 31:449–455

Diskussion

Martin: Wurden die von Ihnen zitierten Untersuchungen bei gefäßchirurgischen Eingriffen oder bei anderen Operationen durchgeführt?

Gerber: Das waren gefäßchirurgische Eingriffe.

Martin: Die nicht signifikanten Unterschiede beruhen doch sehr wahrscheinlich auf einer niedrigen Fallzahl?

Gerber: Die Fallzahl ist in der Tat zu klein. Die Untersuchungen sind abgeschlossen und haben die Tendenz bestätigt.

Thomson: Die hier zitierten Untersuchungen sind bereits schon ein paar Jahre alt. Meines Wissens nach verwenden diese Untersucher nur die Periduralanästhesie.

Martin: Also wurde hier die klassische Neuroleptanalgesie mit der Periduralanästhesie verglichen! Dann meine ich, schneidet die Neuroleptanalgesie sehr schlecht ab. Denn wir wissen, daß die klassiche Neuroleptanalgesie gerade bei diesen gefäßchirurgischen Eingriffen nicht in der Lage ist, die auftretenden hypertensiven Reaktionen zu kupieren.

Gerber: Ich glaube, es spielt im Grunde keine Rolle, auf welche Weise Sie die Füllungsdrücke bzw. Herzvolumina klein halten bei gleichzeitig normalen oder sogar erhöhtem Afterload. Dies können Sie durch die gleichzeitige Gabe eines α-Stimulators und Nitroglycerin erreichen oder eben durch eine Kombination von rückenmarknaher Sympathikusblockade und eventueller α-Stimulation. Die im Tierexperiment beschriebene Umverteilung des Blutes vom epikardialem zum endokardialem Gewebe unter hoher Sympathikusblockade hat wahrscheinlich keine große klinische Bedeutung.

Lawin: Ich hätte eine Frage. Sie haben hier dies schön gegenübergestellt. Wie machen Sie es denn in Basel?

Gerber: Bei großen Gefäßeingriffen, die bei uns oft als Notfälle kommen, machen wir wegen der Antikoagulation keine Regionalanästhesie; bei peripheren Eingriffen je nach Patient.

Lawin: Diese Komplikationen, die Sie aufgezählt haben, sind ja doch schon beachtlich. Wenn man dies unter dem Gesichtspunkt der heutigen Rechtssprechung sieht, dann muß man das schon sehr ernst nehmen. Diese Komplikationen, die ja sicherlich von forensischer Bedeutung sein können, sehen wir in der Allgemeinanästhesie einfach nicht.

Gerber: Man muß v. a. differentialdiagnostisch daran denken, daß z. B. durch die operationsbedingte Störung der Gefäßversorgung des Rückenmarks neurologische Schäden auftreten können.

Stelter: Dies können Sie gewissermaßen leicht differenzieren, indem Sie ein CT veranlassen. Dann sehen sie auch, ob ein Hämatom besteht oder nicht. Wenn kein Hämatom gefunden wird, dann ist dies sicherlich chirurgischerseits bedingt. Liegt ein Hämatom vor, ist die Schuld bei dem Regionalverfahren zu suchen.

Gerber: Sie können auch die Gefäßversorgung durch Ihre Punktionsnadel stören.

Stelter: Ich hätte hierzu noch eine spezielle Frage. Kann man denn bei Patienten, die mit einem Periduralkatheter versehen sind, hinterher nicht heparinisieren?

Gerber: Ja, wenn Sie ca. 1 h warten.

Stelter: Kann hier auch eine volle Heparinisierung durchgeführt werden?

Gerber: In der einen zitierten Studie von Rao wurde so viel Heparin gegeben, bis die aktivierte Gerinnungszeit verdoppelt war; sonst werden meist 4000–5000 E Heparin als Bolus und dann eine Infusion verabreicht.

van Aken: Ich hatte Gelegenheit mit Herrn Norlander zu diskutieren, wie dort die Anästhesie bei Aortenaneurysmen und Y-Prothesen durchgeführt wird. Er meinte hierzu, daß z. Z. in Schweden die kombinierte Anästhesie, d. h. also Allgemeinanästhesie mit Periduralkatheter, die Narkoseführung der Wahl darstellt. Er ist jedoch der Ansicht, daß nur dann dieses Anästhesieverfahren von Vorteil ist, wenn auch in der postoperativen Phase die Periduralanalgesie weitergeführt werden kann. Dies ist z. B. bei uns in vielen Fällen nicht möglich, da die Patienten nach 12 bzw. 24 h wieder auf die Normalstation zurückverlegt werden. Ich glaube daher nicht, daß auf der Normalstation die Periduralanästhesie von einer Schwester oder einem Stationsarzt einfach so weitergeführt werden kann.

Gerber: Wir machen dies bei Eingriffen im Abdomen.

van Aken: Ja, bei abdominellen Eingriffen machen wir dies auch. Die Frage erhebt sich nur, wie wird es auf Ihrer Normalstation gehandhabt?

Gerber: Wir führen die postoperative Periduralanalgesie seit 6 Jahren auf der Intensivstation, aber auch auf der Abteilung durch und hatten bis jetzt keine Probleme. Was die Heparinisierung und die Periduralanästhesie betrifft, so glaube ich, daß die Zahlen der einzelnen Untersucher zu klein sind, um daraus wirklich Schlüsse zu ziehen, wie sicher das Verfahren ist. Um eine Aussage zu machen, benötigt man wahrscheinlich 10000 Patienten oder mehr. Inzwischen wird weniger und z. T. schon überhaupt kein Heaprin mehr benutzt außer der üblichen Thromboseprophylaxe, wodurch sich das Problem offensichtlich von selbst löst.

Lawin: Herr Gerber, die Schmerzfreiheit in der postoperativen Phase ist unumstritten von großer Bedeutung. Dennoch möchte ich feststellen – und ich sehe das jetzt aus der Sicht eines Gutachters –, die Anzahl der Prozesse und der Beschwerden bei der Gutachterstelle der Ärtzekammer zeigen ein Überwiegen der Komplikationen nach Regionalanästhesien gegenüber der Allgemeinanästhesie. Dies ist einfach erstaunlich, und das müssen wir mehr denn je, ob wir es wollen oder nicht, abwägen und kritisch sehen.

Becker: Die wesentliche Komplikation ist ja wohl die Blutung, wenn ich es richtig verstanden habe. Wie steht es dann mit Patienten, die aufgrund ihrer arteriellen Verschlußkrankheit einen präoperativ gelegten Periduralkatheter erhalten und dann intraoperativ voll heparinisiert werden? Könnte es hier evtl. zu einer Blutung kommen? Die von uns durchgeführte Heparindosierung liegt bei 10000 E Heparin.

Gerber: So lange der Periduralkatheter vorher eingelegt wird und dann nach ca. 1 h oder mehr Heparin gegeben wird, gehen Sie wahrscheinlich kein Risiko ein.

Lawin: Die Vorteile der Regionalanästhesie müssen den Nachteilen wirklich gegenüber gestellt werden. Wir haben den ganzen Nachmittag über Blutvolumen, Druck, Flow usw. gesprochen. Hier kommt es ja schon durch die Regionalanästhesie zu einer beträchtlichen Umverteilung, die unbedingt berücksichtigt werden muß. Darüber hinaus kommt es immer wieder zu unangenehmen Folgeerscheinungen nach rückenmarknahen Anästhesien beim Patienten, wie z. B. Kopfschmerzen usw. Diese Beschwerden sind sicherlich reversibel, aber die Erinnerung des Patienten daran ist sicherlich nicht sehr angenehm.

Becker: Dennoch möchte ich auf die Vorteile dieser Methode hinweisen, da bereits diese Patienten präoperativ schmerzfrei gehalten werden und postoperativ bereits am Abend durch eine entsprechende Morphinanalgesie mobilisiert werden können. Ich sehe in diesem Verfahren einen erheblichen Vorteil für die Klinik.

Lawin: Ich verstehe, was Sie meinen. Nur muß man immer wieder darauf hinweisen, daß die Komplikationen bei der regionalen Anästhesie unangenehm für die Patienten sind. Sie erleben sie mit vollem Bewußtsein, und dieses Verfahren kann schwerwiegende Folgen haben.

Finsterer: Die Häufigkeit postoperativer pulmonaler Komplikationen nach Operation an der Bauchaorta ist relativ hoch, und unsere günstigen Erfahrungen mit Verminderung derselben durch forlaufende Periduralnaästhesie nach abdominalchirurgischen Eingriffen entsprechen denen anderer Untersucher. Das präoperative Anlegen einer Periduralanästhesie mit Katheter ist aus 2 Gründen meiner Meinung nach nicht ganz unproblematisch. Einerseits können neurologische Ausfälle auch durch den operativen Eingriff selbst ausgelöst werden und zum anderen stellt die Antikoagulantientherapie ein Risiko dar. In unserem Hause werden einschlägige Patienten in der Regel 1–2 Tage nachbeatmet, und ich schlage vor, zu erwägen, ob nicht zum Zeitpunkt der Extubation durch das Anlegen einer fortlaufenden Periduralanästhesie dem Patienten noch entscheidend genützt werden könnte.

van Aken: Ich hätte eine Frage zur sog. kontinuierlichen Spinalanästhesie. In zunehmendem Maße liest man über die kontinuierliche Spinalanästhesietechnik, daß sie zum Einsatz kommt. Die Vorteile scheinen zu sein, daß mit minimalen Dosen von Lokalanästhetikum postoperativ eine ausreichende und zufriedenstellende Analgesie erzielt werden kann. Meine Frage lautet deshalb: Haben Sie mit dieser Methode Erfahrung?

Gerber: Wir führen keine kontinuierlichen Spinalanästhesien durch, und ich glaube es gibt einige wichtige Gründe. Die postoperative Weiterführung dieser rückenmarknahen Anästhesieform ist sehr schwierig, besonders wenn man an die Mobilisation dieser Patienten denkt. Intraoperativ hat diese Methode nur Vorteile, wenn die Toxizität des Lokalanästhetikums eine Rolle spielt und die Relaxation nur mit der rückenmarknahen Anästhesie erfolgen soll.

Martin: Gibt es wirklich eine Studie, die belegt, daß dieses Kombinationsverfahren von Intubationsnarkose und Periduralanästhesie im Vergleich zu einer Allgemeinnarkose tatsächlich zu postoperativ besseren Ergebnissen führt?

Gerber: Wenn Sie die postoperative Morbidität und Mortalität meinen, nein.

Martin: Meines Wissens nach gibt es Untersuchungen aus Ulm, die bei Patienten mit einem Bauchaortenaneurysma zeigten, daß postoperativ nach 24 h die Lungenfunktionsparameter bei Patienten mit einer Allgemeinnarkose und Patienten mit kombinierten Verfahren keinerlei Unterschiede mehr aufwiesen. Ein wichtiger Hinweis scheint noch der zu sein, daß zwischen der Perfusionstechnik und der intermittierenden Bolusinjektion bezüglich der Periduralanästhesie doch erhebliche Unterschiede zu bestehen scheinen. Man kann davon ausgehen, daß sehr wahrscheinlich die kontinuierliche Perfusionstechnik vielleicht doch bezüglich der postoperativen Komplikationsrate und den Ergebnissen gewisse Vorteile bieten wird. Es ist ganz sicher so, daß die intermittierende Bolusinjektion jedoch sehr häufig in der postoperativen Phase eine ineffektive Methode aus mehreren Gründen darstellt.

Gerber: Der Nachteil der intermittierenden Bolusinjektion ist die wechselnde Ausdehnung der Blockade, die mit entsprechenden Kreislaufveränderungen verbunden ist. Da die volle Ausdehnung erst nach ca. 20 min erfolgt, ist eine engmaschige Überwachung des Patienten während dieser Zeit erforderlich. Bei der kontinuierlichen Gabe sollte man sich auf eine maximale Dosis z. B. von Bupivacain festlegen und die evtl. nicht komplette Analgesie mit enteralen oder parenteralen Analgetika vervollständigen. Nach Untersuchungen von Denson und eigenen Messungen liegt die sichere Dosierung für Bupivacain bei 15 mg/h Man muß sich dabei klar sein, daß eine endokrine Blockade mit diesen Dosierungen postoperativ nicht möglich ist.

Thomson: Ich wollte nur fragen, ob es denn wirklich notwendig ist, diese Patienten zu heparinisieren.

Stelter: Ich glaube, daß bei Verschlußerkrankungen in bestimmten Fällen es wünschenswert erscheint, eine Heparinisierung durchzuführen, zumindest was den intraoperativen Verlauf betrifft. Bei Aneurysmen ist die gegebene Heparindosierung extrem niedrig, so daß hieraus keinerlei Blutungskomplikationen resultieren können.

Peter: Ein Punkt ist sicherlich noch zu bedenken, und zwar ist dies die postoperative Nachsorge des Katheters. Es ist offensichtlich, daß dies gewährleistet sein muß. Zur Zeit versuchen wir momentan ein solches Modell gemeinsam mit den Chirurgen zu erarbeiten. Aus forensischer Sicht ist es für die deutschen Verhältnisse weitestgehend abgesichert, wenn eine ordnungsgemäße Übergabe von der einen Disziplin zur anderen Disziplin organisiert wird. Dies muß auch mit Unterschriften entsprechend dokumentiert werden.

Lawin: Aber es sind eben dennoch Unsicherheitsfaktoren, wenn wir an den Patienten denken, an den Komfort des Patienten und an die Komplikationen. Schließlich bleibt also nach wie vor ein Fragezeichen bezüglich der Kombinationstechnik, und ich persönlich bin der Meinung, daß wir im Moment besser bedient sind, wenn wir nach dem sichersten Weg für den Patienten fragen und nicht unbedingt nach dem, der uns theoretisch der beste erscheint.

Arndt: Ich möchte noch eine Frage in den Raum stellen, die sich auf den möglichen therapeutischen Nutzen von Leitungsblockaden speziell bei Koronarstenosen und myokardialen Durchblutungsstörungen bezieht. In der Literatur finden sich nämlich Berichte, daß durch thorakale Periduralanästhesie die Durchblutung poststenotischer Koronargefäße verbessert wird und auch infarzierte Myokardgebiete unter Periduralanästhesie kleiner sind als ohne. Empfiehlt sich vor diesem Hintergrund nicht die thorakale Periduralanästhesie als vorbeugende Maßnahme speziell bei gefäßchirurgischen Eingriffen?

Peter: Es gibt meines Wissens eine Studie, die belegt, daß die Rate von gesichert tödlich verlaufenden Lungenembolien bei Patienten mit Periduralkatheter geringer ist als ohne Katheter.

Gerber: Das ist richtig. Dies war eine Studie von Modig bei Patienten aus der Orthopädie. Er hat dabei Patienten mit einer Allgemeinanästhesie und mit einer Periduralanästhesie verglichen. Dem Lokalanästhetikum wurde Adrenalin zugesetzt, wodurch sicher die Hämodynamik beeinflußt wurde.

Peter: Ich muß noch einmal die Frage stellen, ob für die postoperative Phase dieser Gefäßpatienten der Periduralkatheter nur einen Komfort für den Patienten darstellt oder ob er wirklich in dieser Phase Vorteile bietet. Nach meiner persönlichen Meinung beinhaltet die postoperative Periduralanalgesie mehr als nur Komfort für den Patienten, da eindeutig die Atmungsparameter unmittelbar postoperativ sicher besser sind als unter einer Allgemeinanästhesie allein. Aber auch die Streßreaktionen scheinen unter dieser Technik doch vermindert abzulaufen, und ganz wichtig ist auch die frühere Mobilisationsfähigkeit des Patienten. Auch wenn bislang eine solche Studie darüber nicht existiert, bin ich doch der Meinung, daß die postoperative Periduralanalgesie sicherlich in dieser Richtung hin entscheidende Vorteile bietet.

Lawin: Zu welchem Zeitpunkt sollte denn dann der Katheter gelegt werden?

Peter: Durch das soeben diskutierte Problem der Heparinisierung hat sich meiner Meinung nach ein neuer Gesichtspunkt ergeben.

Finsterer: Man könnte doch zum Zeitpunkt der Extubation einen neurologischen Status erheben. Ergibt dieser nichts Gravierendes und spricht auch eine Therapie mit Antikoagulantien nicht dagegen, so könnte man doch zu diesem Zeitpunkt den Patienten die Vorteile einer Periduralanalgesie noch zugute kommen lassen.

Martin: Eine weitere Frage: Gibt es denn Untersuchungen, die zeigen, daß unter der Periduralkathetertechnik intraoperativ die hämodynamischen Reaktionen auf das Clamping vermindert ablaufen?

Gerber: Die Untersuchungen von Wüst zeigten, daß die Zunahme des peripheren Widerstands unter der Periduralanästhesie geringer ist, doch muß vorher während der Clampingperiode eine Volumenauffüllung über die normalen Füllungsdrücke hinaus erfolgen, um eine schwere Hypotension zu verhindern. Dies hat auch Lunn in seiner Arbeit gezeigt.

Autotransfusion in der Gefäßchirurgie

E. Hansen

Operative Eingriffe an den großen Gefäßen gehen mit einem Blutverlust einher, der in vielen Fällen eine Bluttransfusion notwendig werden läßt. Entsprechende Blutkonserven stehen uns heute durch hochentwickelte und hochorganisierte Blutbanken zur Verfügung. Die Kapazität dieser Blutversorgung ist jedoch insgesamt durch den stark angestiegenen Bedarf bei sinkender Spenderzahl, besonders aber beim Vorliegen seltener Blutgruppen oder irregulärer Antikörper, limitiert. Außerdem ist die homologe Transfusion mit durchaus schwerwiegenden Risiken behaftet. Dazu gehören die Übertragung von Krankheiten, Unverträglichkeitsreaktionen, Gefahren durch lagerungsbedingte Hämolyseprodukte und in zunehmendem Maße immunologische Probleme.

Die Transfusion patienteneigenen Blutes, die autologe Transfusion, ist eine Methode, die Blut einspart [6]. Sie stellt keinesfalls eine Konkurrenz zum Blutdepot dar, vielmehr eine Entlastung und Ergänzung, und vermag in einzelnen Fällen für einen Patienten den Blutbedarf zu senken und evtl. auch ganz zu decken.

Verschiedene Arten einer autologen Transfusion:

Präoperativ:	sequentielle Blutentnahme, Entnahme und Einfrieren.
Perioperativ:	isovolämische Hämodilution.
Intraoperativ:	Bentley Autotransfusionssystem, Sorenson Autotransfusionssystem, Solcotrans, Cell Saver, Autotrans.
Postoperativ:	Sorenson (z. B. Thoraxdrain).

Die präoperative Eigenblutspende mit getrenntem Einfrieren von Blutzellen und Plasma für elektive Eingriffe wird zunehmend an Bedeutung gewinnen. Die isovolämische Hämodilution, mit der eine Einsparung von 2–3 Transfusionseinheiten erreicht werden kann, ist bei kardialer Vorerkrankung, wie sie Gefäßpatienten häufig zeigen, kontraindiziert, bleibt aber wegen der Verbesserung der Mikrozirkulation erwägenswert.

Die größte Bedeutung kommt der intraoperativen Autotransfusion zu, bei der dem Patienten das während der Operation verlorene Blut z. T. erhalten und wieder zugeführt wird. Gerade in der Gefäßchirurgie wird ihre Anwendbarkeit durch die Kontraindikationen, nämlich bakterielle Kontamination und maligner Tumor, nur sehr selten eingeschränkt.

Folgende Indikationen zur intraoperativen Autotransfusion haben sich in der Gefäßchirurgie entsprechend dem Blutverlust ergeben [1, 3, 4, 5, 7, 8, 9]:

- Aortengabelersatz bei arteriellem Verschlußleiden (AVL),
- Aortenaneurysma,
- Aortenruptur,
- Bein-/Beckenvenenthrombose,
- Shuntoperationen bei portaler Hypertension.

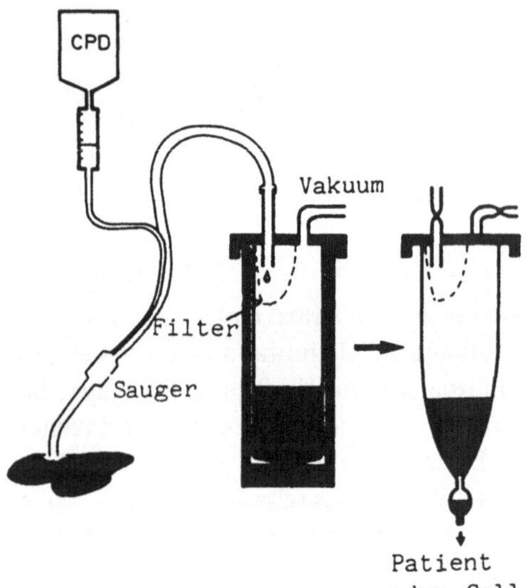

Abb. 1. Prinzip des Sorenson-ATS

Die apparative Entwicklung hat zu mehreren unterschiedlichen Autotransfusionssystemen (ATS) geführt, die sich im wesentlichen in solche einteilen lassen, bei denen Vollblut retransfundiert wird, und in solche, bei denen nach einem Separations- und Waschvorgang nur die Blutzellen transfundiert werden. Zum ersteren System gehörte das Bentley-System, das auch in der Gefäßchirurgie erfolgreiche Anwendung fand [5, 9], inzwischen jedoch wegen der hohen Hämolyserate und der Gefahr einer tödlichen Luftembolie wieder verlassen worden ist. Das derzeitig einfachste und billigste Vollblut-ATS ist Solcotrans (Solco, Basel) [8]. Es besteht aus einem Einmalgefäß mit einer Saugerspitze, das an die Vakuumleitung angeschlossen wird und in dem sich ein Beutel befindet, in den intermittierend Zitratlösung als Antikoagulans und ca. 440 ml Blut gesaugt werden können. Beim Sorenson-System (Sorenson über Abbott, Wiesbaden) wird das angesaugte Blut durch zufließende CPD-Lösung (Citrat-Phosphat-Dextrose) kontinuierlich bereits in der Saugleitung antikoaguliert und tropft durch ein 170-μm-Filter in einen Plastikbeutel, aus dem es nach Entlüftung über ein Mikrofilter retransfundiert wird (Abb. 1).

Auch dieses System wurde erfolgreich in der Gefäßchirurgie angewandt [1, 7]. Gerinnungsstörungen wurden jedoch beobachtet, wenn mehr als 2 l autotransfundiert wurden. Die wesentliche Problematik der Retransfusion von Vollblut aus dem Operationsbereich ist der Gehalt an unerwünschten, z. T. gefährlichen Bestandteilen [2, 12]. Durch Hämolyse, Gewebe- und Fremdoberflächenkontakt wird das Gerinnungssystem, einschließlich der Thrombozyten, ebenso wie das Komplementsystem und das Kalikrein-Kinin-System aktiviert. Ferner sind darin Antikoagulans, Spülflüssigkeit, freigewordene Enzyme und Membranstücke enthalten. Der Gehalt an diesen unerwünschten Bestandteilen und die aus der Transfusion entstehenden Folgen sind im Einzelfall bisher nicht vorher abschätzbar.

Eine Lösung dieses Problems stellt die zusätzliche Zentrifugation des Blutes dar, bei der die Erythrozyten konzentriert und gewaschen werden. Das Plasma mit den unerwünschten Bestandteilen wird verworfen.

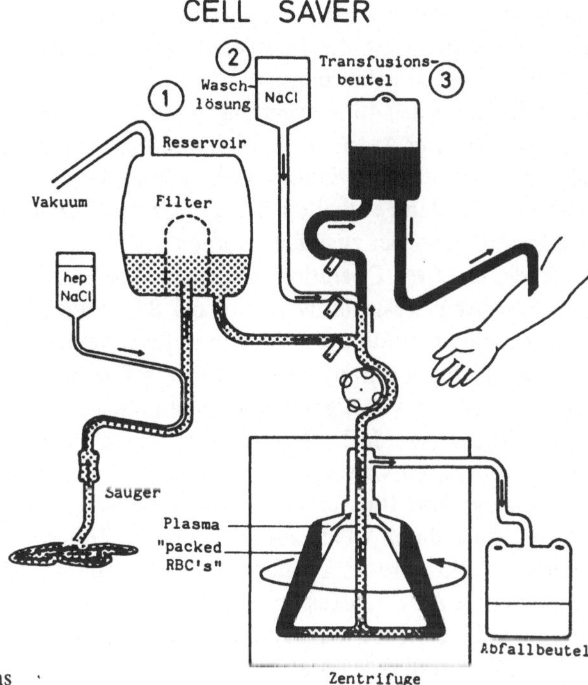

Abb. 2. Prinzip des Cell Saver und Autotrans

Die erheblichen Vorteile dieser aufwendigen und kostspieligen Methode, die in den Autotransfusionsgeräten Cell Saver (Haemonetics, München) und Autotrans (Dideco über Belco, Freiburg) verwirklicht ist, sind die zuverlässige Elimination von

- Produkten des traumatisierten Gewebes,
- Hämolyseprodukten,
- Antikoagulans,
- Volumenüberschuß.

Wegen des Waschvorgangs kann hier Heparin als Antikoagulans verwendet werden, das kontinuierlich in der Saugleitung zu dem angesaugten Blut tropft (Abb. 2). In einem Kardiotomiereservoir oder einem Plastikbeutel in einer Halterung wird das Blut filtriert und gesammelt. Mit diesem Teil des Systems, der auch im Notfall schnell bereitsteht, kann das abgesaugte Blut auf jeden Fall erst einmal aufgefangen werden, auch bei Operationen, bei denen der Blutverlust vorher schwer abschätzbar ist. Entschließt man sich im folgenden für die Aufarbeitung und Retransfusion, so wird das Blut, wenn mindestens 500 ml angesammelt sind, über eine Schlauchpumpe in die Letham-Zentrifugenglocke gefüllt. Die Erythrozyten sedimentieren an die Glockenwand und verdrängen zunehmend das hämolytische Plasma zentral aus der Glocke in einen Abfallbeutel. Ist die Glocke zu etwa 75% mit gepackten Zellen gefüllt, so wird zum Waschen statt weiterem Blut etwa 1 l Kochsalzlösung durch die Zentrifugenglocke gepumpt. Das resultierende gewaschene Erythrozytenkonzentrat, dessen Herstellung isngesamt etwa 7 min benötigt, kann schließlich aus dem Transfusionsbeutel über einen Mikroaggregationsfilter dem Patienten transfundiert werden. Gleichzeitig zur Retransfusion wird weiter Blut angesammelt, und es kann die nächste Portion aufgearbeitet werden. Der

Haemonetics Cell Saver III ist zusätzlich mit einer Volumenanzeige und einer Automatikschaltung ausgestattet, die die Bedeutung des Gerätes sehr vereinfacht.

Unsere eigenen Erfahrungen mit intraoperativer Autotransfusion bei gefäßchirurgischen Eingriffen umfassen 45 Anwendungen des Cell Saver. Die Ergebnisse decken sich weitgehend mit denen anderer Autoren [3, 4]. Dabei wurde beobachtet, daß gewöhnlich 60–80% des Gesamtblutverlustes im Sauger erscheinen und für die Autotransfusion zur Verfügung stehen. Etwa 80% der darin enthaltenen Erythrozyten können nach Separations- und Waschvorgang dem Patienten wieder zugeführt werden.

Bei der elektiven Operation eines Bauchaortenaneurysmas mit einem durchschnittlichen intraoperativen Gesamtbltuverlust von 1,8 l wurde ohne Autotransfusion bei jedem von 10 Patienten eine Fremdbluttransfusion notwendig, im Mittel mehr als 3 Transfusionseinheiten (Tabelle 1). Durch intraoperative Autotransfusion wurde die homologe Transfusion um 60% vermindert, und 5 von 8 Patienten kamen ohne Fremdblut aus. Für einen Patienten, einem Zeugen Jehovas, wurde die Operation erst durch die intraoperative Autotransfusion möglich. Bei der notfallmäßigen Versorgung eines dissezierenden oder perforierten Aneurysmas wurden wesentlich größere Blutverluste verzeichnet, bei einem Patienten um die 23 l. In allen Fällen konnte jedoch durch Wiederaufbereitung des Blutes mit dem Cell Saver etwa 60% des Blutbedarfs gedeckt werden. Ähnlich wurde bei Patienten mit thorakalem Aortenaneurysma durch intraoperative Autotransfusion 60% an homologer Transfusion eingespart, im Vergleich zu Patienten, die ohne Autotransfusion operiert wurden (Tabelle 2).

Zu extremen Blutverlusten kann es bei dissezierenden, thorakoabdominellen Aneurysmen kommen. Die Autotransfusion trug in diesen Fällen wesentlich dazu bei, schnell genügend Blut bereitzustellen.

Die traumatische thorakale Aortenruptur, die einen wesentlich jüngeren Patientenkreis betrifft, geht mit geringeren Blutverlusten einher. Durch Autotransfusion ließ sich die Operation bei 7 von 8 Patienten ohne homologe Transfusion durchführen. Bei jungen Patienten ist das Transfusionsrisiko als besonders schwerwiegend einzustufen. So haben wir den Einsatz des Cell Saver bei Bein-/Beckenvenenthrombektomien (Tabelle 3) mit einem relativ geringen Blutverlust bisher auf junge Patienten beschränkt, nämlich Patientinnen in oder nach einer Schwangerschaft. Zusätzlich kann bei diesen jungen Frauen jede homologe Transfusion zu einer Beeinträchtigung einer weiteren Schwangerschaft führen. Durch intraoperative Autotransfusion ließ sich eine Fremdblutgabe bei bisher 5 Patientinnen völlig vermeiden.

Tabelle 1. Intraoperative Autotransfusion bei Bauchaortenaneurysma (*BAA*). (*TE* Transfusionseinheiten)

	Alter (Jahre)	Intra-operativer Blutverlust [l]	Transfusion	
			homolog (TE)	Cell Saver (TE)
Asymptomatisches BAA ohne Cell Saver (n = 10)	67	1,8	3,2	–
Asymptomatisches BAA (n = 8)	72	1,7	0,8	2,8 (78%)
Symptomatisches BAA (n = 9)	67	6,5	6,0	8,0 (57%)
Symptomatisches BAA (n = 1)	70	23	16	24 (60%)

Tabelle 2. Intraoperative Autotransfusion bei thorakalem Aortenaneurysma oder -ruptur (*TE* Transfusionseinheiten)

	Alter (Jahre)	Intraoperativer Blutverlust [l]	Transfusion	
			homolog (TE)	Cell Saver (TE)
Thorakales Aortenaneurysma ohne Cell Saver (n = 8)	46	3,8	8,9	–
Thorakales Aortenaneurysma (n = 10)	49	4,0	3,5	6,7 (66%)
Traumatische thorakale Aortenruptur (n = 8)	24	1,9	0,25	3,5 (93%)
Thorakoabdominelles Aortenaneurysma (n = 2)	53	16	14	20 (59%)

Tabelle 3. Intraoperative Autotransfusion bei Bein-/Beckenvenenthrombose (*TE* Transfusionseinheiten)

	Alter (Jahre)	Intraoperativer Blutverlust [l]	Transfusion	
			homolog (TE)	autolog (TE)
Tiefe Bein-/Beckenvenenthrombose während oder nach Schwangerschaft (n = 5)	22	1,2	–	2,0

Die intraoperative Autotransfusion führt demnach durch eine Verringerung des Blutverlustes um mehr als die Hälfte auch zu einer entsprechenden Einsparung an homologer Transfusion. Bei jungen Patienten ergibt sich die Indikation zur Autotransfusion evtl. schon bei relativ geringem Blutverlust, unabhängig von wirtschaftlichen Überlegungen, wenn dadurch eine homologe Transfusion gänzlich vermieden werden kann. Bei massiven Blutverlusten hilft die Autotransfusion mit, den Blutbedarf schnell genug zu decken. Eindrucksvoll ist es, bei diesen Patienten die rasche Erholung trotz Massivtransfusion zu beobachten.

Der Grund könnte in den Eigenschaften des transfundierten autologen Blutes liegen. Die autologen Erythrozyten weisen normale osmotische Resistenz, Lebensdauer, 2,3-DPG-Spiegel und O_2-Bindungscharakteristik auf [10, 11]. Dadurch ist die Sauerstoffabgabe im Gewebe unbeeinträchtigt, was bei Gefäßpatienten, die einen erhöhten Sauerstoffverbrauch nur z. T. durch Erhöhung der Gewebedurchblutung kompensieren können, bedeutungsvoll sein kann.

Neben dem fehlenden Transfusionsbetrieb zählt daher auch die wesentlich bessere Qualität der Erythrozyten zu den Vorteilen der autologen Transfusion gegenüber Fremdblutkonserven.

Literatur

1. Adhoute BG, Nahaboo K, Reymondon L, Lancelle D, Orsoni P, Bleyn JA (1979) Autotransfusion applied in elective vascular surgery. J Cardiovasc Surg 20:177–184
2. Bell W (1978) The hematology of autotransfusion. Surgery 84:695–699
3. Blumenberg D, Homann B, Sperling M (1980) Erste Erfahrung mit dem Haemonetics-Cell-Saver: Ein neues System zur Autotransfusion. Fresenius Wiss Inform 2:385–394
4. Brewster DC, Ambrosino JJ, Darling RC, Davison JK, Warnock DF, May ARL, Abbot WM (1979) Intraoperative autotransfusion in major vascular surgery. Am J Surg 137:507–513
5. Feist HW, Götz E, Warth G, Baumann G, Becker HM (1976) Autotransfusion bei Beckenvenenthrombosenoperation. Prakt Anästh 11:214–222
6. Hansen E (im Druck) Bedeutung der LAT in der operativen Medizin. In: Lawin P, Paravicini D (Hrsg) Hämodilution und Autotransfusion in der perioperativen Phase. Thieme, Stuttgart (Intensivmedizin Notfallmedizin Anaesthesiologie)
7. Homann B (1983) Zur Autotransfusion mit dem Sörensen Gerät. Anaesthesist 32:538–544
8. Horsch S, Schmidt R, Imhoff M, Pichlmaier H (1983) Eine neue Methode zur intraoperativen Autotransfusion. Zentralbl Chir 108:457–462
9. McKenzie FN, Heimbecker RO, Wall W, Robert A, Black L, Barr R (1978) Intraoperative autotransfusion in elective and emergency vascular surgery. Surgery 84:470–475
10. Orr MD, Blenko JW (1978) Autotransfusion of concentrated, selected washed cells from the surgical field: A biochemical and physiological comparison with homologous cell transfusion. Proceedings of the Blood Conservation Institute
11. Reinhart K, Lessen HV, Eyrich K, Kersting T (1982) Erniedrigung der Sauerstoffaffinität des Hämoglobins von Patienten- und Konservenblut durch den Wiederaufarbeitungsvorgang mit dem "Cell Saver". Anaesthesist 31:510–511
12. Stillman RM, Wrezlewicz WW, Stanczewski B, Chapa L, Fox MJ, Sawyer PN (1976) The haematological hazards of autotransfusion. Br J Surg 63:651–654

Diskussion

Thomson: Abgesehen davon, ob man einen guten Blutspendedienst hat oder nicht, stellt sich nun die Frage, was kostet dies? Muß man hierfür einen speziell ausgebildeten Techniker sozusagen im "stand by" für 24 h haben?

Hansen: Die einfachen Systeme zur Autotransfusion von Vollblut kosten unter 100,– DM. Bei den aufwendigen Systemen mit Zellseparation und Waschvorgang muß man mit hohen Anschaffungskosten für das Gerät rechnen. Das sterile Einmalmaterial kommt etwa auf 300 DM,–, so daß es sich ab 2 bzw. 3 Transfusionseinheiten rentieren würde. Verschiedene Zentren haben jedoch gezeigt, daß es sich bei geeigneter Indikationsstellung damit rentabel und kostensparend arbeiten läßt. Gegen eine solche Rechnung habe ich allerdings auch erhebliche Bedenken, weil darin nicht die Schwierigkeiten bei der Bereitstellung von Blut bei seltener Blutgruppe oder irregulären Antikörpern eingehen. Darüber hinaus gehen auch hier nicht die Transfusionsrisiken ein, z. B. die Kosten einer Hepatitisbehandlung, und es geht auch nicht ein die Diskussion über die Qualität der Erythrozyten. Auch wird man besonderen Gegebenheiten, wie z. B. Massivblutung oder jugendlichem Alter des Patienten, dabei nicht gerecht. Zur Frage der Bedienung des Gerätes: Ein Techniker ist nicht nötig. Das Gerät steht immer zum Einsatz bereit oder kann innerhalb von 10 min vorbereitet werden. Es muß jedoch eine Gruppe von Anästhesisten an der Klinik vorhanden sein, die mit der Apparatur umzugehen weiß. Bei uns wird der Cell Saver überwiegend bei elektiven Eingriffen eingesetzt. Es ist jedoch anzustreben, daß genügend viele Kollegen sich mit dem Gerät auskennen, so daß auch nachts für Notfälle immer einer vorhanden oder erreichbar ist.

Peter: Ich muß jedoch einschränkend hierzu erwähnen, daß das Arbeiten mit dem Cell Saver keine Methode darstellt, die einfach so nebenbei laufen kann. Für mich stellt sich schon die Frage, wo der wirkliche Vorteil dieser Apparatur liegt. Wenn man die Diskussion über die Inzidenz von Hepatitiden bei guten Blutbanken verfolgt, dann scheint es ja doch so zu sein, daß die neueren Inzidenzraten sehr viel geringer veranschlagt werden, als man über frühere Jahre hinweg annahm. Die Inzidenz der Non-A-non-B-Hepatitis könnte relativ hoch sein, aber auch hier scheint es neueren Berichten zufolge sich doch um niedrigere Zahlen zu handeln, als bisher angenommen wurde. Somit scheint der einzige Vorteil offensichtlich nur darin zu liegen, daß man funktionstüchtigere Erythrozyten den Patienten retransfundiert.

Hansen: Ich möchte doch vor einer Unterschätzung der Transfusionsrisiken warnen. Auch nach der Elimination von HbsAg-positiven Blutkonserven, nach dem Übergang auf freiwillige Spender und nach der Erkenntnis, daß es auch nicht transfusionsbedingte Übertragungen von Hepatitisviren gibt, ist das Hepatitisrisiko pro Transfusionseinheit heute zwischen 0,1 und 1% einzustufen. Tatsächlich sind die Hepatitisfälle durch die vermehrten Transfusionen insgesamt angestiegen. Dazu kommt die Übertragung anderer Krankheitserreger und v. a. allergische Reaktionen.

Thomson: Was passiert mit den Thrombozyten? Sie haben gesagt, daß man 2 l ohne weiteres geben kann. Erst danach könnten Gerinnungsstörungen auftreten.

Hansen: Die Gerinnungsstörungen betreffen Vollblutretransfusionen. Die Thrombozyten sind in solchen autologen Vollblutkonserven enthalten, aber auch bei der Autotransfusion separierter Zellen, von denen ich ja hauptsächlich sprach.

Thomson: Geben Sie das Blut über einen Mikrofilter zurück?

Hansen: Es wird allerdings über einen Mikrofilter retransfundiert. Es ist nicht klar, ob es günstig ist, diese Thrombozyten dem Patienten zurückzugeben. Sie könnten aktiviert sein und daher eher schaden als nützen. Man könnte sich überlegen, ob man ihre Aggregation hemmen sollte. Was ebenfalls noch enthalten ist, auch bei den separierten Zellen, sind Leukozyten. Diese dem Patienten zu erhalten, könnte gerade im Falle eines massiven Blutverlustes durchaus günstig sein.

Neuhof: Es wäre kein Nachteil, sondern eher von Vorteil, wenn aus nicht ganz frischem Konservenblut aus dem bei Operationen zurückgewonnenem Retransfusionsblut die in der Regel aktivierten Thrombozyten ganz entfernt würden. Aktivierte Thrombozyten und Plättchenaggregate sollten unter keinen Umständen retransfundiert werden. In älteren Blutkonserven sind die Thrombozyten ohnehin nicht mehr funktionsfähig.

Peter: Sie erwähnten am Anfang Ihres Referats, daß bezüglich immunologischer Risiken speziell bei Transplantationspatienten erhebliche Probleme entstehen könnten.

Hansen: Mit immunologischen Problemen ist gemeint, daß durch die große Anzahl an Transfusionen heute die Chance, daß ein Patient anläßlich einer anderen Operation wieder eine Fremdblutkonserve erhält und dann bereits Antikörper gebildet hat, inzwischen sehr hoch ist. Dies führt dazu, daß die Blutbanken erhöhte Anstrengungen unternehmen müssen, um entsprechende Austestungen durchzuführen, um kompatible Konserven bereitzustellen. Neben über 200 verschiedenen Blutgruppenantigenen sind es auch Eiweiß- und Histokompatibilitätsantigene, die nicht ausgetestet werden, gegen die durch eine Bluttransfusion immunisiert wird. Damit ist insgesamt das Risiko einer allergischen Reaktion sehr stark angestiegen. Was die Transplantationspatienten betrifft, so ist festzuhalten, daß die Erkenntnis, daß sich Bluttransfusionen sogar im Falle der Nierentransplantation als günstig erwiesen haben, bisher nur für die immunsupressive Therapie mit Azathioprim und Prednisolon belegt, die inzwischen zugunsten von Cyclosporin A verlassen ist und sich v. a. auf Transfusionen vor Einsetzen der Immunsupression, also vor der Operation, bezogen hat. Im Gegenteil zeigt die hohe Rate an Hepatitiserkrankungen und anderen Infektionen, wie etwa mit dem Zytomegalievirus, daß immunsupprimierte Patienten durch Transfusionen ganz besonders gefährdet sind.

Steinbereithner: Ich würde hier doch einen Kompromiß vorschlagen. Was mich an der Darstellung besonders beeindruckt hat, ist der Nachweis, daß die rückzutransfundierenden Erythrozyten sich als qualitativ hochwertig erwiesen. Gegenüber der Anfangszeiten der Autotransfusion ist dies sicher ein großer Fortschritt. So wenig man die Einwände von Herrn Thomson unterschätzen sollte, so glaube ich dennoch, daß jedes Zentrum, das viele Akutoperationen bei drohender Aneurysmaruptur durchführt, über eine derartige Maschine verfügen sollte; doch glaube ich nicht, daß dieses Gerät für „jedermann" geeignet ist.

Stelter: Auch ich sehe z. B. bei der thorakalen Aortenruptur die Indikation zum Einsatz des Cell Saver nicht gegeben, da der Blutverlust in aller Regel sehr gering ist. Viel eher sehe ich eine Indikation bei den polytraumatisierten Patienten mit Leber- bzw. Milzruptur. Bei den elektiven Gefäßeingriffen wie z. B. dem thorakoabdominalen Aneurysma sehe ich eine sehr gute Indikationsstellung, da hier doch mit erheblichen Blutverlusten zu rechnen ist. Auch bei den akut penetrierenden Bauchaortenaneurysmen halte ich den Einsatz des Cell Saver für gerechtfertigt, da wir sehr häufig in dieser Akutsituation nicht über genügend Frischblut verfügen. Dennoch möchte ich betonen, daß eine solche Apparatur nur in solchen Zentren zum Einsatz kommen soll, die die entsprechenden Operationen auch in genügend großer Zahl durchführen.

Hansen: Ich möchte die Indikation, wie ich sie genannt habe, dennoch aufrechterhalten. Bei rupturierten Bauchaortenaneurysmen hatten wir etwa einen durchschnittlichen Blutverlust von 6,5 l gemessen. Dies ist eine eindeutige Indikation, wie Sie es hier auch eben erwähnt hatten. Es ist jedoch nicht immer der große Blutverlust, der die Autotransfusion sinnvoll erscheinen läßt. Bei den traumatischen thorakalen Aortenrupturen handelt es sich ja in aller Regel um junge Patienten. Wenn da 7 von 8 Patienten ohne Fremdblut auskommen, dann ist das meiner Meinung nach wirklich ein gerechtfertigter Einsatz für den Cell Saver, auch wenn der Blutverlust nicht erheblich war.

Stelter: Bei elektiven thorakalen Aneurysmen wurde in früherer Zeit auch die Hämodilution durchgeführt, und mit diesem Verfahren gelang es auch in der Tat, Patienten ohne Fremdblutgabe zu operieren. Dies könnte doch eine Alternative darstellen.

Hansen: Ich sehe keine Konkurrenz in diesen verschiedenen Methoden der Autotransfusion, sondern nur eine Ergänzung. Fraglich ist jedoch, ob man mit der Hämodilution allein in der Lage ist, auf Fremdblut verzichten zu können. Wir kombinieren daher in vielen Fällen die intraoperative Autotransfusion mit der präoperativen isovolämischen Hämodilution und, wenn möglich, mit einer präoperativen Eigenblutspende Wochen vor dem geplanten Operationstermin.

Neuhof: Zur Retransfusion gibt es einerseits recht primitive Systeme, bei denen das Blut aus den Körperhöhlen aufgesaugt und über einen Filter die Blutzellen und das Plasma mit all seinen aktivierten Komponenten, von Frau Popov sehr treffend als „fibrinolytische Suppe" bezeichnet, wieder in den Kreislauf retransfundiert wird. Heute finden zunehmend die angesprochenen sehr teuren und aufwendigen Zellseparatoren Verwendung. Gibt es denn keine preisgünstigere und weniger aufwendige Alternative, um die Erythrozyten zurückzugewinnen? Ist es denn nicht möglich, die Erythrozyten durch Sedimentation in einer Dextranlösung vom Plasma zu trennen?

Hansen: Eine Sedimentation von Erythrozyten geht sehr langsam vor sich. Für eine Blutsenkung in Dextran bräuchte man eine zu lange Zeit.

Neuhof: Die Sedimentationsgeschwindigkeit ist jedoch abhängig von dem verwendeten Dextran, von dem Molekulargewicht und der Konzentration. Unter Laborbedingungen ist eine gute Erythrozytensedimentation in etwa 15–30 min zu erreichen.

Becker: Eine weitere wesentliche Indikation erscheint mir jedoch auch die venöse Thrombektomie darzustellen. Denn sehr häufig handelt es sich bei diesen Patienten um relativ junge Patienten, und wir möchten eben nicht unbedingt homologes Blut diesen Patienten applizieren. Mit der Möglichkeit, autologes Blut zu refundieren, besteht auch die Möglichkeit, intraoperativ mehr Blut aus dem Operationsgebiet abfließen zu lassen, was letzten Endes dem Operationserfolg zugute kommt. Durch diese sog. Blutspülung läßt sich in der Tat mehr Material aus den Venen herausschwemmen, und es lassen sich die Operationsresultate günstiger gestalten. Daher erscheint mir in diesem Falle die Autotransfusion ebenfalls eine wesentliche Indikation zu sein.

Peter: Abschließend möchte ich doch festhalten, daß gewisse Punkte der Diskussion noch nicht endgültig zu sein scheinen. Jedenfalls ist es sehr wahrscheinlich doch ein Vorteil, daß man über frische funktionstüchtige Erythrozyten und zwar autologe Erythrozyten verfügt. Inwieweit die Hepatitis und die Gefahr der Hepatitis eine große oder eine kleine Rolle spielen wird, wird die Zukunft zeigen. Es ist aber jedoch offensichtlich so, daß immunologische Veränderungen wie z. B. diese allergischen Reaktionen auf Antikörper durch homologes Blut eine weitaus größere Rolle zu spielen scheinen, als bislang angenommen wurde. Eine ganz gesicherte Indikation sehe ich jedenfalls darin, daß man in Notsituationen unter den Bedingungen einer massiven Bluttransfusionsbedürftigkeit in der Tat mit dieser Maschine relativ rasch Eigenblut aufarbeiten kann. Dies dürfte wohl als gesichert gelten.

Blutvolumenverteilung bei Periduralanästhesie und ihre Beeinflussung durch vasoaktive Pharmaka

J. O. Arndt

Die Blutvolumenverteilung im Niederdrucksystem und damit die Herzfüllung ist u. a. auch vom nervalen Gefäßtonus abhängig [1]. So äußert sich der Verlust des Sympathikustonus bei Nervenblockaden in einer Zunahme der Gefäßfüllung im denervierten Gebiet [3] und in einem begleitenden Abfall des zentralen Venendrucks (CVP) [6]. Ob und in welchem Ausmaß sich diese Umverteilungseffekte auf die verschiedenen Kompartimente des Niederdrucksystem, speziell auf die intrathorakale und abdominale Gefäßfüllung auswirken und wie sie pharmakologisch zu beeinflussen sind, ist indessen bisher unbekannt. Deshalb wurde die Blutvolumenverteilung am freiwilligen gesunden Menschen mit technitiummarkierten Erythrozyten untersucht und ihr Verhalten unter hoher Periduralanästhesie (Th 4–Th 5) sowie unter Behandlung mit Dihydroergotamin (Dihydergot, DHE) und Etilefrinhydrochlorid (Effortil, E) verfolgt. Die kombinierte Anwendung von DHE mit relativ langsamem Wirkungsbeginn, aber anhaltender Wirkung und des schnell und kurz wirkenden E empfiehlt sich zur Verbesserung der kardialen Füllung, weil beide Blut aus unterschiedlichen Gefäßregionen mobilisieren, DHE aus der Muskulatur, E jedoch aus dem Splanchnikusgebiet [2]. Es war deshalb von besonderem Interesse zu überprüfen, ob diese bei intakter Gefäßinnervation gewonnenen Ergebnisse auch an denervierten Gefäßen gelten.

Methode

Die Ergebnisse stammen von 8 gesunden Freiwilligen, die bei einer Raumtemperatur von 27 °C und nach 12stündigem Fasten untersucht wurden.

Eine halbe Stunde vor Versuchsbeginn wurden ^{99m}Tc-markierte Erythrozyten (Dosis 5 mCi = 5 · 37 MBq) injiziert und die Radioaktivität fortlaufend mit einer Gammakamera (SEARLY LFOV) sequenzsintigraphisch verfolgt [5]. Die Probanden befanden sich in Rükkenlage auf einem fahrbaren Untersuchungstisch und wurden in 6 min dauernden Zyklen (= 1 Scan) unter der Kamera vorbeigeführt, und zwar auf der linken Körperseite vom Fuß zum Kopf und auf der rechten Seite zurück zum Fuß. Die Signale wurden in einem Rechner (DEC PDP 11–50) gespeichert und nach Korrektur der physikalischen Halbwertszeit von Technitium für verschiedene Regionen (Extremitäten, Splanchnikus, Thorax und speziell Herz sowie Leber und Milz) gemittelt. Die Aktivitäten in den einzelnen Regionen wurden in Prozent des 3. Scans ausgedrückt.

Zusätzlich wurde der CVP elektromanometrisch über einen Katheter im rechten Vorhof und die Herzfrequenz mit Hilfe eines EKG-gesteuerten Kardiotachometers fortlaufend registriert. Der arterielle Blutdruck wurde sphygmomanometrisch jeweils am Ende eines Scans gemessen.

Schließlich wurde für die Periduralanästhesie ein Katheter bei L 2–L 3 eingeführt.

Versuchsprotokoll

Die Versuche begannen etwa 30 min nach Einführung des Periduralkatheters nach folgendem Schema:

1. Kontrolle, Scan 1–3 (18 min),
2. Periduralanästhesie (PDA), Scan 4–7 (24 min). Injiziert wurden 20 ml 2%ige Lidocainlösung (Xylocain). Die Analgesie reichte bis Th 4–Th 5, entwickelte sich innerhalb 20 min und hielt bis zum Ende des Versuches an.
3. DHE (7,5 μg/kg KG) wurde innerhalb 5 min injiziert, Scan 8–10 (18 min).
4. E als Infusion (6 μg/kg KG/min), Scan 11–13 (18 min),
5. Nachkontrolle, Scan 14–16 (18 min).

Die gesamte Registrierzeit betrug also 96 min.

Um schließlich auch physiologische Blutvolumenverteilungseffekte zu überprüfen, wurden während Scan 2 und Scan 14 die unteren Extremitäten mit Hilfe von Beinmanschetten an den Oberschenkeln bei einem Manschettendruck von 100 mmHg gestaut.

Zur statistischen Überprüfung der Ergebnisse wurde der Wilcoxon-Rank-Test herangezogen und ein Signifikanzniveau von $p < 0{,}05$ zugrundegelegt.

Ergebnisse

Unter PDA nahm als Ausdruck der erhöhten Gefäßfüllung die Aktivität nur in den denervierten Beinen zu, sie nahm aber in allen anderen Gebieten, d. h. also im Thorax, in den innervierten Armen und überraschenderweise auch im denervierten Splanchnikusgebiet als Zeichen der in diesen Gebieten verminderten Gefäßfüllung ab (Abb. 1).

Die durch PDA induzierten Füllungsabnahmen im Thorax- und Splanchnikusgebiet ließen sich durch Blutstauungen in beiden Beinen in quantitativer Hinsicht nachahmen, wodurch nicht zuletzt auch die Aussagekraft der Methode unterstrichen wird.

DHE kehrt die Effekte der PDA weitgehend um. Im Vordergrund steht die deutliche Abnahme der Aktivität in den denervierten Beinen, aber auch in den innervierten Armen als Ausdruck der starken konstriktorischen Wirkung dieser Substanz generell an den Muskelgefäßgebieten. Gegenläufig nimmt die Aktivität im Thorax, überraschenderweise aber auch im denervierten Splanchnikusgebiet zu.

Unter der Infusion mit E steht die stark ausgeprägte Aktivitätsabnahme im Abdominalgebiet im Vordergrund, wodurch der vorhergegangene DHE-Effekt vollständig umgekehrt wird. Zusätzlich nimmt unter E auch die Aktivität in den denervierten Beinen, nicht aber in der innervierten Armmuskulatur ab. Aktivitätserhöhungen, wenn auch nur in der Tendenz, sind nur im Thoraxgebiet zu erkennen.

DHE mobilisiert also Blut vorwiegend aus der Muskulatur, E jedoch aus dem Splanchnikusgebiet. Dabei ist allerdings anzumerken, daß bei intakter Gefäßinnervation in einer früheren Studie [2] unter DHE die Füllung im Splanchnikusgebiet ebenso wenig beeinflußt wurde wie die der innervierten Muskulatur durch E. Dies weist darauf hin, daß der Innervierungszustand der Gefäße für die Wirkung dieser Substanzen von Bedeutung ist.

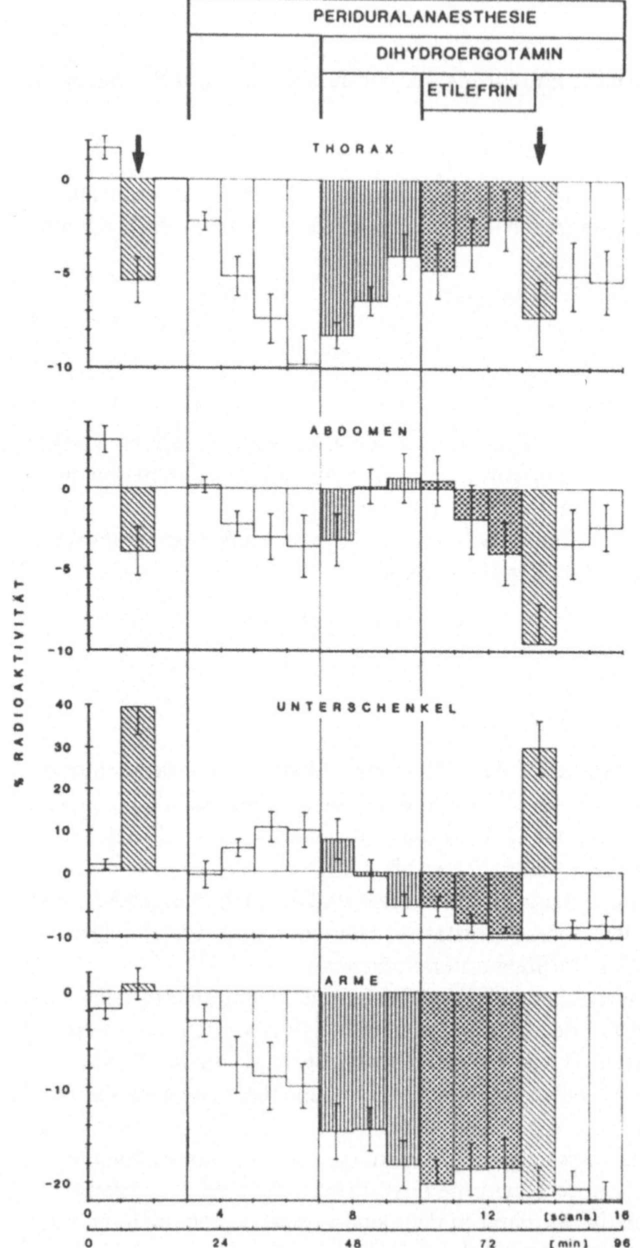

Abb. 1. Regionale Verteilung der Radioaktivität ^{99m}Tc-markierter Erythrozyten am Menschen während Periduralanästhesie und unter der Wirkung von Dihydroergotamin und Etilefrin. Die Säulen repräsentieren die einzelnen Registrierperioden von jeweils 6 min Dauer. Die prozentualen Aktivitätsänderungen wurden auf den 3. Scan (100%) bezogen. Während Scan 2 und 14 (bezeichnet durch die *Pfeile*) wurden die unteren Extremitäten mit Hilfe von Staumanschetten an den Oberschenkeln gestaut. Die Analgesiegrenze lag bei Th 4 – Th 5. Mittelwerte (± SE) von 8 gesunden Probanden in Rückenlage, Wilcoxin-Rank-Test (* $p < 0{,}05$, ** $p < 0{,}01$)

Das Ausmaß der beschriebenen Effekte wie auch die Aktivitätsänderungen in speziellen Organen wie Herz sowie Leber und Milz verdeutlicht die Gegenüberstellung der maximalen Änderungen der Effekte in den einzelnen Versuchsperioden in Abb. 2.

Unter PDA nimmt nur die Füllung in der denervierten Muskulatur zu, in allen anderen Regionen, speziell im Herzen sowie in Leber und Milz dagegen deutlich ab. DHE reduziert

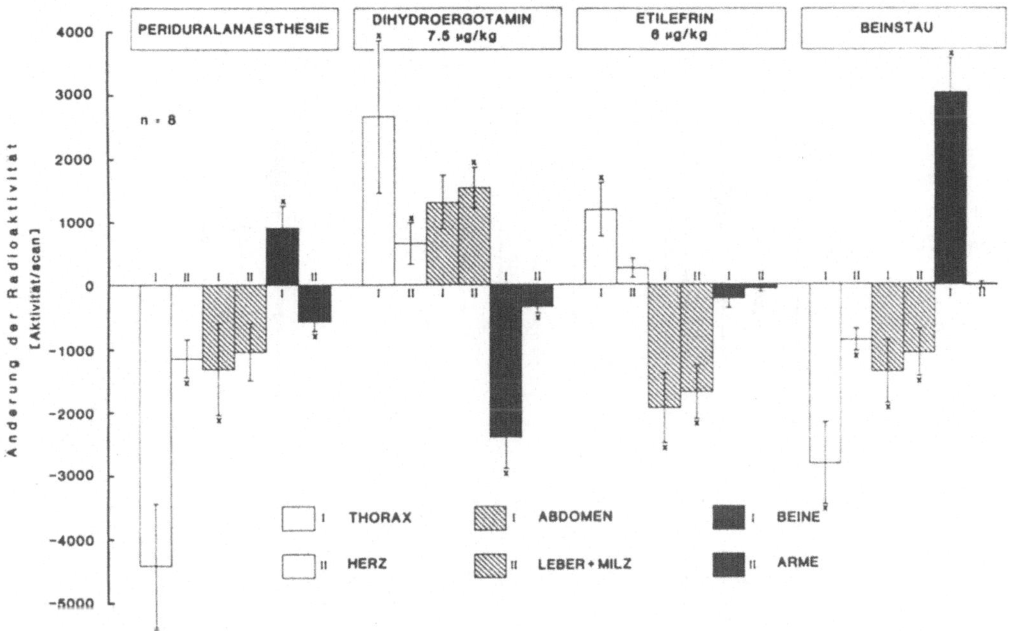

Abb. 2. Änderungen der Radioaktivität in verschiedenen Regionen und speziellen Organen. Dargestellt wurden die maximalen Differenzen zwischen den 4 Versuchsperioden, d. h. Periduralanästhesie – Kontrolle, Dihydroergotamin – Periduralanästhesie, Etilefrin – Dihydroergotamin und Beinstauungsversuche – Etilefrin. Mittelwerte (± SE) von 8 Versuchspersonen in Rückenlage, Wilcoxon-Rank-Test (* $p < 0{,}05$, ** $p < 0{,}01$)

die Aktivität in den denervierten, wie auch innervierten Muskelgefäßgebieten und erhöht die Aktivität in allen anderen Regionen, einschließlich Herz und Splanchnikusorgan. Im Vergleich mit DHE nimmt unter E die Aktivität vornehmlich im Splanchnikusgebiet ab, im Thorax jedoch zu. Schließlich verdeutlicht der Stauungsversuch, daß die Effekte der PDA wie auch der Pharmaka quantitativ durch Blutstauungen in den Beinen nachzuahmen sind.

Diese veränderten Füllungsverhältnisse in der intrathorakalen Zirkulation äußern sich auch im Verhalten des CVP, der nach Abb. 3 unter DPA geringfügig abfällt, dann aber unter DHE und weiter auch unter E um insgesamt 6 cm H_2O ansteigt. Dabei ändert sich die Herzfrequenz praktisch nicht, und am arteriellen Blutdruck fällt nur die Spreizung der Blutdruckamplitude unter dem Einfluß von E auf.

Schlußfolgerungen

Unter der wohl berechtigten Annahme, daß Änderungen der Radioaktivität in den einzelnen Regionen Änderungen ihres Blutgehaltes widerspiegeln, sind folgende Schlüsse zu ziehen:

1. Die PDA bewirkt eine Füllungszunahme in den denervierten Muskelgefäßgebieten auf Kosten der intrathorakalen und auch abdominalen Gefäßfüllung, ein Effekt, der in quantitativer Hinsicht durch doppelseitige Beinstauung nachgeahmt werden kann.

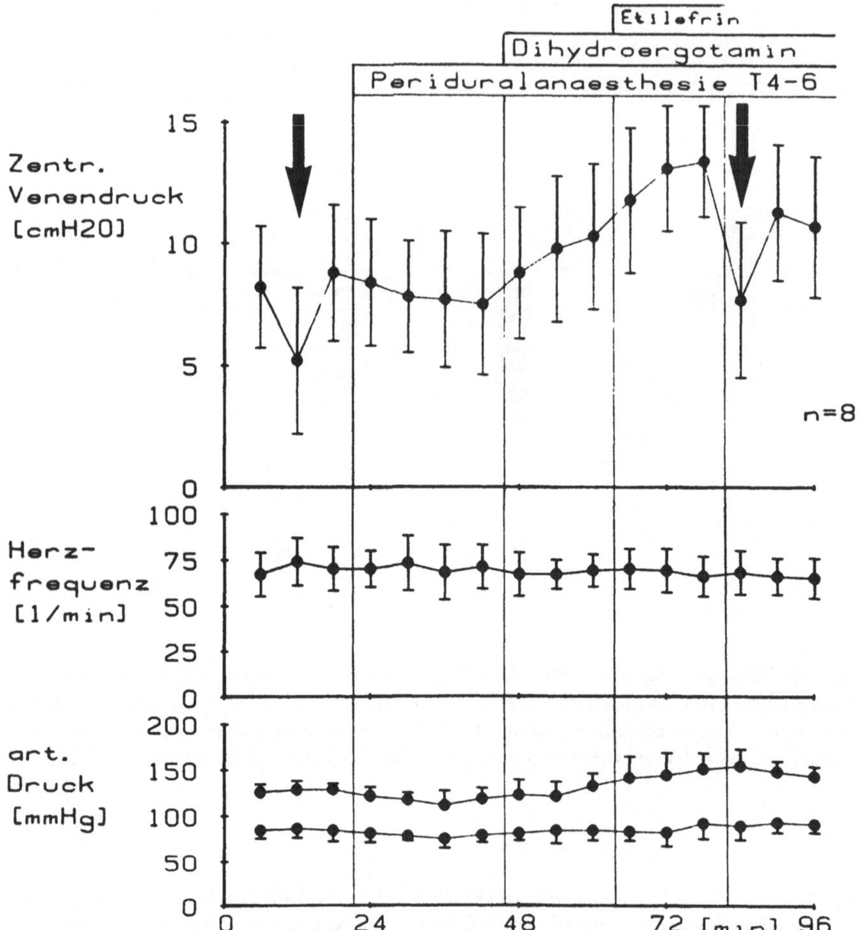

Abb. 3. Zentralvenöser Druck, Herzfrequenz und arterieller Mitteldruck am Menschen in Rückenlage, während Periduralanästhesie und unter Behandlung mit Dihydroergotamin (7,5 μg/kg/KG) und Etilefrin (6 μg/kg/KG/min). Beinstauungstest, bezeichnet durch *Pfeile*, wurden mit Hilfe von Druckmanschetten an den Oberschenkeln vorgenommen. Analgesiegrenze bei Th 4–Th 5. Mittelwerte (± SE) von 8 gesunden Probanden in Rückenlage, Wilcoxon-Rank-Test (nicht signifikant, für alle anderen Werte gilt * $p < 0{,}05$)

2. DHE kehrt diesen Effekt um, indem es unter Zunahme der thorakalen und abdominalen Gefäßfüllung den Blutgehalt aller Muskelgefäßgebiete, d. h. der denervierten wie der innervierten vermindert.
3. E vermindert den Blutgehalt im Splanchnikusgebiet und auch den der denervierten Muskulatur zugunsten der thorakalen Füllung.
4. Die Änderungen der thorakalen Füllungsverhältnisse werden von gleichgerichteten Änderungen der kardialen Füllungsdrücke begleitet, an denen die additive Wirkung von DHE und E auch deutlich zum Ausdruck kommt.

Bei intakter Innervation und im Unterschied zu den Verhältnissen der PDA hatte DHE keinen Einfluß auf den Blutgehalt des Splanchnikusgebietes und E in Übereinstimmung mit den vorliegenden Untersuchungen keinen Einfluß auf den der Muskelgefäßgebiete [2]. Im Falle von DHE könnte dieser Unterschied mit der Paralyse der Bauchdeckenmuskulatur im Zusammenhang stehen, im Falle von E jedoch muß man davon ausgehen, daß seine Wirkungen auch vom Innervierungszustand der Gefäße mitgeprägt werden. Diese Unterschiede sind mehr von theoretischem Interesse, aus praktischer Sicht ist aber festzuhalten, daß sich die Wirkungen beider Pharmaka zur Behandlung PDA-induzierter kardialer Füllungsstörungen aufgrund ihrer unterschiedlichen Angriffspunkte in günstiger Weise ergänzen: DHE mobilisiert Blut vorwiegend aus der Muskulatur und E zusätzlich aus dem Splanchnikusgebiet. Dadurch werden die kardiale Füllung wie auch die kardialen Füllungsdrücke in additiver Weise erhöht. Der starke Anstieg des CVP um insgesamt 6 cm bei den hier gewählten Dosierungen unterstreicht das quantitative Ausmaß dieser Wirkungen; denn dieser Effekt ist wirkungsgleich mit einer Bluttransfusion von etwa 1 l Blut, wodurch am gesunden Menschen bekanntlich der zentrale Venendruck im Mittel um 7 cm H_2O ansteigt [4].

Demnach ist die kombinierte Anwendung von DHE und E wohl eine rationale Alternative zur intravenösen Volumentherapie zur Prophylaxe und Behandlung schwerer arterieller Hypotensionen bei hohen Peridural- und Spinalanästhesien.

Literatur

1. Arndt JO (1983) Funktions- und Regelprinzipien des Niederdrucksystems. In: Jesch E, Peter K (Hrsg) Hämodynamisches Monitoring. Springer Berlin Heidelberg New York Tokyo
2. Arndt JO, Höck A, Inoue K (to be published) Dihydroergotamine decreases the blood content in the skeletal musculature but etilefrine hydrochloride in the splanchnic region in man. Basic Res Cardiol
3. de Marées H, de Caleya G, Hempelmann G, Sippel R (1976) Der Einfluß der Spinalanästhesie auf die periphere Hämodynamik. Z Kardiol 65:478–489
4. Gauer OH, Henry JP, Sieker HO, Edelberg R (1956) Changes in central venous pressure after moderate hemorrhage and transfusion in man. Circ Res 4:79
5. Höck A, Schürch P, Freundlieb C, Vyska K, Kunz N, Feinendegen LE, Hollmann W (1980) Globale und regionale kardiopulmonale Blutvolumen-Änderungen unter kontinuierlicher Belastung. Nuklearmedizin 19/4:166–173
6. Kennedy WF Jr, Sawyer TK, Gerbershagen HU, Cutler RE, Allen GD, Bonica JJ (1969) Systemic cardiovascular and renal hemodynamic alterations during peridural anaesthesia in normal man. Anesthesiology 31:414

Diskussion

Gerber: Ist dies eine allgemeine Tatsache, daß 1 l intravasales Volumen etwa einem zentralvenösen Druck von 6 cm H_2O bei hoher Sympathikusblockade entspricht?

Arndt: Wenn vom Niederdrucksystem die Rede ist, wird stets der Venentonus ins Spiel gebracht. Das Zahlenverhältnis 6 cm H_2O pro 1000 ml Blut wird davon jedoch nicht nennenswert berührt, sofern man sich auf Blutvolumenveränderungen in der Größenordnung von ± 500 ml bezieht, die sich bekanntlich auf den arteriellen Blutdruck noch nicht auswirken. Die Zahl stimmt aber dann nicht mehr, wenn die Blutvolumenänderungen so groß sind, daß das Herzzeitvolumen nicht mehr aufrechterhalten werden kann und ein Kreislaufkollaps auftritt. Das wurde am Menschen mit Hilfe der sog. "lower body suction" demonstiert [Murray et al. (1968). Am Heart J 76:799]. Hierbei fällt nämlich der zentrale Venendruck parallel mit der druckbedingten Entleerung der pulmonalen Zirkulation ab, er steigt aber dann als Ausdruck einer venomotorischen Reaktion sogar über die Kontrollwerte hinaus stark an, wenn es zu einer vasovagalen Synkope kommt. Venomotorische Reaktionen spielen also offenbar nur im Notfall eine Rolle, sie wirken sich jedoch unter physiologischen Umständen auf das angesprochene Zahlenverhältnis nicht aus. Im übrigen wollte ich mit dieser Zahlenangabe nur darauf aufmerksam machen, daß im Niederdrucksystem relativ geringe Druckänderungen mit großen Blutvolumenänderungen in der pulmonalen Zirkulation einhergehen.

Gerber: Bei Patienten, die z. B. unter einer hohen Epiduralanästhesie operiert werden, stellt sich immer wieder die Frage, ob ein Blutdruckabfall nur mit Volumensubstituten oder mit Volumensubstitution und Vasokonstriktor behandelt werden soll. Nach welchen Kriterien verhalten Sie sich da?

Arndt: Zunächst hat nicht überall die Volumentherapie Priorität als prophylaktische Maßnahme zur Kreislaufstabilisation bei Peridural- und Spinalanästhesie. Bromage z. B. empfiehlt die Infusion von Noradrenalin (4 μg/min) als Ersatz für die Blockade des physiologischen Sympathikotonus. Natürlich können etwa durch Blutverlust sekundär auftretende Druckabfälle nicht durch Erhöhung der Noradrenalindosis behandelt werden, sondern nur durch Volumensubstitution.

Jensen: Denken oder wissen Sie, ob die Blutvolumenverteilung, die Sie durch dieses relativ komplizierte, kombinierte pharmakologische Verfahren erreichen, wesentlich anders ist, als durch Hochlagerung der Beine? Eigentlich darf man ja dem Patienten mit hohem kardiovaskulärem Risiko Dihydroergotamin gar nicht verabreichen.

Arndt: Ihre Frage, ob Dihydroergotamin bei gefäßkranken Patienten augenblicklich angewendet werden darf oder nicht, läßt sich m. E. augenblicklich noch nicht endgültig beantworten. Zunächst ergaben unsere Messungen an den hier vorgestellten freiwilligen Probanden, daß die Durchblutung der Beine unter Periduralanästhesie etwa verdoppelt wurde und daß dieser erhöhte Blutfluß auch unter der zusätzlichen Behandlung mit Dihydroergotamin erhalten blieb. Das heißt, Dihydroergotamin konstrigiert bevorzugt die Kapazitätsgefäße zugunsten der Herzfüllung, ohne die dilatierenden Widerstandsgefäße zu beeinflussen. Ob das auch für arteriosklerotisch veränderte Gefäße gilt, ist fraglich. Nur so viel: Die in Einzelberichten dem Dihydroergotamin angelasteten bedrohlichen Durchblutungsstörungen beziehen sich auf sehr spezielle Fälle, nämlich in verletzten Gebieten mit ausgeprägten Weichteilquetschungen und v. a. bei Patienten, die längere Zeit mit dem Kombinationspräparat Dihydroergotamin-Heparin behandelt wurden. Schließlich ist m. E. auch die Debatte darüber, ob Dihydroergotamin bei Patienten mit Koronarsklerose angewendet werden darf oder nicht, bislang nicht entschieden. Nach meiner Literaturkenntnis und nach eigenen Erfahrungen wirkt Dihydroergotamin in therapeutischer Dosis nur konstriktorisch an den Kapazitätsgefäßen, nicht jedoch an den Widerstandsgefäßen. Ich wollte mit meinen Versuchen nur dokumentieren, daß der durch hohe Leitungsanästhesien verminderten Herzfüllung mit den hier zur Diskussion stehenden Pharmaka sehr effektiv entgegenzuwirken ist und daß diese Art der Kreislaufprophylaxe rationaler ist als die Volumentherapie mit Kristalloidlösungen, die ja die Blutviskosität als den eigentlichen Faktor des Strömungswiderstandes vermindern und damit sogar der Entwicklung von arteriellen Hypotensionen Vorschub leisten.

Jensen: Meine erste Frage bezog sich auf die Umverteilung des Blutvolumens durch Hochlagerung der Beine.

Arndt: Das ist sicherlich prinzipiell möglich, aber es dürfte in der chirurgischen Praxis nicht in allen Fällen möglich sein, einen Kreislaufkollaps durch Hochheben der Beine zu behandeln.

Steinbereithner: Da Herr Zimpfer nicht mehr hier ist, muß ich an seiner Stelle darauf hinweisen, daß nach den Ergebnissen der von ihm mit Frau Fitzal durchgeführten klinischen Studien Dihydroergotamin sich hervorragend dazu eignet, „den Kreislauf zu tonisieren". Diese Medikation hat sich nunmehr bei uns fast als Routine eingebürgert und ich bin mir nicht sicher, ob ein additiver Einsatz von Effortil hier notwendig ist.

Arndt: Sie stellen den Nutzen der Kombination von Dihydroergotamin und Effortil zur Diskussion. Sie ist meines Erachtens aus 2 Gründen sinnvoll: Erstens wirkt Effortil rasch innerhalb weniger Minuten, während die Wirkung von Dihydroergotamin erst 10–15 min nach der Injektion voll entwickelt ist, und zweitens mobilisiert Effortil relativ große Blutvolumina selektiv aus dem Splanchnikusgebiet. Der letzte Aspekt ist interessant, weil das Auftreten eines bedrohlichen Kreislaufkollapses allem Anschein nach an das Verhalten des Splanchnikusgebietes geknüpft ist. Bei einem unserer Probanden entwickelte sich ein bedrohlicher Kreislaufkollaps (systolischer Blutdruck 50 mmHg, Herzfrequenz 45 min) und in diesem Fall nahm die Füllung im Splanchnikusgebiet stark zu, während sie bei allen anderen Probanden abnahm.

Thomson: Dihydroergotamin kann bei Patienten mit koronarer Herzkrankheit Angina pectoris auslösen.

Arndt: Meine Erfahrungen beziehen sich auf kreislaufgesunde Probanden. Ich hatte aber beiläufig erwähnt, daß wir in dieser Versuchsserie die Effortildosis gegenüber einer früheren Versuchsserie reduziert haben [Inoue et al. (1980). Z Kardiol 69]. In dieser früheren Serie war bei der kombinierten Anwendung von Dihydroergotamin und Effortil in relativ höherer Dosis der zentrale Venendruck um insgesamt 10 cm H_2O angestiegen, wobei einige Probanden über ein Oppressionsgefühl klagten. Da diese jungen Medizinstudenten wahrscheinlich nicht an einer Koronarsklerose litten, ist vermutlich die starke Füllungszunahme in der Pulmonalzirkulation Ursache der Symptomatik, nicht aber eine Konstriktion der Koronargefäße.

Erdmann: Aber Sie kennen doch sehr wahrscheinlich den Ergotamintest in der Kardiologie? Diesen benutzen wir ja äußerst ungern, weil meines Wissens hier über 6 Todesfälle berichtet wurde.

Arndt: Solche Fallberichte sind ernst zu nehmen, sagen aber noch nichts über die ursächliche Verknüpfung aus. Ich bin nicht davon überzeugt, daß das, was Sie von Ergotamin sagen, auch für Dihydroergotamin gilt.

Peter: Gibt es nicht sogar hierüber eine Mitteilung im *Deutschen Ärzteblatt?*

Arndt: Nach meinem Wissen beziehen sich diese Mitteilungen auf Ergotamin, nicht auf das im wesentlichen venokonstriktorisch wirkende Dihydroergotamin.

Thomson: Ich möchte hier noch auf eine andere Möglichkeit hinweisen, die wir bei Patienten mit einem Aortenaneurysma durchgeführt haben. Unter Erstellung von sog. Dosis-Wirkungs-Kurven unter Dopamininfusion konnten wir mit einer Dosierung von 4 μg/kg KG/min den durch eine thorakale Epiduralanästhesie ausgelösten Blutdruckabfall sehr gut kompensieren.

Arndt: Dies ist sicher auch eine Möglichkeit. Nur greift Dopamin wie auch Noradrenalin im wesentlichen an den Widerstandsgefäßen an, beeinflußt deshalb im wesentlichen die arterielle Seite des Kreislaufs. Demgegenüber beziehen sich meine Beobachtungen und Aussagen auf die Blutvolumenverteilung auf der Niederdruckseite. Störungen in diesem Kreislaufabschnitt wirken sich auf die Herzfüllung aus, und ich habe gezeigt, daß der Verlust des Sympathikotonus tatsächlich zu einer Blutvolumenverteilung auf Kosten der intrathorakalen Gefäßfüllung geht, daß dieser Effekt stark ist und daß die gestörten kardialen Füllungsverhältnisse pharmakologisch zu normalisieren sind.

Schmucker: Noch eine Frage zur Flüssigkeitssubstitution. Zum einen verlieren die Patienten intraoperativ, auch wenn sie nicht sehr viel Blut verlieren, doch eine beachtliche Menge an Flüssigkeit. Die intravasale Verweildauer, ob Sie nun künstliche Kolloide geben oder mit Elektrolyten fahren, liegt ja nur im Bereich von Stunden. Auf der einen Seite erfolgt eine renale Elimination und auf der anderen Seite kommt es zu Volumenverschiebungen in den sog. 3. Raum. Und gerade bei größeren Operationen könnten hier durchaus Verluste in Höhe von Litern auftreten. Ich bin daher nicht der Meinung, daß die gegebene Flüssigkeitsmenge zur Bekämpfung der unter einer Epiduralanästhesie auftretenden Hypotension nach intrathorakal wieder zurückfließen wird. Zum anderen wollte ich noch die Frage stellen, ob Sie bei Ihren Messungen der Blutvolumenumverteilung auch die Blutdruckveränderungen registriert haben.

Arndt: Unter Periduralanästhesie ist der Blutdruck in einzelnen Fällen sogar etwas angestiegen und nur in 2 Fällen (um 35 bzw. 40 mmHg) stark abgefallen. Effortil bewirkt in allen Fällen eine Spreizung der Blutdruckamplitude. Daß schließlich der Flüssigkeitsverlust bei großen Bauchoperationen generell groß ist und zu ersetzen ist, steht außer Frage. Fraglich aber ist, ob die Infusion von mehreren Litern einer Kristalloidlösung unter der Vorstellung der Prophylaxe von Kreislaufstörungen im Zusammenhang mit hohen Leitungsanästhesien sinnvoll ist, zumal ja die damit verbundene Hämodilution das Entstehen von arteriellen Hypotensionen offensichtlich begünstigt. Die nachteiligen Effekte treten dann in der postoperativen Phase auf, wenn nämlich mit der Normalisierung des Gefäßtonus das Flüssigkeitsvolumen in die Pulmonalzirkulation zurückverteilt wird. Der starke Verbrauch von Lasix auf der Intensivstation scheint mir ein Fingerzeig auf dieses Problem zu sein.

Schmucker: Ich bin aber der Ansicht, daß Lungenveränderungen nach Gefäßoperationen, gerade bei Operationen an der Aorta mit "cross clamping" usw. ganz unterschiedliche Ursachen haben können. Das mag auf der einen Seite die exzessive Volumensubstitution sein, auf der anderen Seite bin ich aber doch der Meinung, daß Patienten mit großen gefäßchirurgischen Eingriffen durchaus einer Volumentherapie mit Elektrolytlösung bedürfen, die sich im Rahmen von mehreren Litern bewegen kann, und dies ganz sicherlich unabhängig von der Bekämpfung einer unter Periduralanästhesie auftretenden Hypotension.

Arndt: Ich weiß, daß ich mich unbeliebt mache, aber wir wollen uns ja streiten. Ich nenne das, was Sie sagen „Volumenreflex". Wenn irgendetwas sich ereignet, ist die erste Reaktion, der braucht Volumen!

Nees: Hat dies nicht alles Konsequenzen auf den Hirnkreislauf?

Arndt: Nein. Oder meinen Sie die Konsequenzen der Periduralanästhesie für den Hirnkreislauf?

Nees: Nein. Ich meine speziell die Umverteilung unter der Dihydroergotaminbehandlung.

Arndt: Wie schon erwähnt, erlitt ein Proband eine vasovagale Synkope mit einer bemerkenswerten Konstellation der Meßwerte: stärkster Abfall der intrathorakalen Füllung, des Blutdrucks und der Herzfrequenz, aber auch eine starke Zunahme der Splanchnikusfüllung, die bei allen anderen Probanden mit unverändertem Blutdruck abgenommen hatte. Vermutlich ist deshalb die verminderte kardiale Füllung Ursache dieses Zwischenfalls. Der Patient klagte über Schwindel, Brechreiz, und sein Bewußtsein war eingetrübt, so daß die Störung der Hirnfunktion offenbar Folge des Kreislaufkollapses war. Sein Zustand besserte sich nach der Injektion von Dihydroergotamin und in besonders augenfälliger Weise nach Effortil. Die Vasodilatation im Splanchnikusgebiet unter Periduralanästhesie ist interessant, weil sie offensichtlich nicht über sympathische Einflüsse zu erklären ist. Wir vermuten, daß hierbei vagale Antriebe eine Rolle spielen. Ob Dihydroergotamin oder Effortil in spezieller Weise den Strömungswiderstand in der Gehirnzirkulation beeinflussen, ist mir nicht bekannt.

Gerber: Ein wichtiges Prinzip der Anästhesie ist die Möglichkeit der Steuerung. Dies scheint mir bei der Anwendung von Dihydroergotamin schwieriger zu sein als bei der Verwendung einer Tropfinfusion eines Vasokonstriktors.

Arndt: Die lang anhaltende Wirkung von Dihydroergotamin mag erwünscht sein oder nicht, und es gibt sicher auch andere pharmakologische Möglichkeiten, den Wirkungen einer hohen Leitungsanästhesie entgegenzuwirken. Ich wollte hier nur zeigen, daß der Verlust des sympathischen Gefäßtonus bei hoher Leitungsanästhesie eben auch auf der Niederdruckseite starke Auswirkungen hat und zu Blutvolumenverteilungen führt, die einem Blutverlust von 0,5–1 l entsprechen, und daß man diese Effekte pharmakologisch beeinflussen kann. Das war meine eigentliche Nachricht.

Steinbereithner: Ich bitte um Nachsicht, daß ich nochmals das Wort ergreife, aber ich möchte mich zum Sprecher aller ausländischen Teilnehmer dieser Tagung machen und mich in erster Linie bei Ihnen, lieber Herr Peter, sowie Herrn Martin und Herrn Jesch für die Gestaltung dieses Symposiums sehr herzlich bedanken. Ich meine, wir haben hier ein Kabinettstück der Programmvorbereitung vor uns, wobei die Erwartungen nicht nur erfüllt, sondern übertroffen wurden. Auch wenn bei diesem Symposium mehrere andere Arbeitskreise zu Wort kamen, so darf trotzdem gesagt werden, daß die Münchner Beiträge uns besonderen Respekt abnötigen, dies sei in aller Aufrichtigkeit, aber auch Herzlichkeit festgestellt. Danken müssen wir natürlich auch unserem verehrten Dr. Wiethoff und der Deutschen Abbott. Sie haben bei einem Thema, das kaum unter dem Aspekt Ihrer Produktionspalette interessant schien, echtes Mäzenatentum gezeigt. Das Wort Isofluran ist dabei kaum gefallen, obwohl die Frage naheliegt, ob nicht in diesem Themenkreis gerade der vasodilatierende Effekt dieser Substanz näherer Diskussion wert gewesen wäre. Für die Ermöglichung dieses Beisammenseins und der Vertiefung freundschaftlicher bzw. kollegialer Kontakte, v. a. für den Stil dieser Veranstaltung, nicht nur, was Ort und Zeit angeht, möchte ich mich als Gast aufrichtig und herzlich bedanken. Mein Dank gilt auch allen Vortragenden, die das Gebiet „Gefäßchirurgie und Anästhesie“ hier in kompetentester Weise abzuhandeln halfen. Professor Peter hat es zwar bescheiden vermieden, in seinem Schlußwort darauf hinzuweisen, ich möchte aber dennoch glauben, daß die Ergebnisse dieses Workshops neue Arbeitsrichtlinien, wenn nicht Regeln für das prä-, intra- und postoperative "handling" unserer Patienten erbracht haben. In diesem Sinne herzlichen Glückwunsch und nochmaligen Dank den Veranstaltern.

Sachverzeichnis